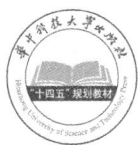

卫生职业教育"十四五"规划新形态一体化教材

供护理、助产、药剂、检验、康复、口腔等专业使用

U0641599

生理学基础

主　编　周建文　张晓玲

副主编　刘　勤　何永芳　张钿钿　罗恒丽

编　者　(以姓氏笔画为序)

刘　勤(西双版纳职业技术学院)

杨成竹(云南省临沧卫生学校)

杨秀英(云南省临沧卫生学校)

何永芳(长治卫生学校)

邹小娟(河源市卫生学校)

张晓玲(长治卫生学校)

张钿钿(武汉市东西湖职业技术学校)

罗恒丽(临沧职业学院)

周建文(临沧职业学院)

唐　洁(铜仁市碧江区中等职业学校)

华中科技大学出版社

中国·武汉

内 容 简 介

本书是卫生职业教育"十四五"规划新形态一体化教材。

本书内容包括正文和附录。正文共十二章,分别为绪论、细胞的基本功能、血液、血液循环、呼吸、消化和吸收、能量代谢和体温、尿液的生成和排出、感觉器官的功能、神经系统的功能、内分泌、生殖和衰老。附录包括实践项目和课程目标。

本书可供护理、药剂、影像、康复、检验、口腔、眼视光、营养保健、助产等中职医药类专业使用。

图书在版编目(CIP)数据

生理学基础 / 周建文,张晓玲主编. -- 武汉 : 华中科技大学出版社,2025. 1. -- ISBN 978-7-5772 -1189-3

Ⅰ. R33

中国国家版本馆 CIP 数据核字第 2025L68D79 号

生理学基础   周建文　张晓玲　主编
Shenglixue Jichu

策划编辑:黄晓宇

责任编辑:张　琴

封面设计:廖亚萍

责任校对:朱　霞

责任监印:周治超

出版发行:华中科技大学出版社(中国·武汉)　　电话:(027)81321913

　　　　　武汉市东湖新技术开发区华工科技园　　邮编:430223

录　排:华中科技大学惠友文印中心

印　刷:武汉市洪林印务有限公司

开　本:889mm×1194mm　1/16

印　张:13

字　数:411 千字

版　次:2025 年 1 月第 1 版第 1 次印刷

定　价:49.80 元

卫生职业教育"十四五"规划新形态一体化教材

丛书编委会

网络增值服务

使用说明

① 教师使用流程

（1）登录网址：**https://bookcenter.hustp.com/resource/index.html**（注册时请选择教师用户）

注册 ＞ 登录 ＞ 完善个人信息 ＞ 等待审核

（2）审核通过后，您可以在网站使用以下功能：

下载教学资源　　　建立课程　　　　管理学生　　　布置作业　查询学生学习记录等

教师

② 学生使用流程

（建议学员在PC端完成注册、登录、完善个人信息的操作。）

（1）PC 端学员操作步骤

① 登录网址：https://bookcenter. hustp. com/resource/index. html（注册时请选择普通用户）

注册 ＞ 登录 ＞ 完善个人信息

② 查看课程资源：（如有学习码，请在个人中心－学习码验证中先验证，再进行操作。）

选择课程

首页课程 ＞ 课程详情页 ＞ 查看课程资源

（2）手机端扫码操作步骤

手机扫码　→　登录　→　查看数字资源

注册

总序

职业教育是国民教育体系和人力资源开发的重要组成部分。中共中央办公厅、国务院办公厅印发的《关于深化现代职业教育体系建设改革的意见》指出,要以习近平新时代中国特色社会主义思想为指导,深入贯彻党的二十大精神,坚持和加强党对职业教育工作的全面领导,把推动现代职业教育高质量发展摆在更加突出的位置。

随着健康中国战略的不断推进,党和国家加大了对卫生人才培养的支持力度。新形势下卫生职业教育秉持着"以服务为宗旨,以就业为导向"的指导思想,取得了长足的进步与发展,为国家输送了大批高素质应用型医药卫生人才。

根据《"十四五"职业教育规划教材建设实施方案》,为进一步贯彻落实文件精神,适应职业教育改革发展的需要,充分发挥教材建设在提高职业教育人才培养质量中的基础性作用,在广泛调研卫生职业教育的实际需求后,在全国卫生健康职业教育教学指导委员会和部分中高等职业院校领导的指导下,华中科技大学出版社组织全国 40 余所医药类中高等职业院校的近 200 位老师编写了本套卫生职业教育"十四五"规划新形态一体化教材。

本套教材充分体现了新一轮教学计划的特色,坚持以就业为导向、以能力为本位、以岗位需求为标准的理念,遵循"三基"(基本理论、基本知识、基本技能)、"五性"(思想性、科学性、先进性、启发性、适用性)、"三特定"(特定目标、特定对象、特定限制)的编写原则,充分反映各院校的教学改革成果。教材编写体系和内容均有所创新,着重突出以下编写特点。

(1) 紧跟"十四五"教材建设工作要求,引领职业教育教材发展趋势,密切结合最新专业目录、专业教学标准,以岗位胜任力为导向,参照高素质应用型医药卫生人才的培养目标,提升学生的就业竞争力,体现鲜明的卫生职业教育特色。

(2) 有机融入思政教育,结合专业知识教育背景,深度融入思政元素,注重加强医者仁心教育,对学生进行正确价值引导与人文精神滋养。

(3) 强调"岗课赛证融通"的编写理念,选择临床典型案例,强化技能培养,紧密衔接最新护士执业资格考试大纲,提高岗位胜任力,注重吸收行业新技术、新工艺、新规范,突出体现"医教协同、理实一体"的教材编写模式。

(4) 采用"互联网+"思维的教材编写模式,增加大量数字资源,构建信息量丰富、学习手段灵活、学习方式多元的新形态一体化教材体系,推进教材的数字化建设。

本套教材得到了各相关院校和领导的高度关注与大力支持,我们衷心希望本套教材能为新时期卫生职业教育的发展做出贡献,并在相关课程的教学中发挥积极作用,得到广大读者的青睐。相信本套教材在使用过程中,通过教学实践的检验和实际问题的解决,能不断得到改进、完善和提高。

卫生职业教育"十四五"规划新形态一体化教材
丛书编委会

前言

本教材的编写深入贯彻落实国务院《国家职业教育改革实施方案》和教育部《"十四五"职业教育规划教材建设实施方案》的重要精神,突出体现职业教育改革和培养发展型实用人才的目标要求;严格遵循卫生职业教育"十四五"规划新形态一体化教材的新要求和新规范。编者充分结合中等卫生职业教育的特色和学生认知特点,对教材内容章节进行了科学设置。本教材主要供护理、药剂、影像、康复、检验、口腔、眼视光、营养保健、助产等中职医药类专业使用。

本教材的主要特点如下。

1. 融入思政元素　本教材紧跟教育改革,以立德树人为根本,每章设有"思政园地",结合教学内容有机融入思政元素。

2. 拓展阅读　各章节拓展阅读内容丰富,是各章的重要组成部分,包括知识拓展、历史回顾、案例思考、临床延伸等内容,提高了本教材的可读性、趣味性和实践性。

3. 引导学习　本教材各章设置了"学习要点引导",替代了传统的学习目标(掌握、熟悉和了解),以促进中职学生尽快掌握新章节的学习要点,具有较好的学习指导作用和实用性。

4. 富媒体资源　结合多元化教学和信息化教学的需要,本教材配备有互联网教学资源平台,提供各章PPT和习题检测。

5. 双证融通　本教材知识体系紧扣最新的教学标准、执业(职业)资格考试、职业标准及职业技能要求,实践"双证融合、理实一体"的人才培养模式。

6. 中高职衔接　本教材的编写基于国家职业教育改革与发展的新要求,注重中高职课程的衔接,充分体现了中高职贯通培养。结合中职生升学考试需求和中高职贯通培养要求,本教材对ABO血型鉴定、心肺复苏、心电图描记及生命体征测量等内容进行了拓展和延伸。

参加本教材编撰的各位编者为全国多所学校从事生理学教学工作的一线骨干专业课教师,具有丰富的教学经验和临床知识。在本教材编写过程中,每位编者持以认真负责的态度,精益求精,参考和借鉴了全国新近版本生理学教材,查阅了大量文献资料。此次编写得到了各参编学校的大力支持,在此一并表示衷心的感谢。

由于编者知识水平和编写能力有限,恳请广大师生在使用过程中,对教材的编排和章节内容的不合理之处给予反馈,对教材中存在的错漏之处给予批评指正,以便今后修订和完善。

编　者

目录

第一章

绪论

扫码看课件

学习要点引导

(1)说出生理学的定义及任务;认识生理学的研究方法。

(2)识记生命活动的基本特征和兴奋性的概念;概括刺激与反应的关系;理解阈值的概念及其与兴奋性的关系。

(3)识记内环境和稳态的概念;理解内环境保持相对稳定的生理意义。

(4)叙述人体功能活动的调节方式,比较它们的特点,并举例说明;说出反馈的概念和正负反馈的生理意义,并举例说明。

生理学是一门探讨生物体正常生命活动规律的科学,主要研究机体各器官系统正常的功能活动,包括功能活动的过程、机制、影响因素等,进而认识和掌握生命活动的基本规律。生理学是一门重要的医学基础学科,是学习药理学、病理学以及其他专业学科的基础,生理学课程的学习对培养临床思维能力和提高实践操作能力具有重要意义。

第一节　生理学的任务和研究方法

一、生理学的概念及任务

生理学是生物学的一个主要分支,是研究机体结构、功能及其内在机制的一门学科。生理学是医学的基础课程,主要研究机体及其各组成部分所表现出来的生命活动现象及这些现象产生的机制、影响因素和在整体活动中的意义。

二、生理学的研究方法

生理学是一门实验性科学,其理论知识来自生活与生理实验研究以及临床实践。因生理学实验容易损害机体,所以大部分实验以动物实验为主。动物实验通常分为急性实验和慢性实验两大类。

人体是由各器官系统相互联系、相互影响而构成的整体,各器官系统由组织和细胞组成。生理学的研究主要从细胞与分子水平、器官与系统水平和整体水平三个方面进行。在细胞和分子层面上的研究,聚焦于细胞及其构成物质的分子特性,有助于深入理解器官的构成、功能,细胞的生理属性以及大分子的理化特性;在器官与系统层面,研究重点在于揭示器官与系统的功能活动表现、运行规律、产生机制以及影响因素等;至于整体水平的研究,则是探讨机体作为一个统一整体,在不同生理状态下,各系统所发生的变化以及它们之间功能活动的相互关联与调节机制。

历史回顾

生理学的奠基人

英国医生威廉·哈维通过大量的动物实验和尸体解剖观察,提出了血液循环途径的重大理论,其发表的《心血运动论》被誉为生理学历史上重要的著作之一,为人们探索机体正常生理功能的奥秘指明了方向,标志着现代生理学的开始。

我国生理学奠基人林可胜不仅在医学领域有卓越成就，还是一位有着民族情怀和自尊心的爱国者。他在抗战中担任中国红十字会总会救护总队队长，并因其国际影响力募得大批捐款和医药器械，为抗战提供了有力支撑。医护工作者不仅要具有扎实的理论知识和丰富的临床经验，还要有救死扶伤的奉献精神和爱国情怀。

第二节　生命活动的基本特征

生命活动是自然界中所有生物体均具有的最本质特征。生物体具有新陈代谢、兴奋性、适应性、生殖等生命特征，其中新陈代谢为最基本的特征。

一、新陈代谢

机体与周围环境之间进行物质和能量交换、实现自我更新的过程称为**新陈代谢**。新陈代谢包括合成代谢（同化作用）和分解代谢（异化作用）两方面。生命活动过程中机体从外界摄取营养物质，将其转化、合成为自身物质，同时储存能量的过程称为合成代谢（也称为**同化作用**）；机体不断分解自身成分，释放能量以供生命活动所需并把分解产物排出体外的过程称为分解代谢（也称为**异化作用**）。新陈代谢包含物质代谢和能量代谢两个密不可分的过程。人体在生命过程中表现出来的一切功能活动都建立在新陈代谢基础上，所以新陈代谢是生命活动的**最基本特征**，新陈代谢一旦停止，生命也就终止。

二、兴奋性

兴奋性是指可兴奋组织对刺激产生动作电位的能力。

（一）刺激与反应

1. 刺激　能被机体的组织或细胞感受到的内外环境变化，称为**刺激**。刺激按性质的不同可分为物理性刺激（如声、光、电、温度、放射线等）、化学性刺激（如酸、碱、药物等）、生物性刺激（如细菌、病毒等）和社会心理刺激（如语言、文字、情绪等）。

2. 反应　机体的组织或细胞接受刺激后所发生的一切变化，称为**反应**。反应的表现形式分为兴奋和抑制两种。**兴奋**指组织或细胞接受刺激后由相对静止的状态变为活动状态或活动由弱变强；**抑制**指组织或细胞接受刺激后由活动状态变为相对静止状态或活动由强变弱。

（二）兴奋性与阈值

任何刺激想要引起机体发生反应都需要具备三个基本条件，即**足够的刺激强度、刺激作用的时间**和**刺激强度-时间变化率**。如果刺激作用的时间和刺激强度-时间变化率保持不变，把能引起组织发生反应的最小刺激强度称为**阈强度**，简称**阈值**。与阈值相等的刺激称为**阈刺激**；高于阈值的刺激称为**阈上刺激**；低于阈值的刺激称为**阈下刺激**。阈刺激和阈上刺激都能引起组织发生反应，即有效刺激。组织的兴奋性与阈值大小成反比，阈值越小，组织的兴奋性越高；阈值越大，组织的兴奋性越低。同一组织处于不同状态，其兴奋性高低不同，不同组织的兴奋性高低也不同，阈值可以作为衡量组织兴奋性高低的客观指标。

临床延伸

肌内注射做到"两快一慢"

肌内注射是护理人员工作中的一项基本技能，肌内注射要做到"两快一慢"，即进针要快、拔针要快，注药要慢，这与刺激和反应有密切关系。一般而言，刺激引起反应的三个变量值（即足够的刺激强度、刺激作用的时间和刺激强度-时间变化率)越大,刺激就越强,反应就越明显。肌内注射时做到"两快"可缩短刺激的作用时间,而"一慢"则能减小刺激强度-时间变化率。护生在临床实践中经常需要完成肌内注射的工作,所以应理解和熟练掌握"两快一慢"的技能要领,从而减轻患者的疼痛。

三、适应性

机体随环境的变化不断地调整自身各部分的功能活动和相互关系的能力,称为**适应性**。适应性分为行为性适应和生理性适应。当外界气温高于体温时,机体会通过减少穿着以维持体温正常,此行为是行为性适应;从黑暗的环境突然进入光亮的环境中,瞳孔缩小以减少进入眼内的光线保护视网膜,这是生理性适应。

四、生殖

所有生物体的寿命都是有限的,为了让种族得以延续,当生物体生长发育到一定阶段后,就有产生与自身相似的子代个体的能力,这种能力称为**生殖**。生殖是生命活动基本特征之一。

第三节　人体与环境

环境对于人的生存影响很大,是人生存与发展的必备条件。环境分为外环境与内环境。

一、人体与外环境

整个机体生存的环境称为外环境。对于人而言,外环境包括自然环境和社会环境。自然环境是指人生存的自然界中气候、气压、温度、湿度、光照、水等各种因素的总和,这些自然环境也是人体生存的基本条件。社会环境包括政治、经济、文化、人际关系、心理变化等,是人体生存的必要条件。外环境在时刻发生着变化,刺激着机体,机体也不断做出调整以适应外环境的变化,保证生命活动的正常进行。

二、内环境与稳态

(一)内环境

人体功能的基本单位是细胞,组成机体的绝大部分细胞并不与外界接触而是生活在体液之中。体液是人体内液体的总称,约占成人体重的60%。体液有2/3存在于细胞之内,称为细胞内液;约1/3存在于细胞之外,称为**细胞外液**,包括组织液、血浆、淋巴液、脑脊液等。内环境是指机体内部细胞直接生存的周围环境,细胞外液即机体的**内环境**。内环境不仅是细胞进行新陈代谢的场所,还为细胞的生存和活动提供适宜的理化条件,确保细胞的各种生化反应与生理功能能够正常进行。因此,内环境对于细胞的生存以及维持细胞的正常功能具有十分重要的作用。

(二)稳态

内环境中的各种理化性质必须保持相对恒定,即内环境中的水、各种离子浓度、温度、酸碱度、渗透压等理化因素只在很小的范围内波动,这种内环境理化因素保持相对稳定的状态,称为**稳态**。稳态是细胞保持正常生理功能和进行正常生命活动的必要条件。内环境是细胞进行新陈代谢的场所,而细胞的新陈代谢活动会破坏内环境的稳态,同时外环境变化也会影响内环境的稳态,机体会通过各种调节机制和血液循环不断维持内环境的相对恒定,保持稳态。内环境的稳态是一种复杂的动态平衡,并不是固定不变的。例如:人体腋温在$36.0 \sim 37.4\ ℃$之间波动,但波动幅度不超过$1\ ℃$。如果内环境的稳态不能维持,新陈代谢将不能正常进行,进而导致机体患病,甚至危及生命。

第四节　人体功能活动的调节

在内外环境不停变化的情况下,机体之所以能够确保各器官、系统功能活动的正常进行,并维持内环境的相对稳态,是因为它具有比较完备的调节机制。其调节方式包括神经调节、体液调节和自身调节。

一、人体功能活动的调节方式

(一)神经调节

神经调节是指通过神经系统的活动对机体各种功能进行的调节。其调节的基本方式是**反射**。反射是指在中枢神经系统的参与下,机体对刺激产生的规律性反应。反射活动的结构基础是**反射弧**,由感受器、传入神经、神经中枢、传出神经和效应器五个部分组成(图1-1)。

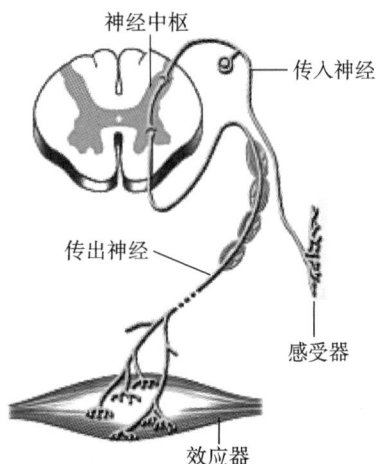

图1-1　反射弧组成示意图

例如:手触及火焰时,手上的皮肤感受器会感受到火焰的热刺激,并通过传入神经将感受到的热刺激传至神经中枢,神经中枢经过综合分析后发出指令,通过传出神经传至相应的肌肉(效应器)引起肌群收缩,手产生远离火焰的动作。每一种反射的完成,都依赖于反射弧的结构完整与功能正常。如果反射弧中的五个部分任何一个环节受到破坏,相应的反射活动都将消失。

反射的类型有两类:非条件反射与条件反射。**非条件反射**是先天遗传的,是一种原始的、初级的神经活动。如新生儿的吸吮反射、瞳孔对光反射等,是机体适应环境的基本方式,也是机体维持生命的本能活动,对个体生存和种族繁衍都具有重要意义。**条件反射**是后天获得的,是在非条件反射基础上通过学习训练建立起来的高级神经功能活动,如"望梅止渴""谈虎色变"都是条件反射的典型例子。

神经调节的**特点**是迅速、准确、作用时间短,神经调节是机体**最主要**的调节方式。

(二)体液调节

体液中的化学物质通过体液运输对机体进行调节的方式,称为**体液调节**。这些化学物质主要是内分泌系统分泌的激素。其调节方式有全身性调节和局部性调节。

体液调节的特点是缓慢、持久、作用广泛,对调节新陈代谢和维持机体内环境稳态有重要意义。

机体内的神经调节和体液调节有时难以完全分开。由于参与体液调节的多数内分泌腺或内分泌细胞接受中枢神经系统的控制,此时体液调节成为神经调节中反射弧传出通路的延伸。这种调节称为**神经-体液调节**(图1-2)。

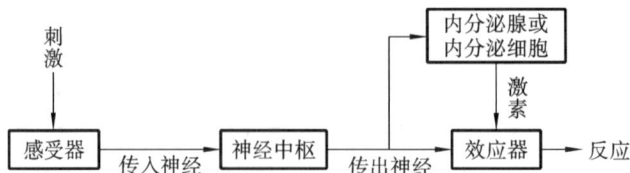

图1-2　神经-体液调节

(三)自身调节

自身调节是指某些组织细胞不依赖于神经或体液因素,自身能对刺激产生的适应性反应。如肾血流量在一定范围内不会随着血压的改变而改变。自身调节的**特点**是范围局限、幅度小、灵敏度低,对维持器官、组织的生理功能稳定具有一定的意义。

二、人体功能活动调节的反馈作用

机体各种生理功能的调节可以看作一个自动控制系统(图 1-3)。在这个自动控制系统中,控制部分和受控部分相互作用,通过"闭合"环路完成反馈调节,其中控制部分相当于反射中枢或内分泌腺;受控部分相当于效应器或靶器官、靶细胞。在自动控制系统中,受控部分发出信息并能够影响控制部分活动的过程,称为**反馈**。根据反馈信息的性质和作用不同,可把反馈分为正反馈和负反馈。

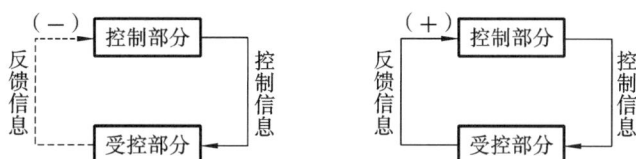

图 1-3　人体功能活动的反馈调节

(一)正反馈

正反馈是指受控部分反馈的信息与控制信息作用一致的反馈。人体的正反馈现象很少,其生理意义在于使某些生理功能一旦发动起来就迅速加强直至完成,如排尿、排便、分娩、血液凝固等生理过程。

(二)负反馈

负反馈是指受控部分的反馈信息与控制信息作用相反的反馈。它是正常生理功能活动调节中重要而又最多见的方式。负反馈的存在使得机体的某些生理功能不会发生大的波动,而是维持相对的稳定。例如正常人动脉血压相对稳定就是通过负反馈调节机制实现的。因此,负反馈的生理意义在于维持机体各种生理功能的相对稳定。

在生理功能活动中,机体通过反馈作用能够完成精细的调节和功能调整,从而在机体内环境稳态的维持中发挥重要作用。

知识拓展

中医辨证与人体的反馈性调节

中医辨证是判断人体功能状态与天地自然变化相应情况的一种方式,以色、脉作为判断脏腑功能的重要指标(即输出信号)。通常情况下,当色、脉与四时变化相契合时,往往提示脏腑功能处于相对正常的状态,人体处于健康或趋于健康的状态,但这并非绝对,因为人体健康还受多种复杂因素的综合影响。此时,人体的稳态调节机制持续运行,通过感受器对机体各项生理参数进行监测,并将信息经传入神经传至神经中枢或内分泌调节中枢,中枢经整合分析后,借助传出神经、内分泌及激素等作用于各脏腑器官及组织,使其维持在稳定且适宜的功能状态,以保障内环境的平衡,维持人体的健康态势。而当色、脉与四时变化出现明显不一致时,类似于机体发出了异常信号。比如在夏季,正常面色应该稍红,脉象稍洪,如果出现面色苍白、脉象细弱,则提示人体内环境可能存在问题,机体脏腑之间的原有平衡被打破,机体的调节系统随即启动,促使脏腑功能发生改变,以纠正这种异常状态,以恢复人体的健康。倘若经过机体自身调节能够恢复平衡,人体便可回归正常生理状态;若脏腑功能持续失调,则需要临床干预措施来实现内环境的平衡。

思政园地

(1)在生理学动物实验中,通常会采取一定的办法减轻动物的痛苦。在学习过程中,应树立关爱生命、敬畏生命的思想意识,深入认识"健康所系、性命相托"的内涵。

(2)通过对生理学学科发展历程的了解,学习古今中外老一辈生理学家严谨治学、勇于创新的精神,以及他们坚定的学术追求和极高的社会责任感。

(3)阅读我国的著名医书《黄帝内经·素问》,认识博大精深的中医知识,坚定文化自信。

本章小结

生理学是研究机体结构、功能及其内在机制的一门学科。人体生命活动的基本特征包括新陈代谢、兴奋性、适应性和生殖等,其中新陈代谢是最基本的特征。兴奋性是可兴奋组织对刺激产生动作电位的能力,阈值是衡量组织兴奋性高低的客观指标,组织的兴奋性与阈值大小成反比。

内环境是细胞直接生存的环境,即细胞外液,是细胞进行新陈代谢的场所;内环境的稳态是细胞保持正常生理功能和进行正常生命活动的必要条件。

人体功能活动的调节方式有神经调节、体液调节和自身调节。神经调节是机体最主要的调节方式,神经调节的特点是迅速、准确、作用时间短。体液调节的特点是缓慢、持久、作用广泛。自身调节的特点是范围局限、幅度小、灵敏度低。负反馈是维持机体内环境稳态的重要途径,正反馈能使某些生理活动迅速完成。

习题检测

一、名词解释

1.内环境

2.稳态

3.负反馈

4.兴奋性

5.阈强度

扫码看答案

二、问答题

1.人体功能活动的调节方式有哪些?

2.内环境稳态对机体有何生理意义?

选择题扫码
在线答题

(唐　洁)

第二章

细胞的基本功能

扫码看课件

（1）归纳细胞膜物质转运的类型，识记各型的基本概念，比较不同类型的异同点。

（2）识记静息电位的概念；叙述静息电位产生的机制。

（3）识记动作电位的概念；叙述动作电位产生的机制；描述动作电位模式图；说出动作电位的特点；理解和识记阈电位的概念。

（4）说出极化、去极化、超级化、反极化和复极化的基本概念。

（5）描述骨骼肌细胞的微细结构；识记肌节的定义；说出肌丝的分子组成。

（6）描述骨骼肌细胞的兴奋-收缩耦联过程。

（7）叙述骨骼肌收缩的影响因素；理解肌肉前负荷、后负荷、最适初长度、强直收缩等概念。

细胞是人体的基本结构和功能单位，人体的一切生命活动都是在细胞的基础上进行的。**细胞膜**是一种具有特殊结构和功能的生物半透膜。这种半透膜能严格控制一些物质的进出，使细胞内成分保持相对稳定，同时构成了细胞的屏障。

细胞膜的基本结构以**液态脂质双分子层**为基架，其中镶嵌着具有不同生理功能的蛋白质分子，并连有一些寡糖和多糖链（图 2-1）。镶嵌在细胞膜上的蛋白质的功能：物质转运功能，如载体蛋白、通道蛋白、离子泵等；大部分裸露在膜的外侧且相连的糖链主要发挥细胞间的"识别"作用。

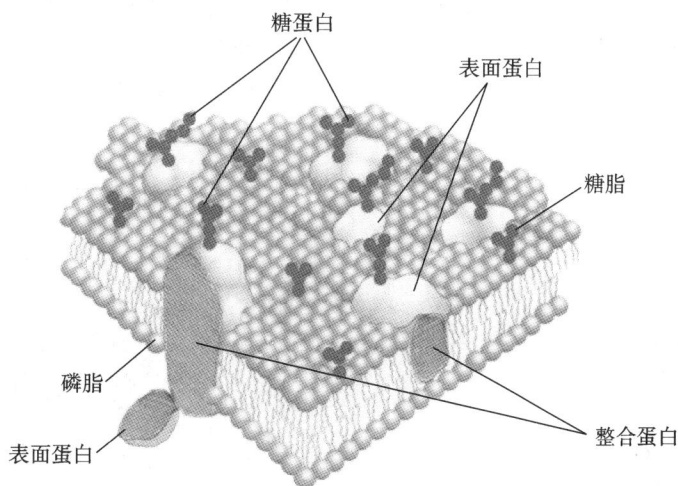

图 2-1　细胞膜液态镶嵌模式

第一节　细胞膜的物质转运功能

一、单纯扩散

单纯扩散是指脂溶性小分子物质由细胞膜的高浓度一侧向低浓度一侧转运的过程。影响单纯扩散的因素是膜两侧的浓度差与膜对该物质的通透性。单纯扩散的特点是不需要膜蛋白的帮助,同时不需要消耗细胞本身的能量。脂溶性小分子物质和水溶性物质以此方式转运,如 O_2、CO_2、NH_3、酒精等(图 2-2)。因为细胞膜具有疏水性,所以水溶性物质通过该转运方式扩散速度较缓慢。

二、易化扩散

易化扩散是指非脂溶性或脂溶性小的小分子物质在膜蛋白的帮助下,由膜的高浓度一侧向低浓度一侧转运的过程。根据参与的膜蛋白不同,将易化扩散分为两种,即经载体介导的易化扩散和经通道介导的易化扩散。

(一)经载体介导的易化扩散

细胞膜结构中有多种载体蛋白,简称**载体**。载体能在细胞膜的一侧与某种被转运物质相结合,结合时能引起载体蛋白结构改变,使结合的物质由膜的高浓度一侧转运至低浓度一侧。如**葡萄糖**、**氨基酸**等物质就是由相应的载体转运(图 2-3)。经载体介导的易化扩散的特点如下。①特异性:一种载体一般只转运具有特定结构的物质。如葡萄糖载体只能转运葡萄糖,氨基酸载体只能转运氨基酸。②饱和性:由于细胞膜上载体蛋白的数目与被转运物质的结合点数目是固定且有限的,所以当被转运物质增加到一定限度时,转运量不随之增加。③竞争性抑制:一种载体能同时转运两种或两种以上结构相似的物质时,若一种物质浓度增加,另一种物质的转运量就会减少。

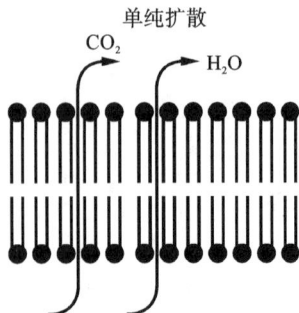

图 2-2　单纯扩散模式图

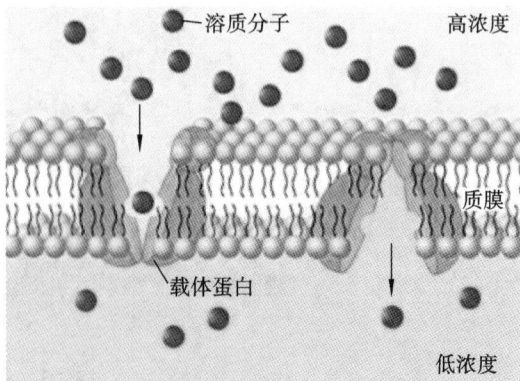

图 2-3　经载体介导的易化扩散模式图

(二)经通道介导的易化扩散

膜结构中存在结构特异的通道蛋白,简称**通道**。某些物质就是通过通道内部形成的孔道顺电位梯度或浓度梯度通过细胞膜完成物质转运。通道像贯通细胞内外并带有"闸门"装置的管道,"闸门"开放时允许被转运的物质通过,关闭时物质转运停止(图2-4)。各种离子的易化扩散主要通过这种方式进行,细胞膜上的离子通道有 Na^+ 通道、K^+ 通道、Ca^{2+} 通道等。通道的开闭由"闸门"控制,故通道又称为**门控通道**。门控通道又可分为两种:由膜两侧电位差变化引起闸门开闭的称为电压门控通道;由化学物质引起闸门开闭的称为化学门控通道。

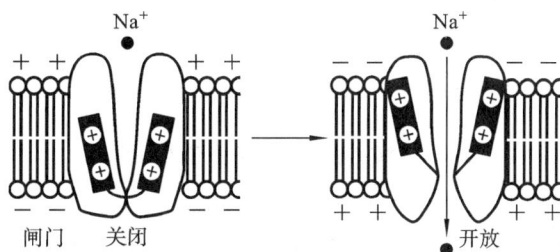

图 2-4 经通道介导的易化扩散模式图

单纯扩散和易化扩散都是依靠细胞膜两侧的顺浓度梯度或电位梯度进行的,细胞本身不消耗能量,都属于被动转运。

三、主动转运

主动转运指离子或小分子物质在细胞膜上蛋白质的参与下,逆浓度梯度或电位梯度的耗能转运过程。参与主动转运的膜蛋白称为"泵蛋白"。细胞膜上有多种离子泵,按其转运的物质种类可分为 Na^+ 泵、K^+ 泵、Ca^{2+} 泵等,最主要的是 **Na^+-K^+ 泵**,简称 Na^+ 泵,Na^+ 泵实际上是一种 **Na^+-K^+ 依赖式腺苷三磷酸(ATP)酶**。当细胞内 Na^+ 浓度增高和(或)细胞外 K^+ 浓度增高时,Na^+ 泵就被激活,ATP 就会分解释放能量。一个 ATP 分子分解释放的能量能将细胞外 2 个 K^+ 运至细胞内,同时将细胞内 3 个 Na^+ 运至细胞外,从而形成和保持细胞内高 K^+ 和细胞外高 Na^+ 的不均衡离子分布(图2-5)。这种细胞内外 Na^+、K^+ 分布的不均衡性正是维持细胞正常兴奋性的离子基础。

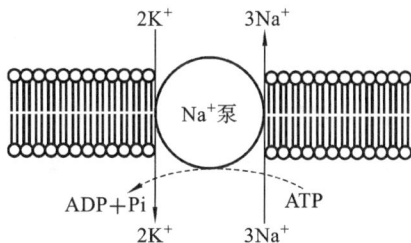

图 2-5 Na^+-K^+ 泵主动转运模式图

四、入胞作用和出胞作用

大分子物质或物质团块通过入胞作用和出胞作用通过细胞膜,这种转运方式需要细胞供能。**入胞作用**是指细胞外的大分子或物质团块进入细胞内的过程(图2-6(a)),包括吞噬和吞饮两种形式。固体物质的入胞过程称为**吞噬**,如白细胞吞噬细菌;液态物质进入细胞称为**吞饮**。**出胞作用**是指大分子物质或物质团块通过细胞膜的运动从细胞内转运到细胞外的过程(图2-6(b)),出胞作用主要见于腺细胞的分泌活动以及神经递质的释放。

细胞膜物质转运的形式及特点整理见表2-1。

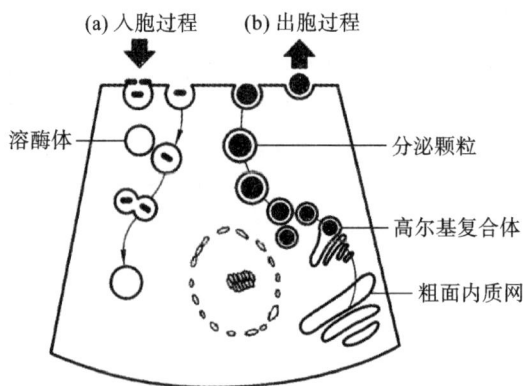

图 2-6 入胞作用和出胞作用模式图

表 2-1 细胞膜物质转运的形式及特点

转运形式	膜蛋白	能量消耗	转运方向	转运物质
单纯扩散	不需要	不耗能	顺浓度梯度或电位梯度	脂溶性小分子物质,如 O_2、CO_2 等
经载体介导的易化扩散	需要载体蛋白	不耗能	顺浓度梯度或电位梯度	水溶性小分子物质,如葡萄糖、氨基酸等
经通道介导的易化扩散	需要通道蛋白	不耗能	顺浓度梯度或电位梯度	各种无机离子,如 Na^+、K^+ 等
主动转运	需要泵蛋白	消耗能量	逆浓度梯度或电位梯度	小分子物质和离子,如 Na^+、K^+ 等
入胞		消耗能量	从膜外至膜内	大分子物质或物质团块,如细菌等
出胞		消耗能量	从膜内至膜外	大分子物质或物质团块,如神经递质等

第二节 细胞的生物电活动

细胞分子在生命过程中所表现出的电变化,称为**生物电现象**。在生物体内,生命活动的进行可以通过电现象和电活动反映出来,因此临床上常用生物电监测对相关疾病进行诊断,如心电图、肌电图、脑电图等。生物电主要发生在细胞膜的两侧,因此也称为跨膜电位,简称膜电位(主要包括静息电位和动作电位)。

案例思考

患者,女,30 岁,因心悸 10 余天到医院就诊。体检:心率 78 次/分,血压 110/70 mmHg,未闻及心脏杂音;心电图检查提示窦性心律,偶见提前出现的 P 波(与正常窦性 P 波不同),QRS 波群形态正常,P-R 间期 0.15 s。患者既往健康体检未发现特异疾病和异常,无高血压和心脏病病史。进一步进行 B 超检查,结果提示心界正常,心脏瓣膜无异常。门诊诊断为房性期前收缩,医生建议定期到院复诊。请思考以下问题:

(1)生物电的临床应用有哪些?

(2)列举生活中的生物电现象。

一、静息电位及其产生机制

(一)静息电位的概念

静息电位(resting potential,RP) 是指细胞在未受刺激的状态下,存在于细胞膜两侧的电位差。将示波器的两侧电极均放在细胞膜外表面或细胞膜内,示波器的荧光屏上均不显示电位变化,但是当将一侧电极放在细胞膜表面,另一侧电极刺入细胞膜内时,荧光屏上显示电位明显下降。此实验说明,细胞膜表面不存在电位差,而细胞膜内外存在电位差(图 2-7)。如果把膜外电位设定为 0,则膜内电位为负值。由于静息电位用膜内电位表示,所以静息电位是负值。

细胞在安静状态下内负外正的膜电位状态,称为**极化**。极化与静息电位是同一现象的不同描述方式。静息电位减小,说明膜内外电位差变小,称为**去极化**;静息电位增大,说明膜内外电位差增大,称为**超极化**。细胞膜受刺激时,膜内带负电荷、膜外带正电荷的现象会倒转,出现膜内带正电荷、膜外带负电荷,这种现象称为**反极化**;细胞膜去极化后向原先的极化方向恢复,称为**复极化**。大多数细胞的静息电位都在 $-100 \sim -10 \ mV$ 之间。例如:神经细胞的静息电位约为 $-70 \ mV$,骨骼肌细胞的静息电位约为 $-90 \ mV$,红细胞的静息电位约为 $-10 \ mV$。

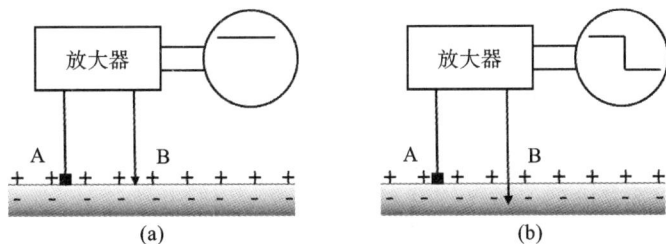

图 2-7 静息电位的记录和测定

(二)静息电位的产生机制

静息电位产生的基本原因是离子的跨膜扩散。静息时,细胞膜内带负电荷的大分子蛋白质与 K^+ 浓度高于细胞膜外,细胞膜内 K^+ 浓度约是细胞膜外 K^+ 浓度的 30 倍;细胞膜外 Na^+ 和 Cl^- 浓度高于细胞膜内,细胞膜外 Na^+ 浓度约是细胞膜内 Na^+ 浓度的 10 倍。另外,安静时细胞膜对不同离子的通透性不同,静息状态下细胞膜对 K^+ 的通透性较大,对 Na^+ 通透性较小。基于以上两个条件,此时 K^+ 已有顺浓度差向膜外扩散的趋势,当 K^+ 向膜外扩散时,膜内带负电荷的蛋白质大分子由于电荷异性相吸的作用,也会随 K^+ 外流,但因细胞膜对它们几乎没有通透性,故只能留在细胞膜内侧。而流到膜外的 K^+ 因为带负电荷的蛋白质大分子的静电吸引作用,只能分布在细胞膜外表面,不能扩散到细胞外液中,这样就形成了内负外正的电位差。

在静息状态下细胞膜内 K^+ 并不是无限外流的,流到细胞膜表面的 K^+ 会对细胞膜内 K^+ 的继续外流构成阻力。当促使 K^+ 外流的浓度差动力与阻止 K^+ 外流的电位差阻力达到平衡时,K^+ 的外流停止,使膜内外的电位差稳定在一个固定的数值,即静息电位。因此,静息电位主要是 K^+ 外流形成的电-化学平衡电位,即 K^+ 平衡电位。

> 📚 **知识拓展**
>
> **生物电与医学**
>
> 1786 年,意大利医生和动物学家伽尔瓦尼发现了蛙的肌肉电现象。
>
> 1903 年,荷兰医生与生理学家埃因托芬发明了心电图及其测量装置,因此获得了 1924 年诺贝尔生理学或医学奖。
>
> 1929 年,德国精神病学家贝格尔发明了脑电波记录装置。
>
> 人体因富含水和各种离子成分而具有导电性,体内各种组织器官所产生的生物电,经体液(作为导体)可传递到体表而被记录下来。通过分析这些生物电变化可了解组织器官的功能状态,还可判断组织器官病理状态下的形态和功能变化。生物电能反映器官或组织的生理活动或病理变化,已经在现代医学的研究和临床领域得到广泛应用,如心电图、脑电图、肌电图等。此外,生物电还应用于电疗技术领域,如镇痛、抑制帕金森病震颤、控制癫痫等。国内一些专家学者还对生物电机制与中医理论的关系进行了深入的研究和探讨,如经络学的原理、针灸对人体功能的调节机制等。

二、动作电位及其产生机制

(一)动作电位的概念和特点

1.动作电位的概念 动作电位(action potential,AP)是指细胞受到有效刺激时,在静息电位基础上产生的一次快速的、可扩布的电位变化。动作电位是**细胞兴奋的标志**。不同的可兴奋细胞处于兴奋状态时有不同的表现,因此不同细胞的动作电位也具有不同的形态。神经纤维受到一次阈刺激或阈上刺激时,膜电位会发生短暂的变化(图2-8)。记录其动作电位变化的波包括一个上升支与下降支。当细胞受到刺激时,膜电位从-70 mV迅速去极化至$+30$ mV,形成动作电位的上升支,随后迅速复极化至静息电位水平,形成动作电位的下降支,两者共同形成尖峰状的电位变化,称为**锋电位**。其中超出零点的部分称为**超射**。整个动作电位历时短暂,不超过2 ms。锋电位之后,膜电位会在恢复到静息电位过程中经历一个微小且缓慢的波动过程,称为**后电位**。

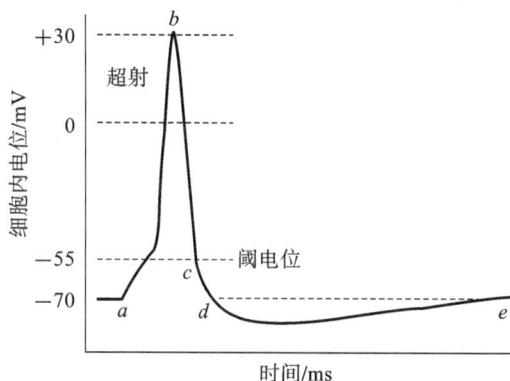

图 2-8 动作电位模式图

图中 ab 段为动作电位上升支,bc 段为动作电位下降支,cd 段为负后电位,de 段为正后电位。

2.动作电位的特点 主要如下。①"全或无"现象:动作电位要么不产生(无),一旦产生即达到最大幅度(全)且幅度不会随着刺激的增加而增大。②不衰减性传导:动作电位在同一细胞的传导过程中,电位幅度不会因传导距离增加而减小。③脉冲式传导:动作电位之间有一定的时间间隔,不会发生重合。

(二)动作电位的产生机制

动作电位的产生是因为细胞膜外的 Na^+ 浓度比细胞膜内高,具有从膜外向膜内扩散的趋势。静息状态时细胞膜对 Na^+ 的通透性小,故不能产生动作电位。当细胞受刺激时,膜上的 Na^+ 通道开放,Na^+ 依靠浓度梯度少量内流,使膜发生局部去极化,当膜去极化达到某一数值时,膜上 Na^+ 通道突然大量开放,在浓度差和电位差双重推动下,细胞外的 Na^+ 快速大量内流,细胞内正电荷迅速增加,细胞膜内外的电位差急剧缩小,使膜电位迅速升高至0,进而出现内正外负的反极化状态,此时电位差形成的电场力对 Na^+ 的继续内流形成阻力。当 Na^+ 内流的动力(浓度差)与 Na^+ 内流的阻力(电位差)达到平衡时,Na^+ 内流停止,这就是 Na^+ 的电-化学平衡电位。因此,动作电位的上升支是 Na^+ 内流所形成的电-化学平衡电位,也称为 **Na^+ 平衡电位**。随后,细胞膜上 Na^+ 通道迅速关闭,膜上的 K^+ 通道开放,K^+ 顺浓度差和电位差快速外流,细胞内正电荷迅速减少,膜电位迅速下降,形成动作电位的下降支。

每一次动作电位发生之后,细胞膜内的 Na^+ 浓度和细胞膜外的 K^+ 浓度增高,激活了细胞膜上 Na^+ 泵,将膜内 Na^+ 泵出,同时将膜外 K^+ 泵入,恢复动作电位之前的细胞内外离子分布,从而维持细胞的正常兴奋性。

(三)动作电位的产生条件和传导

1.动作电位的产生条件 能引起细胞膜产生动作电位的刺激是阈刺激或阈上刺激,这种刺激会使细胞膜上的 Na^+ 通道开放,Na^+ 大量内流。触发动作电位的临界膜电位值称为**阈电位**。静息电位去极化达到阈电位是产生动作电位的必要条件。阈电位比静息电位的绝对值小 10～20 mV。细胞兴奋性的高低与细胞的膜电位和阈电位之间的差值成反比,即差值越大,细胞的兴奋性越低;差值越小,细胞的兴奋性越高。

阈下刺激(**刺激强度达不到阈刺激**)作用于细胞膜也能引起少量 Na^+ 的内流,可以使膜局部产生较小的去极化,称**局部电位**,但因达不到阈电位数值而不能产生动作电位。局部电位具有衰减性,不能在膜上远距离传播,但可以相互叠加起来。多个阈下刺激引起的多个局部电位叠加后若能达到阈电位,即可爆发动作电位,这就是**总和现象**(图 2-9)。

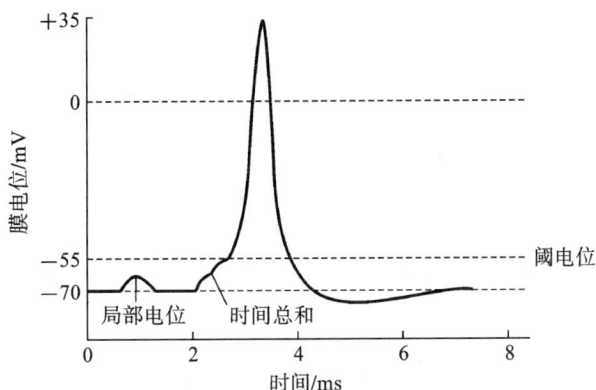

图 2-9 局部电位及总和模式图

2. 动作电位的传导 细胞膜的某一处受到刺激而产生动作电位,会出现内正外负的反极化状态,与该处膜两侧未兴奋部位就会产生电位差。这种电位差会使得该处细胞膜未兴奋两侧也出现由内负外正变为内正外负的反极化状态,这种因电位差的存在而出现的电荷移动现象是局部电流作用的结果(图 2-10)。动作电位在神经上的传导称为**神经冲动**。

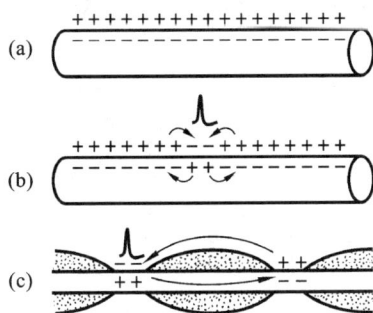

图 2-10 动作电位在神经纤维上的传导模式图

实验讨论

枪乌贼神经轴突生物电实验

实验步骤 1:用 100% 海水浸泡枪乌贼的巨大神经轴突,实验中能记录到正常动作电位。

实验步骤 2:用 1/3 海水加上 2/3 与海水等渗的葡萄糖溶液浸泡枪乌贼的巨大神经轴突,动作电位产生的幅度显著减少。

实验步骤 3:用 100% 海水浸泡枪乌贼的巨大神经轴突,动作电位产生的幅度恢复正常。

思考与讨论:

(1)根据上述实验结果,思考影响动作电位产生的因素。

(2)根据上述实验结果,说出你的分析和判断。

第三节　肌细胞的收缩

各种肌细胞的收缩活动,形成了人体各种形式的运动,如心肌收缩可实现心脏泵血,平滑肌收缩可促使胃肠等器官蠕动,骨骼肌收缩和舒张可完成各种躯体运动等。不同肌肉组织在结构和功能上虽各有不同,但收缩的基本形式和原理相似。本节以骨骼肌为例,介绍肌细胞的收缩功能。

一、骨骼肌细胞的微细结构

1.肌原纤维和肌节　骨骼肌由肌细胞组成,肌细胞又称为肌纤维,每个肌细胞内都含有上千条直径1～2 μm的**肌原纤维**。每条肌原纤维沿长轴呈现规律的明、暗交替,分别称为**明带**和**暗带**。暗带中央无细肌丝插入的部分形成一个相对明亮的区域,称为**H带**。在H带中央有一暗线,称为**M线**,粗肌丝附着固定在M线上。明带中央也有一条线,称为**Z线**,细肌丝的一端固定在Z线上,另一端插入暗带的粗肌丝之间,所以暗带中除粗肌丝外,还含有来自两侧Z线的细肌丝。相邻两个Z线之间的结构区域称为一个**肌节**,是肌肉收缩和舒张的基本单位(图2-11)。

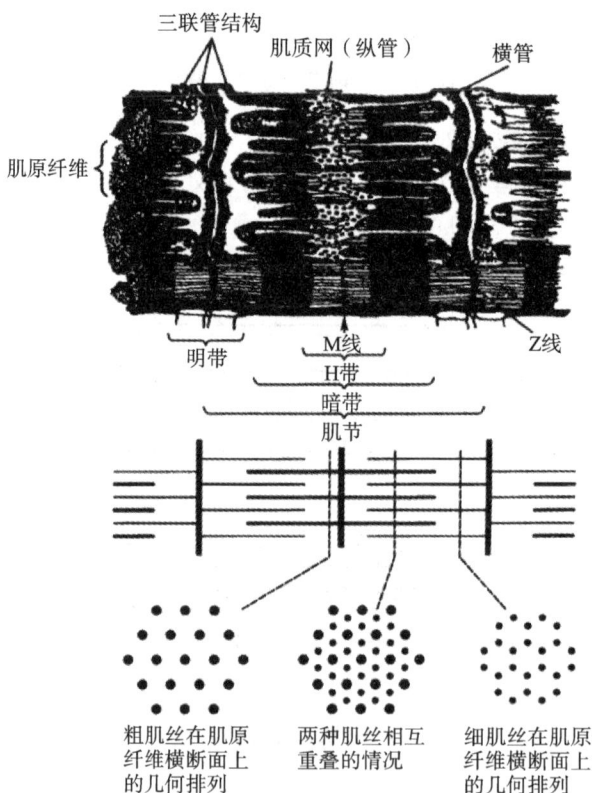

图 2-11　骨骼肌细胞的肌原纤维和肌节模式图

2.肌丝的分子组成　肌原纤维由粗、细两套不同的**肌丝**构成。**粗肌丝**主要由肌球蛋白(肌凝蛋白)分子构成,每个肌球蛋白分子分为杆状部分与球形头部,其头部伸出粗肌丝表面形成**横桥**,横桥具有ATP酶的作用,与细肌丝上肌动蛋白有结合位点。**细肌丝**由肌动蛋白(肌纤蛋白)、原肌球蛋白(原肌凝蛋白)和肌钙蛋白构成(图2-12)。肌动蛋白呈双螺旋珠状结构,原肌球蛋白呈双螺旋细丝状结构,绕在肌动蛋白的双螺旋沟中,肌肉舒张时原肌球蛋白的位置正好在肌动蛋白与横桥之间,遮挡了肌动蛋白与横桥结合的位点。肌肉兴奋时,原肌球蛋白的位置发生移动,露出肌动蛋白与横桥的结合位点。

3.肌管系统　肌管系统由包绕在肌原纤维周围的两个不同走向且互不相通的小管网组成,分为横管系统和纵管系统。**横管**(又称为**T管**),由肌膜向内凹陷形成,其走行方向与肌原纤维垂直,肌膜兴奋时会通过横管将兴奋传至细胞内。**纵管**(又称为**L管**、**肌质网**),其走行方向与肌原纤维平行,互相吻合成网,包绕在

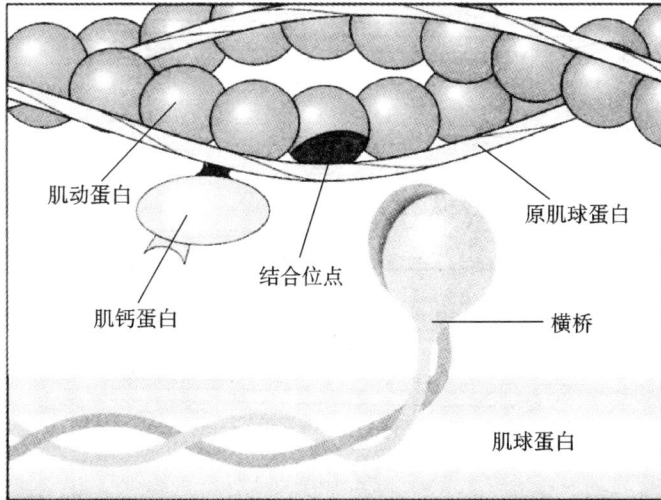

图 2-12 肌丝分子示意图

肌原纤维周围,在与横管靠近的部位(称为**终池**)较膨大,内储存有大量的 Ca^{2+}。纵管与终池通过 Ca^{2+} 的储存、释放与回收引发肌节的收缩与舒张。横管与其两侧纵管终池合称为**三联管**,三联管结构能把横管传来的动作电位与终池释放的 Ca^{2+} 联系起来(图 2-13)。

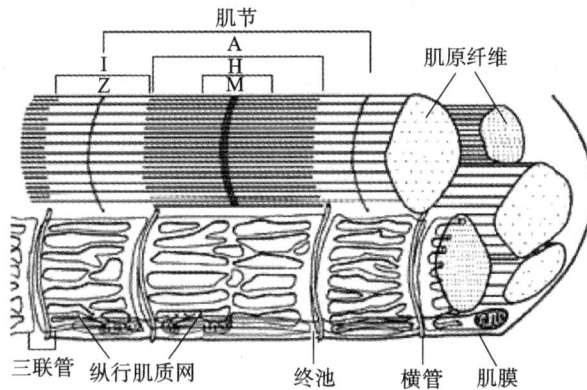

图 2-13 骨骼肌肌管系统模式图

注:I,明带;Z,Z线;A,暗带;H,H带;M,M线。

二、骨骼肌细胞的收缩机制

对于骨骼肌细胞的收缩机制,目前普遍公认的是**肌丝滑行学说**。该学说认为:肌肉的缩短并不是因为肌丝本身的长度发生改变,而是通过粗、细肌丝在肌节内滑动而发生。

当肌细胞处于静息状态时,原肌球蛋白会遮盖肌动蛋白与横桥的结合位点,阻止肌动蛋白分子与横桥头部结合。肌细胞兴奋时终池会释放储存的 Ca^{2+} 进入肌质网中,肌质网中的 Ca^{2+} 浓度升高会促进肌钙蛋白与 Ca^{2+} 结合,使其构象发生改变,牵拉原肌球蛋白分子移位,从而暴露肌动蛋白与横桥的结合位点,引发横桥与肌动蛋白的结合。此时横桥上的 ATP 酶分解释放能量,横桥利用这些能量牵引细肌丝向 M 线滑行,使肌节缩短,肌细胞收缩。当肌质网中 Ca^{2+} 浓度降低时,Ca^{2+} 与肌钙蛋白分离,原肌球蛋白又将遮盖肌动蛋白与横桥的结合位点,使横桥与肌动蛋白分开,细肌丝恢复原位,肌节恢复原长度,肌肉舒张(图 2-14)。

三、骨骼肌细胞的兴奋-收缩耦联

骨骼肌的肌细胞电兴奋并不能直接引起肌细胞的机械收缩,连接这种电兴奋与机械收缩的中介过程,称为**兴奋-收缩耦联**。这种连接的中介过程:骨骼肌接受运动神经支配时,接头前膜上 Ca^{2+} 通道打开,Ca^{2+} 内流,使囊泡移向接头前膜且与接头前膜发生融合、断裂而释放出乙酰胆碱(Ach)分子,Ach 分子通过接头间隙到达终板膜且与膜上的 N_2 受体相结合,导致 N_2 受体通道打开,引起细胞膜产生动作电位,动作电位可

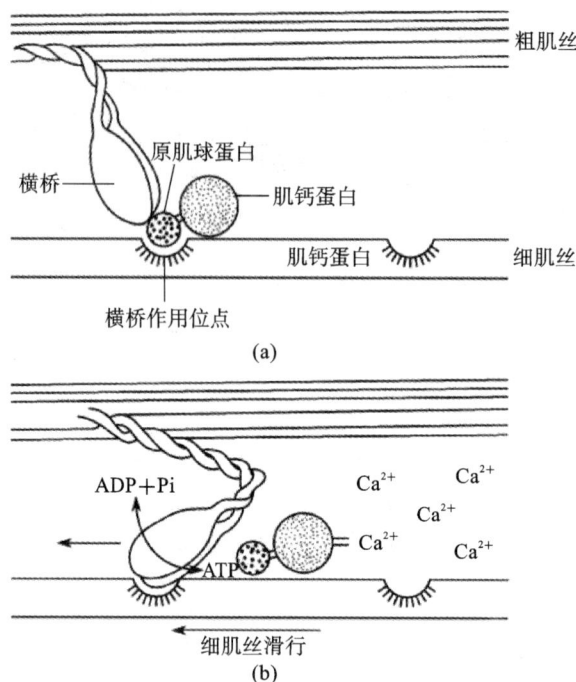

图 2-14　肌丝滑行模式图

沿横管迅速传到三联管,使终池内的 Ca^{2+} 释放入肌质网中,导致肌质网中 Ca^{2+} 浓度升高,引发上述肌丝滑行过程,肌细胞收缩。当神经冲动停止时,肌细胞膜上电位恢复,终池膜上 Ca^{2+} 通道关闭,同时终池膜上 Ca^{2+} 泵将 Ca^{2+} 泵回终池储存,肌质网中 Ca^{2+} 浓度降低,引起肌细胞舒张。由此可见,兴奋-收缩耦联的基础结构是三联管, Ca^{2+} 是兴奋-收缩耦联中起**关键作用**的耦联物。

四、骨骼肌收缩的影响因素

影响骨骼肌收缩的因素主要有三个:前负荷、后负荷与肌肉的收缩力。

1. 前负荷　肌肉收缩前所承受的阻力称为**前负荷**。其他条件不变的情况下,在一定范围内,肌肉的前负荷增加,肌肉的初长度及肌张力也随之增加。张力达到最大时的初长度称为**最适初长度**。因此,肌肉的初长度与前负荷密切相关。

2. 后负荷　肌肉收缩后遇到的阻力称为**后负荷**。如果肌肉在收缩过程中肌张力增加而长度保持不变,这种收缩是**等长收缩**;如果肌肉在收缩过程中长度缩短但肌张力不变,这种收缩是**等张收缩**。

肌肉受到一次刺激后出现的一次收缩与舒张称为**单收缩**。当肌肉受到连续刺激且后一次的收缩落在前一次收缩的过程中而发生收缩总和时,这种收缩叠加现象会使肌肉出现持续性收缩,称为**强直收缩**(图 2-15)。如果连续刺激的频率较低,新刺激落在前一次收缩的舒张期内,就会表现出舒张不完全,称为**不完全强直收缩**;如果连续刺激的频率较高且新刺激落在前一次收缩的收缩期内,称为**完全强直收缩**。生理状态下,管理骨骼肌的神经纤维通常形成连续的神经冲动,因此机体骨骼肌收缩形式基本为强直收缩。

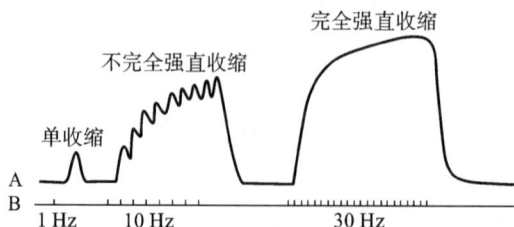

图 2-15　单收缩与强直收缩模式图

3. 肌肉的收缩力　肌肉的收缩力与前、后负荷无关,取决于肌肉自身内在状态。许多因素都会影响肌肉的收缩力,如缺氧、酸中毒等都会降低肌肉的收缩力,而咖啡因、肾上腺素等可提高肌肉的收缩力。

知识拓展

河鲀毒素

河鲀鱼,俗称河豚,是一种鱼类,其肉因鲜嫩无刺且营养价值丰富,广受食客喜爱,但河豚自身带有剧毒——河鲀毒素。河鲀毒素可高选择性和高亲和性地阻断神经兴奋膜上 Na^+ 通道,从而阻止神经冲动的发生和传导,使神经肌肉丧失兴奋性。除直接作用于胃肠道引起局部刺激症状外,河鲀毒素被机体吸收进入血液后,能迅速使神经末梢和神经中枢发生麻痹,继而使各随意肌的运动神经麻痹;毒量增大时会毒及迷走神经,影响呼吸,造成脉搏迟缓;严重者体温和血压下降,最后血管运动神经和呼吸神经中枢麻痹而迅速死亡。

思政园地

(1)通过了解生物电医学与中医理论关系的临床应用研究,认识中医理论所蕴含的智慧,热爱和传承中国传统文化,树立文化自信,践行社会主义核心价值观,实现中华民族伟大复兴。

(2)每个人就像细胞一样,都是组成社会"机体"的一分子,应发挥自身潜能,努力学习专业知识和技能,充分认识并履行自身职责,立足岗位,坚守初心使命,为社会的健康发展贡献自身力量。

本章小结

本章主要介绍细胞的基本功能,包括细胞膜的物质转运功能、细胞的生物电活动和肌细胞的收缩。

细胞膜的物质转运功能主要有被动转运与主动转运,被动转运包括单纯扩散与易化扩散,单纯扩散与易化扩散在物质转运时都不需要消耗能量且都是顺浓度梯度或电位梯度转运物质;主动转运则是逆浓度梯度或电位梯度转运物质,需要消耗能量。出胞与入胞则是大分子物质或物质团块出入细胞的方式。

生物电主要发生在细胞膜的两侧,静息电位是细胞在安静状态时存在于细胞膜两侧的电位差;不同细胞的静息电位值不同。动作电位是可兴奋细胞受到阈刺激或阈上刺激时产生在细胞膜两侧的电位差。局部电位是细胞受到阈下刺激时,细胞膜两侧产生的微弱电变化。

骨骼肌由肌原纤维构成,肌原纤维由粗、细肌丝构成,粗、细肌丝由不同蛋白构成。骨骼肌细胞收缩的过程可以归纳为:运动神经冲动(接头前膜)发生去极化→动作电位沿肌膜传导至终池→终池 Ca^{2+} 释放→肌质网中 Ca^{2+} 浓度增高→Ca^{2+} 与肌钙蛋白结合→原肌球蛋白变构→肌球蛋白横桥头与肌动蛋白结合→横桥头 ATP 酶激活而分解 ATP→横桥扭动→细肌丝向粗肌丝滑行→肌节缩短。

肌细胞收缩的形式有等长收缩与等张收缩、单收缩与强直收缩。影响肌细胞收缩的因素包括前负荷、后负荷和肌肉的收缩力等。前负荷指肌肉收缩前所承受的阻力;后负荷指肌肉收缩后遇到的阻力。Ca^{2+}、肾上腺素、咖啡因等能提高肌肉的收缩力,而缺氧、酸中毒、低血糖等会降低肌肉的收缩力。

习题检测

一、名词解释

1.单纯扩散

2.静息电位

3.动作电位

4.肌节

扫码看答案

二、问答题

1.请比较单纯扩散与易化扩散的异同点。

2.请简述影响骨骼肌收缩的影响因素。

选择题扫码
在线答题

（唐　洁）

第三章

血液

扫码看课件

学习要点引导

（1）说出血液的组成，血细胞比容的概念；识记白蛋白与球蛋白比值及其临床意义；说出血量及其相关临床意义。

（2）说出血液的理化特性；识记血浆 pH 值正常范围及其影响因素；知道渗透压的定义；说出血浆渗透压的种类及其生理意义；列举高渗溶液、低渗溶液和等渗溶液。

（3）识记红细胞、血红蛋白、白细胞和血小板的正常范围。

（4）说出红细胞生成的部位和原料；概括和解释红细胞的生理特性；概括红细胞生成的调节和红细胞的破坏；知道各种类型的贫血。

（5）归纳白细胞的分类和比例；概括各种白细胞的生理功能。

（6）概括和解释血小板的生理特性；总结血小板的生理功能。

（7）说出血液凝固的概念；概括凝血因子的种类及作用；叙述血液凝固的过程；概括影响血液凝固的各种因素，纤维蛋白降解和纤溶抑制物的作用及意义。

（8）说出血型的概念；叙述 ABO 血型系统和 Rh 血型系统？ABO 血型鉴定及交叉配血试验，以及 Rh 血型系统的临床意义。

血液是在心血管系统中循环流动的红色液体，在心脏的作用下循环不止地流动，是体液的重要组成部分，也是内环境中最活跃的部分。血液具有运输 O_2 和 CO_2 等物质、调节体温、维持体液的酸碱平衡以及免疫防御功能，在维持机体内环境稳态中发挥着重要作用。

第一节　血液的组成及理化特性

一、血液的组成

血液由血浆以及悬浮于其中的血细胞组成。血细胞分为红细胞、白细胞和血小板三类。取一定量的血液经抗凝处理后置于比容管中进行离心处理。经离心沉淀后，血液被分为三层：上层淡黄色的透明液体为血浆，占全血容积的 50%～60%；中间层是一薄层灰白色的白细胞和血小板，约占全血容积的 1%；最下层深红色的液体是红细胞，占全血容积的 39%～49%（图 3-1）。

血细胞在全血中所占的容积百分比称为**血细胞比容**。正常成年男性为 40%～50%，女性为 37%～48%，新生儿约为 55%。由于血液中白细胞和血小板的数量很少，常可忽略不计，故血细胞比容又称**红细胞比容**。临床上常通过测定血细胞比容反映血液中血细胞的相对浓度。如严重的呕吐、腹泻、大面积烧伤等使患者体内水大量丢失，从而使血细胞比容增高；而某些贫血患者由于红细胞数量减少，血细胞比容降低。故临床上通过测定血细胞比容判断贫血的类型与程度。

血浆（blood plasma）是由水（91%～92%）和溶质（8%～9%）组成的混合溶液。水的含量与循环血量的相对恒定密切相关。溶质中小分子物质约占血浆总量的 2%，包括多种电解质和小分子有机物（如营养物

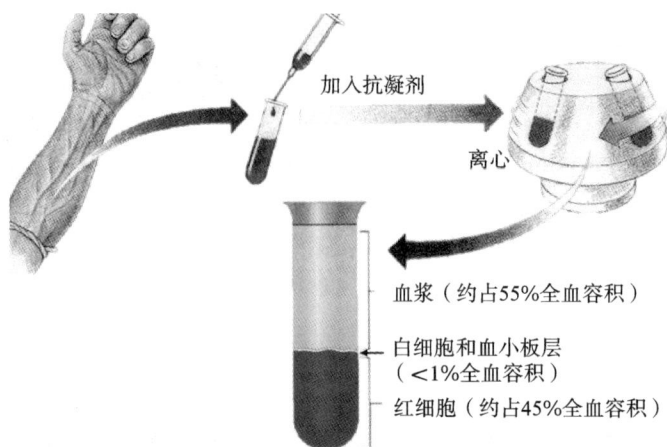

加入抗凝剂

离心

扫码看彩图

血浆（约占55%全血容积）

白细胞和血小板层
（<1%全血容积）

红细胞（约占45%全血容积）

图 3-1　血液的组成

质、代谢产物及激素等）。**血浆蛋白**是血浆中多种蛋白质的总称。用盐析法可将血浆蛋白分为白蛋白（A）、球蛋白（G）、纤维蛋白原三类（图 3-2）。正常成人的血浆蛋白含量 60～80 g/L，其中白蛋白为 40～50 g/L，球蛋白为 20～30 g/L，纤维蛋白原仅为 2～4 g/L，**白蛋白与球蛋白比值（A/G）**为（1.5～2.5）：1，白蛋白和大多数球蛋白主要由肝脏产生。当存在肝脏疾病时，A/G 常下降，甚至倒置。

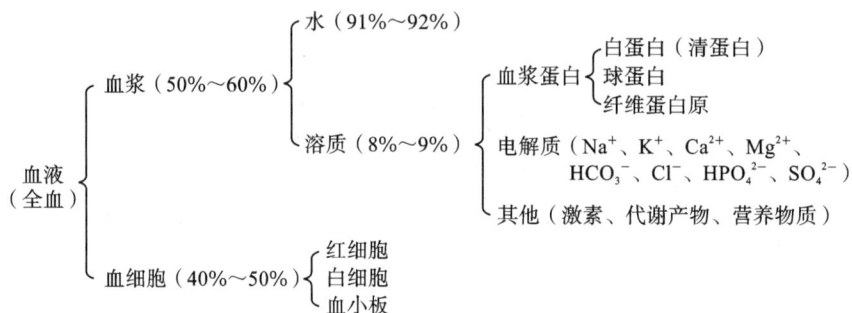

图 3-2　血浆成分

二、血量

人体内血液的总量称为**血量**。正常成人的血量占体重的 7%～8%，即每千克体重有 70～80 mL 血量，其中约有 90% 的血液在心血管中流动，称为循环血量；另约有 10% 的血液滞留在肝、脾、肺及静脉系统中，称为储存血量。在剧烈运动、情绪紧张或大量失血等应急状态下，储存血量可释放入循环，以补充循环血量的不足。

相对稳定的血量才能维持血压的正常水平，保证全身各器官、组织的血液供应。临床上把失血不超过全身血量的 10% 称为少量失血，可通过血管收缩、心脏活动增强、储存血量的释放进行代偿，可无明显的临床症状。失血量达全身血量的 20% 时称为中等失血，可出现脉搏细速、四肢冰冷、口渴、乏力、眩晕甚至晕倒。失血量达 30% 时称为重度失血，如不及时抢救，将危及生命。

知识拓展

世界献血者日

世界卫生组织、红十字会与红新月会国际联合会、国际献血组织联合会、国际输血协会将 2004 年 6 月 14 日定为第一个世界献血者日（World Blood Donor Day，WBDD），并且规定每年的 6 月 14 日为世界献血者日。世界献血者日的设立，是为了鼓励更多的人无偿献血，宣传和促进全球血液安全规划的实施。

对于健康成人来说,一次献血 200 mL 左右对身体健康无不良影响,因为机体的造血功能非常强大,在献血 200 mL 以后机体很快会代偿性增生,补充新的血液成分,所以献血不但不影响健康,还可以刺激造血器官(即骨髓),加速血细胞的生成,使造血功能更加旺盛,促进机体的新陈代谢,有利于身体健康。定期献血可以降低血液中重金属的含量,减轻解毒器官(如肝脏)的负担,增强肝脏的功能;献血还可以降低血脂和胆固醇的浓度,降低血液黏度,起到稀释血液、加快血流速度、改善心脑等器官的供血等作用。须注意一定要到正规的医疗机构献血。

科学规律地献血可预防血管弹性下降、硬化,同时可预防高血压、血栓性疾病和心脑血管疾病。

三、血液的理化特性

(一)颜色

血液的颜色取决于红细胞内血红蛋白的浓度。动脉血中由于含氧合血红蛋白的量较多,故呈鲜红色;静脉血中因含去氧血红蛋白的量较多,故呈暗红色。血浆内因含少量胆红素,故呈淡黄色。空腹血浆清澈透明,进食(尤其摄入较多的脂类食物)后,血浆中因悬浮着较多的脂蛋白微粒而变得浑浊,从而影响血浆中某些成分的检测。故临床在进行血液生化成分检测时,要求空腹采血,避免食物对检测结果产生影响。

(二)黏滞性

血液的黏滞性主要源于血液中的血细胞、血浆蛋白等分子或颗粒之间的摩擦力。如果把水的黏滞性视为 1,那么全血的黏滞性为水的 4～5 倍,与血液中红细胞的数量有关;血浆的黏滞性是水的 1.6～2.4 倍,与血浆中血浆蛋白的含量有关。长期生活在高原地带者,可因红细胞的数量增多而出现血液黏滞性增大;严重贫血患者因红细胞数量减少,血液黏滞性降低。血液黏滞性是形成血流阻力的因素之一。血液黏滞性增大,则血流阻力增加,影响血液循环的正常进行。

(三)比重

正常人全血比重为 1.050～1.060,其高低主要取决于红细胞的数量。血液中红细胞数量越多,全血比重越大。血浆的比重为 1.025～1.030,主要取决于血浆中血红蛋白的含量,血浆中血红蛋白质含量越高,血浆比重越大。

(四)酸碱度

正常人的血浆 pH 值为 7.35～7.45。pH<7.35 为酸中毒,pH>7.45 为碱中毒,pH<6.9 或 pH>7.8,将危及生命。血浆 pH 值的相对稳定主要取决于血浆中的缓冲对,最重要的缓冲对为 $NaHCO_3$/H_2CO_3。若机体代谢产生酸性或碱性物质时,通过缓冲对维持酸碱平衡。血液缓冲系统是最迅速也是作用最快的酸碱平衡调节途径,但最终需要通过肺、肾将过多的酸碱物质排出。

(五)渗透压

1.定义 渗透压是指溶液中的溶质颗粒透过半透膜吸引水分子的能力。血浆渗透压为 5790 mmHg。渗透压越大,保留和吸引水分子的能力就越强。渗透压的高低与溶质颗粒数目成正比,而与溶质的种类及颗粒的大小无关(图 3-3)。

2.血浆渗透压的形成及正常值 血浆渗透压由血浆晶体渗透压和血浆胶体渗透压组成。其中**血浆晶体渗透压**占血浆渗透压的 99% 以上,主要由血浆中的晶体物质(如电解质、葡萄糖、尿素等)形成,其中 80% 由 Na^+ 和 Cl^- 形成。血浆晶体渗透压约为 5765 mmHg。**血浆胶体渗透压**由血浆中的胶体物质(以白蛋白为主)形成。血浆胶体渗透压约为 25 mmHg。

3.血浆渗透压的生理作用 正常状态下细胞膜内、外溶液的渗透压基本相等,水分子出入细胞的量保持动态平衡。红细胞膜和毛细血管壁是具有不同通透性的半透膜,因此,血浆晶体渗透压和胶体渗透压表现出不同的生理作用。细胞膜允许水分子通过,而血浆中晶体物质大部分不易通过细胞膜,在细胞内外形成一定的浓度差,产生相对稳定的晶体渗透压,所以血浆晶体渗透压对维持细胞内外水平衡及细胞正常形

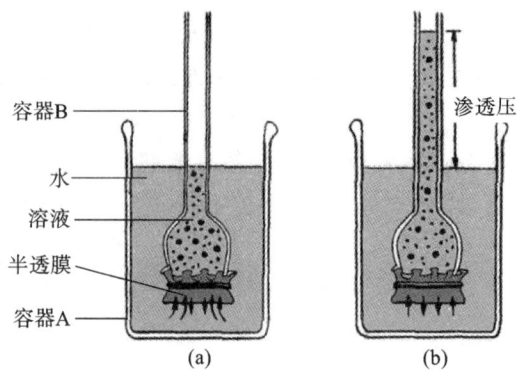

图 3-3　渗透压原理示意图

态和功能起着重要作用(图 3-4)。

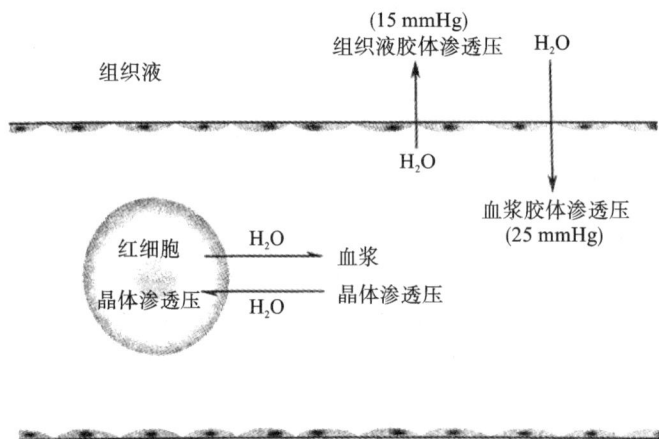

图 3-4　血浆渗透压作用示意图

临床或生理试验中常用的各种溶液的渗透压与血浆渗透压相等,称为**等渗溶液**。高于或低于血浆渗透压的溶液称为**高渗溶液**或**低渗溶液**。若将正常红细胞置于高渗溶液中,高渗溶液吸引水的能力相对较强,可将红细胞内的水吸出而使红细胞发生皱缩。若将红细胞置于低渗溶液中,水则将顺渗透压被吸收进入红细胞内从而使红细胞膨胀,甚至破裂,血红蛋白溢出,称为**溶血**(图 3-5)。因人体中血浆、胃肠液、胆汁、脑脊液的渗透压大致相等,为使药液与人体内各种液体的渗透压保持平衡,常配制等渗溶液。临床上所使用的 0.9% NaCl 溶液与 5% 葡萄糖溶液均属于等渗溶液。

扫码看彩图

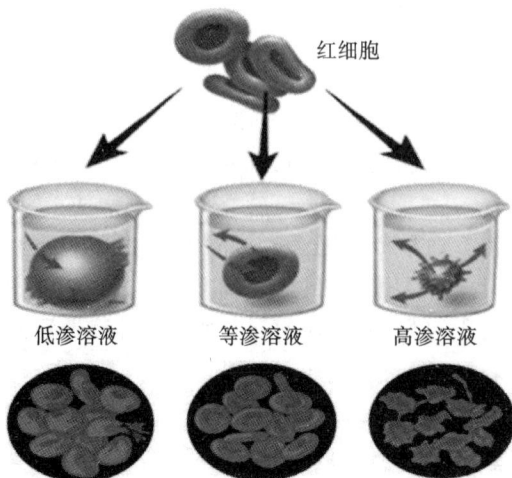

图 3-5　不同晶体渗透压对红细胞的作用

因毛细血管的通透性比较大,允许除蛋白质以外的晶体物质自由出入,故血管内外不会形成血浆晶体渗透压。而血浆蛋白一般不易透过毛细血管壁,能够在血管内外形成胶体渗透压;虽然血浆胶体渗透压比较小,但对维持血管内外水平衡和血浆容量相对稳定有着重要作用。

第二节 血 细 胞

一、红细胞

(一)红细胞的形态、数量与生理功能

1.红细胞的形态 红细胞是血液中数量最多的一种血细胞。正常成熟的红细胞呈双凹圆盘状,周边较厚,中央较薄,无核(图 3-6)。细胞质内含有大量的血红蛋白,细胞直径为 $7\sim8~\mu m$。

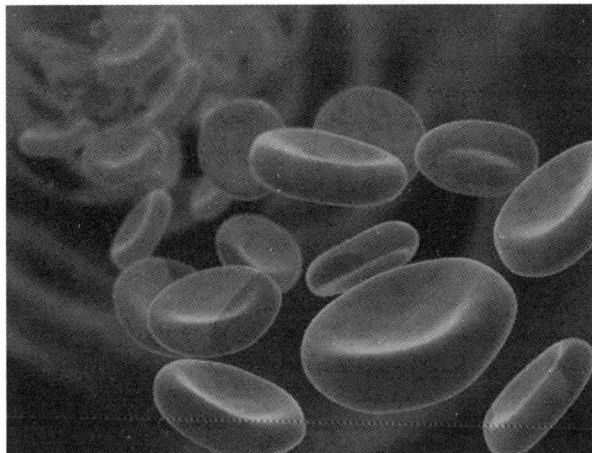

扫码看彩图

图 3-6 红细胞的形态

2.红细胞的数量 我国成年男性红细胞正常值为 $(4.0\sim5.5)\times10^{12}/L$,女性红细胞正常值为 $(3.5\sim5.0)\times10^{12}/L$,新生儿的红细胞数可达 $(6.0\sim7.0)\times10^{12}/L$。红细胞内血红蛋白的含量:成年男性正常值为 **$120\sim160~g/L$**,女性为 **$110\sim150~g/L$**,新生儿为 $170\sim200~g/L$。生理情况下,红细胞数量和血红蛋白含量还会随年龄、性别、生活环境以及机体功能状态的不同而有一定的差异。如高原居民的红细胞数量和血红蛋白含量高于平原居民,妊娠后期由于血浆量相对增多,孕妇血红蛋白含量相对减低。若血液中红细胞数量或血红蛋白含量低于正常值,则称为**贫血**。

3.红细胞的生理功能 红细胞的主要生理功能是运输 O_2 和 CO_2,这些功能都是依靠血红蛋白完成的。红细胞一旦破裂,血红蛋白逸出,将丧失携带 O_2 和 CO_2 的能力。

(二)红细胞的生理特性

1.可塑变形性 红细胞在全身血管中循环运行,常要通过口径比它小的毛细血管和血窦,这时红细胞将发生变形,通过后又迅速恢复成双凹圆盘状,这种特性称为红细胞的**可塑变形性**。衰老、受损的红细胞和遗传性球形红细胞增多症患者的红细胞变形能力常降低。

2.渗透脆性 红细胞只有在等渗溶液(0.9%NaCl 溶液和 5%葡萄糖溶液)中才能维持其正常的形态大小。红细胞在低渗溶液中会发生膨大、破裂和溶血的特性,称为红细胞的**渗透脆性**。红细胞于 0.6%~0.8% NaCl 溶液中会膨胀变形;将红细胞置于 0.40%~0.45% NaCl 溶液中时,有部分红细胞破裂而发生溶血;将红细胞置于 0.35%及以下的 NaCl 溶液中时,红细胞全部发生溶血。这一现象说明红细胞对低渗溶液具有一定抵抗力,这种抵抗力大小可以用渗透脆性表示。渗透脆性大,表明红细胞对低渗溶液的抵抗力小;反之,抵抗力大。生理情况下,衰老的红细胞对低渗盐溶液的抵抗力小,即渗透脆性大;初成熟的红细胞抵抗力大,即渗透脆性小。测定红细胞渗透脆性有助于某些疾病的临床诊断。

3. 悬浮稳定性 红细胞在血浆中保持悬浮而不易下沉的特性,称为红细胞的**悬浮稳定性**。红细胞的悬浮稳定性大小可用红细胞沉降率表示。将经过抗凝处理的血液静置于血沉管中,红细胞由于比重较大而下沉,但正常情况下下沉的速度十分缓慢。通常以第 1 h 末红细胞下沉的距离来表示红细胞沉降的速度,称为**红细胞沉降率(ESR)**,简称血沉。用魏氏法测定的正常值:正常成年男性为 0～15 mm/h,女性为 0～20 mm/h。红细胞的悬浮稳定性大小取决于红细胞与血浆之间的摩擦阻力。在某些疾病(如活动性肺结核、风湿热等)发生时以及女性月经期,红细胞与血浆的摩擦阻力下降,血沉加快。

(三)红细胞的生成与破坏

1. 红细胞的生成

(1)生成部位:胚胎时期,红细胞的生成部位为卵黄囊、肝、脾和骨髓。红骨髓是成人生成红细胞的唯一场所。正常的骨髓造血功能是红细胞生成的前提条件。红细胞发育成熟是一个连续的过程。首先是红骨髓内的造血干细胞分化成红系祖细胞,红系祖细胞进一步分化形成原红细胞,然后经过一系列的发育过程,依次形成早幼红细胞、中幼红细胞、晚幼红细胞和网织红细胞,最后成为成熟的红细胞。当骨髓造血功能增强时,血液中的网织红细胞会大量增多。而当骨髓受到放射线、药物(如抗癌药、氯霉素)等作用时,造血功能受到抑制,出现全血细胞减少而形成贫血,称为**再生障碍性贫血**。

(2)造血原料:红细胞的主要成分是血红蛋白,合成血红蛋白的**基本成分是铁和蛋白质**。成人每天需铁 20～30 mg,其中 95% 来自衰老的红细胞在体内被破坏后释放出的"内源性铁"的再利用;其余 5% 是从食物中摄取的"外源性铁"。如患慢性失血性疾病,女性月经期、妊娠期和哺乳期及儿童生长期时,机体可因内源性铁丢失增多,或长期铁摄入不足而导致机体缺铁,血红蛋白的合成减少,引起**缺铁性贫血**。这种类型贫血的特点是红细胞体积减小,呈**小细胞低色素性贫血**。

(3)成熟因子:红细胞发育和成熟的过程需要**叶酸和维生素 B$_{12}$**的参与。叶酸是 DNA 合成酶的必需辅酶,若叶酸缺乏,骨髓中的有核红细胞内 DNA 合成障碍,使红细胞的增长停留在初始状态而不能成熟,则导致巨幼红细胞贫血。维生素 B$_{12}$ 的作用是增加叶酸的活化与利用,从而间接促使 DNA 的合成,因此维生素 B$_{12}$ 缺乏同样会导致红细胞发育停滞,引起巨幼红细胞贫血。维生素 B$_{12}$ 需要与胃壁细胞分泌的内因子结合形成复合物才能被吸收入血,因此慢性萎缩性胃炎、胃癌或部分胃切除患者,可因内因子的缺乏引起维生素 B$_{12}$ 吸收障碍,从而引发**巨幼红细胞贫血**。

2. 红细胞生成的调节 红细胞的生成主要受促红细胞生成素和雄激素的调节。

(1)促红细胞生成素(EPO):EPO 是由肾脏合成的一种糖蛋白,其主要作用是促进骨髓红系定向祖细胞的增殖与分化,使血液中成熟的红细胞增加。组织缺氧是刺激 EPO 合成与释放增多的主要因素。当组织细胞缺氧时,可刺激肾脏加强合成和分泌 EPO,使血液中成熟红细胞增多,提高血液的运氧能力,以满足组织对氧的需要。因此,高原居民、长期从事重体力劳动和体育锻炼的人,红细胞的数量增多。严重肾脏疾病患者,可因 EPO 生成不足而出现**肾性贫血**。

(2)雄激素:雄激素可直接刺激骨髓造血,使红细胞生成增多;也可作用于肾脏,使其分泌的 EPO 增多,从而间接使红细胞生成增多。这就是成年男性红细胞的数量和血红蛋白含量均高于女性的原因。故临床上可采用雄激素治疗再生障碍性贫血。

3. 红细胞的破坏 正常人红细胞的**平均寿命约为 120 天**。衰老或受损的红细胞可塑变形能力减退而渗透脆性增大,在血流中,渗透脆性较大的红细胞因机械撞击而破损,在通过微小孔隙时,容易滞留在脾、肝的血窦等处,被巨噬细胞吞噬。红细胞正常数量的维持是其不断生成与破坏达到动态平衡的结果。脾脏是衰老红细胞破坏的主要场所,当脾功能亢进时,红细胞破坏增加而引起**脾性贫血**。

不同类型贫血的成因、机制及临床疾病见表 3-1。

表 3-1 不同类型贫血的成因、机制及临床疾病

贫 血 成 因	机 制	临 床 疾 病
造血场所功能异常	骨髓造血功能受到某些因素的抑制,如放射线、药物等	再生障碍性贫血
造血原料缺乏	内源性铁丢失或外源性铁摄入不足	缺铁性贫血

续表

贫血成因	机 制	临床疾病
红细胞成熟因子缺乏	缺乏叶酸和维生素 B_{12}；内因子分泌不足致维生素 B_{12} 吸收障碍，如胃癌或萎缩性胃炎等	巨幼红细胞贫血
器官功能障碍	肾脏疾病致 EPO 生成不足	肾性贫血
器官功能异常	脾功能亢进，红细胞破坏过多	脾性贫血

二、白细胞

(一)白细胞的分类与正常值

白细胞是无色、有核的血细胞。正常成人白细胞总数为 $(4.0\sim10.0)\times10^9/L$，新生儿白细胞总数可达 $(15.0\sim20.0)\times10^9/L$。白细胞总数的生理变动范围较大，如餐后、剧烈运动、月经期、妊娠期及分娩期白细胞的数量均增加。

根据白细胞胞质有无特殊嗜色颗粒，可将其分为有粒白细胞和无粒白细胞两大类。有粒白细胞根据其胞质颗粒的嗜色性不同分为中性粒细胞、嗜酸性粒细胞和嗜碱性粒细胞；无粒白细胞包括单核细胞和淋巴细胞(表 3-2)。

表 3-2　血液中各种白细胞的正常值和主要生理功能

白细胞种类		百分比/(%)	绝对值/($\times10^9/L$)	主要生理功能
有粒白细胞	中性粒细胞	50~70	2.04~7	吞噬细菌和衰老的红细胞
	嗜酸性粒细胞	0.5~5	0.02~0.5	参与蠕虫的免疫反应，限制过敏反应
	嗜碱性粒细胞	0~1	0.0~0.1	参与过敏反应，释放肝素抗凝
无粒白细胞	单核细胞	3~8	0.12~0.8	吞噬抗原、诱导免疫应答
	淋巴细胞	20~40	0.8~4.0	特异性免疫反应

(二)白细胞的生理功能

白细胞的主要生理功能是通过吞噬作用和免疫反应，实现对机体的防御和保护。白细胞具有变形、游走、趋化及吞噬等特性，是执行防御功能的生理基础。

1. 中性粒细胞　中性粒细胞是血液中**主要的吞噬细胞**，具有很强的变形和吞噬功能，在非特异性免疫应答中发挥十分重要的作用。细菌侵入机体或局部有炎症时，中性粒细胞可通过变形运动从血管壁渗出，并大量集中到病灶处将细菌吞噬，在细胞内溶酶体酶的作用下将其消化分解。因此，中性粒细胞是机体抵御病原微生物(特别是化脓性细菌)入侵的第一道防线。因此，临床上白细胞总数增多和中性粒细胞数量增高常提示**急性化脓性细菌感染**。

2. 嗜碱性粒细胞　嗜碱性粒细胞的胞质中可见较大的碱性染色颗粒，颗粒内含有**肝素、组胺、过敏性慢反应物质**。肝素具有很强的抗凝作用，可保持血管的通畅；组胺和过敏性慢反应物质可使毛细血管壁通透性增高，引起局部充血水肿，并可使支气管平滑肌收缩，从而引起荨麻疹、哮喘等过敏反应。

3. 嗜酸性粒细胞　胞质内含有较大的、椭圆形的嗜酸性颗粒。嗜酸性粒细胞可限制肥大细胞和嗜碱性粒细胞引起的过敏反应，参与对蠕虫的免疫反应。在机体发生**过敏反应或寄生虫感染**等情况时，常伴有嗜酸性粒细胞增多。

4. 单核细胞　单核细胞体积较大，在血液中停留 2~3 天后穿过毛细血管壁进入周围组织中转变为巨噬细胞，吞噬各种病原微生物和衰老死亡的细胞，识别和杀伤肿瘤细胞，还在特异性免疫应答的诱导和调节中起重要作用。

5. 淋巴细胞　淋巴细胞在免疫应答过程中起核心作用。淋巴细胞分为 **T 淋巴细胞**和 **B 淋巴细胞**两类。在功能上 T 淋巴细胞主要与细胞免疫有关，B 淋巴细胞主要与体液免疫有关。

三、血小板

(一)血小板的数量和形态

血小板是从骨髓成熟的巨核细胞胞质脱落下来的具有生物活性的无核小块细胞,呈双面微凸的圆盘状结构,直径为 $2\sim3\ \mu m$,平均寿命为 $7\sim14$ 天。正常成人血小板数量为 $(100\sim300)\times10^9/L$。女性月经期血小板数量减少,剧烈运动、妊娠及缺氧可使血小板数量增多。血小板数量少于 $50\times10^9/L$ 时,机体有出血倾向,甚至出现大块紫癜,称为血小板减少性紫癜;血小板数量超过 $1000\times10^9/L$,称为血小板过多,患者易发生血栓性疾病。

(二)血小板的生理特性

1.黏附和聚集 血管损伤后,流经此处的血小板黏附于损伤处暴露的胶原纤维上,称**血小板黏附**。黏附是生理性止血过程中十分重要的起始步骤。**聚集**是指血小板彼此聚合的现象。引起血小板聚集的物质有腺苷二磷酸(ADP)、肾上腺素、5-羟色胺、组胺、凝血酶等。

2.释放和收缩 血小板受到刺激后,将其储存在颗粒内的生物活性物质排出的过程称为**血小板释放**。血小板释放的物质主要有 ADP、5-羟色胺、儿茶酚胺等。ADP 可使血小板聚集,形成血小板血栓,堵塞血管的破口;5-羟色胺、儿茶酚胺可使小动脉收缩,参与生理性止血和凝血过程。血小板内含有的**收缩蛋白**活化后,血小板收缩,血凝块硬化,有利于止血。

3.吸附 当血管受损破裂时,随着血小板的黏附与聚集,血小板表面可**吸附多种凝血因子**,使受损部位的凝血因子浓度增高,加快凝血过程。

(三)血小板的生理功能

1.维持毛细血管内皮的完整性 血小板附着于受损的毛细血管内皮,填补血管壁内皮脱落处的空隙,及时修复和更新破损的内皮细胞,以维持毛细血管内皮的完整性。

2.参与生理性止血和血液凝固 生理性止血是指小血管损伤后血液从血管流出,在数分钟后出血自行停止的现象。临床上常用一个小针刺破耳垂或指尖使血液自然流出,测定从出血到自然停止的时间,这段时间称为出血时间。正常的出血时间范围为 $1\sim3$ min。若血小板数量减少或者功能异常,可引起出血时间延长。

第三节　血液凝固与纤维蛋白溶解

一、血液凝固

血液凝固是指血液由流动的液体状态变成不能流动的凝胶状态的过程,简称凝血。其实质是血浆中的可溶性纤维蛋白原在凝血酶的催化下转变为不溶性纤维蛋白的过程。血液凝固后血凝块逐渐回缩,析出的淡黄色液体称为**血清**。血清与血浆的主要区别在于血清中不含纤维蛋白原。

(一)凝血因子

存在于血浆与组织中直接参与血液凝固的物质统称为**凝血因子**。目前已知的凝血因子主要有 14 种,其中已经按国际命名法依照凝血因子被发现的先后顺序用罗马数字编号的有 **12** 种(表 3-3),由于凝血因子Ⅵ是由凝血因子Ⅴ活化而来,后被取消。剩下的两种未编号的是前激肽释放酶和高分子激肽原。

表 3-3　按国际命名法编号的凝血因子

因子编号	同义名	因子编号	同义名
Ⅰ	纤维蛋白原	Ⅷ	抗血友病因子
Ⅱ	凝血酶原	Ⅸ	血浆凝血活酶
Ⅲ	组织因子	Ⅹ	斯图亚特因子
Ⅳ	钙离子	Ⅺ	血浆凝血活酶前质
Ⅴ	前加速素	Ⅻ	接触因子
Ⅶ	前转变素	ⅩⅢ	纤维蛋白稳定因子

这些凝血因子具有以下特征:①凝血因子大多数以无活性的酶原形式存在,被激活后才具有酶的活性。习惯上在凝血因子原罗马数字的右下角标注"a"来表示其为活化型,如Ⅱa、Ⅻa等。②除凝血因子Ⅲ存在于血管外组织细胞中外,其余的凝血因子均位于血浆中。③除凝血因子Ⅳ是Ca^{2+}外,其余已知的凝血因子都是蛋白质。④绝大部分凝血因子均在肝脏合成,其中凝血因子Ⅱ、Ⅶ、Ⅸ、Ⅹ的合成还需要维生素K的参与,当肝功能损害或维生素K缺乏时,可出现凝血功能障碍。

知识拓展

血友病

血友病是一种遗传性凝血功能障碍性疾病,患者因凝血酶的生成障碍而出现一系列的出血症状。血友病主要分为A、B两种类型,前者体内缺乏凝血因子Ⅷ,后者体内主要缺乏凝血因子Ⅸ,其中以A型血友病最为常见。凝血因子参与凝血酶原激活物的形成,若凝血过程发生障碍,则引发出血现象,包括外伤性出血和自发性出血(没有任何外伤的情况下自动发生的出血)。患者在幼年时期极少发生出血,随着年龄的增长,出血现象愈发常见,反复的关节出血可导致关节畸形甚至残疾,发生在关键部位的出血,如颅内出血或喉部出血、内脏出血可危及生命,故血友病患者被称为"玻璃人"。

(二)血液凝固的过程

血液凝固是一系列复杂的酶促连锁反应,属于正反馈。凝血因子按一定顺序相继激活,使可溶性纤维蛋白原在凝血酶的催化下转变成不溶性纤维蛋白。整个过程可分为三个基本步骤:①凝血酶原激活物的形成;②凝血酶的形成;③纤维蛋白的形成(图3-7)。

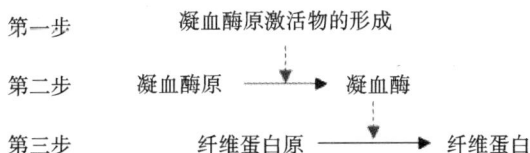

第一步　　凝血酶原激活物的形成

第二步　　凝血酶原 → 凝血酶

第三步　　纤维蛋白原 → 纤维蛋白

图3-7 血液凝固的基本步骤

1.凝血酶原激活物的形成　凝血酶原激活物不是一个或一种物质,而是一组复合物,是由**凝血因子Ⅹa、凝血因子Ⅴ、Ca^{2+}和血小板第三因子(PF₃)**所形成的复合物的总称。它的形成首先需要凝血因子Ⅹ的激活。根据凝血因子Ⅹa启动条件和参与因子的不同,凝血过程可分为内源性凝血途径和外源性凝血途径(图3-8)。

(1)内源性凝血途径:参与的凝血因子完全来自血浆,由**凝血因子Ⅻ启动**,直至激活凝血因子Ⅹ。

(2)外源性凝血途径:外源性凝血途径的启动因子是存在于血管外的**组织因子**(凝血因子Ⅲ),直至激活凝血因子Ⅹ。

2.凝血酶的形成　凝血酶原(凝血因子Ⅱ)自身没有活性,要在凝血酶原激活物的催化下转变成具有活性的凝血酶(凝血因子Ⅱa)。

3.纤维蛋白的形成　凝血酶在Ca^{2+}作用下能够迅速将可溶性纤维蛋白原激活为不溶性纤维蛋白。纤维蛋白交织成网,把血细胞网罗其中而形成血凝块,至此凝血过程全部完成。

(三)抗凝因素

正常情况下,血管内皮完整,血液在心血管系统中能保持循环流动,不会发生凝固。即使有损伤发生,血液凝固也仅限于受损血管的局部,不会蔓延到其他部位,原因在于血液中存在多种抗凝物质,其中最重要的抗凝物质是**抗凝血酶Ⅲ**和**肝素**。

1.抗凝血酶Ⅲ　抗凝血酶Ⅲ是主要由肝细胞和血管内皮细胞分泌的一种丝氨酸蛋白酶抑制物。抗凝血酶Ⅲ能与凝血酶等结合而使之失活,从而阻断凝血过程。

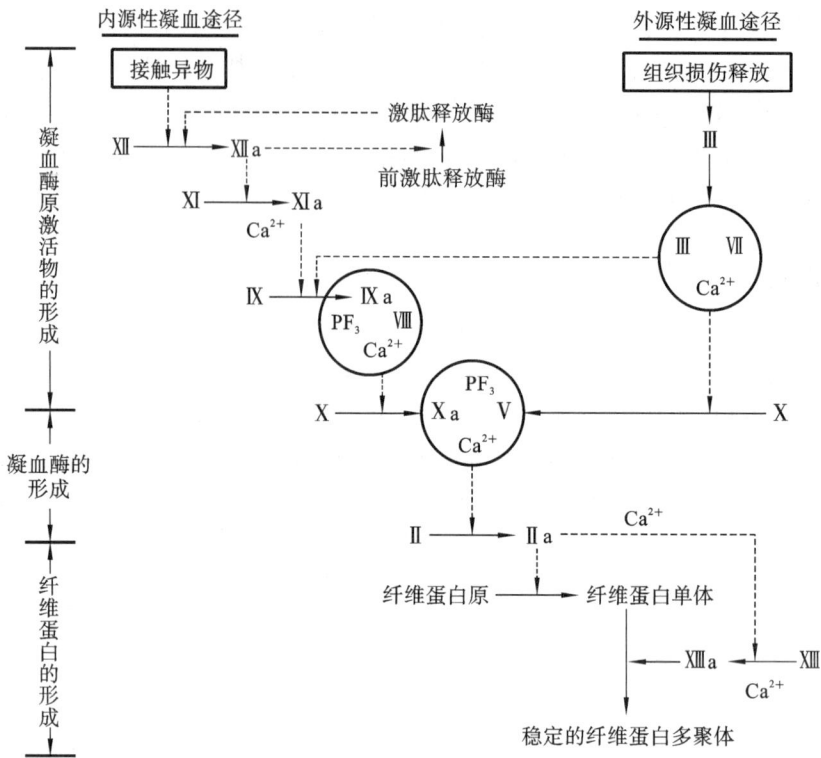

图 3-8　血液凝固过程示意图

2.肝素　肝素是一种酸性黏多糖,存在于组织中,主要由嗜碱性粒细胞和肥大细胞合成。肝素与抗凝血酶Ⅲ结合,使抗凝血酶Ⅲ与凝血酶的亲和力增强约 100 倍,从而促使凝血酶迅速失活。此外,肝素还能阻止血小板的黏附、聚集和释放。由于肝素具有较强的抗凝作用,它在临床实践中广泛用于体内和体外抗凝,从而防治血栓性疾病。

(四)影响血液凝固的因素

在临床实践中,常采取一些方法来达到抗凝或促凝的目的(表 3-4)。

1.温度　在一定范围内温度升高可提高酶的活性,从而加速酶促反应,促使凝血加速而止血。

2.接触面的粗糙情况　粗糙的表面可以激活血小板,促进血液凝固,如外科手术时,使用温热纱条或明胶海绵压迫伤口可促进血液凝固;相反,将血液置于光滑表面(如涂有液体石蜡的玻璃管),可延缓血液凝固。

3.维生素 K　凝血因子Ⅱ、Ⅶ、Ⅸ、Ⅹ均在肝脏合成,并依赖维生素 K 的参与。因此,为防止患者在手术中出现大出血,常在术前注射维生素 K,以促进肝脏大量合成凝血因子,起到加速血液凝固的作用。

表 3-4　血液凝固的加速与延缓

影 响 因 素	加速(促凝)	延缓(抗凝)
接触面	粗糙	光滑
温度	适当加温	低温
化学物质	维生素 K	草酸盐、柠檬酸盐、肝素

二、纤维蛋白溶解

纤维蛋白被降解液化的过程称为**纤维蛋白溶解**,简称纤溶。纤溶能使血凝块及时溶解,并限制凝血发展,防止血栓形成,保证血管内血流的通畅。体内的纤溶过程可分为**纤溶酶原的激活**和**纤维蛋白的降解**两个阶段(图 3-9)。

(一)纤溶酶原的激活

纤溶酶原是一种主要在肝、骨髓、嗜酸性粒细胞和肾中合成的糖蛋白,无活性,需经各种纤溶酶原激活

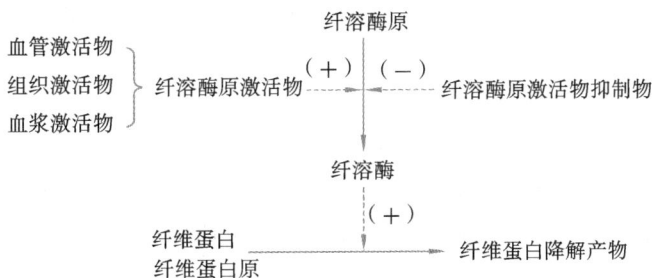

图 3-9 纤溶系统示意图

物激活后成为有活性的纤溶酶。当血液凝固时,纤溶酶原大量吸附在纤维蛋白网上。纤溶酶原被激活后能将纤维蛋白分解成可溶性小肽。能使纤溶酶原激活的物质统称为纤溶酶原激活物,主要有以下三类。

1. 血管内激活物 由血管内皮细胞合成和释放入血液。

2. 组织纤溶酶原激活物 主要在组织损伤时由血管内皮细胞合成和释放入血液。子宫、前列腺、甲状腺、淋巴结、卵巢和肺等组织中含量最高。因此,这些部位手术后伤口易渗血。

3. 依赖凝血因子Ⅻa 的激活物 能使纤溶酶原激活而转变为纤溶酶。

由此可见,凝血系统被激活的同时,纤溶系统也被激活,两者保持动态平衡。

(二)纤维蛋白的降解

纤溶酶是一种活性很强的蛋白水解酶,可将纤维蛋白和纤维蛋白原降解为可溶性小肽(称**纤维蛋白降解产物**)。纤维蛋白降解产物一般不再发生凝固,其中一部分小肽还具有抗凝血的作用。

(三)纤溶抑制物及其作用

血浆中存在许多可以抑制纤溶过程的物质,统称为**纤溶抑制物**。按其作用机制可分为两大类:一类是纤溶酶原激活物抑制物,能够抑制纤溶酶原的激活;另一类是抗纤溶酶,能与纤溶酶结合成复合物并使其失去活性。

凝血与纤溶是两个既对立又统一的过程,它们之间维持在一个动态平衡之中。当血管破损而出血时,既能启动血液凝固过程形成血凝块从而有效止血,又可以使血凝块适时溶解,维持血流的正常状态。若凝血过强或纤溶过弱,易形成血栓;反之,纤溶过强或凝血过弱,易有出血倾向。

📖 **知识拓展**

血管清道夫——纤溶系统

在血液循环系统中,只要流动的血细胞、血液成分凝结成块,就会形成血栓,如动脉血栓、静脉血栓、心房血栓、心室附壁血栓等。若形成的血栓随血液循环堵塞动脉血管的某一个细小分支,造成该动脉供应的相应区域的组织细胞发生缺血性坏死,则形成"梗",如心肌梗死、脑梗死、肾梗死、肺梗死等。静脉发生的栓塞通常情况下并不会引起坏死,因为动脉负责供血,而静脉负责回流,故静脉血栓引起的回流障碍通常导致淤血、水肿。引起血栓形成的主要成分是纤维蛋白。纤溶系统中的纤溶酶可降解纤维蛋白,防止血栓堵塞血管,保证血液循环的畅通,被称为血管清道夫。

第四节 血型与输血

一、血型

血型是指红细胞膜上特异性抗原的类型。目前已经发现的人类血型有红细胞血型、白细胞血型和血小板血型。通常所说的血型指的是红细胞血型。国际输血协会(ISBT)认可的红细胞血型系统有 35 个,其中与临床关系密切的是 ABO 血型系统和 Rh 血型系统。

(一)ABO 血型系统

ABO 血型系统根据红细胞膜上特异性抗原(凝集原)的有无与种类进行分型。红细胞膜表面的凝集原包括 **A 抗原(A 凝集原)**和 **B 抗原(B 凝集原)**。据此 ABO 血型系统可分为四型:红细胞膜上只含有 A 抗原者为 A 型;只含有 B 抗原者为 B 型;既含有 A 抗原又含有 B 抗原者为 AB 型;A 和 B 两种抗原都不含者为 O 型。

血清中存在天然抗体(凝集素),包括 **A 抗体(A 凝集素)**、**B 抗体(B 凝集素)**,但不含对抗自身红细胞膜上所含凝集原的凝集素。故 A 型血清含 B 抗体,B 型血清含 A 抗体,AB 型血清不含有 A 抗体和 B 抗体,O 型血清同时含有 A 抗体和 B 抗体(表 3-5)。相应的抗原和抗体相遇则会发生红细胞凝集反应,引起溶血。

表 3-5　ABO 血型系统的抗原和抗体

血　　型	红细胞上凝集原(抗原)	血清中凝集素(抗体)
A 型	A 抗原	B 抗体
B 型	B 抗原	A 抗体
AB 型	A 抗原和 B 抗原	A 抗体、B 抗体均无
O 型	无	A 抗体和 B 抗体

(二)Rh 血型系统

Rh 血型系统是人类红细胞膜上与 ABO 血型系统同时存在的另一种血型系统,该血型系统因最先发现于恒河猴的红细胞而得名。现已发现的和临床相关的 Rh 抗原有五种,其中以 **D 抗原**的抗原性最强。红细胞膜表面含有 D 抗原者称为 **Rh 阳性**者,没有 D 抗原者则称为 **Rh 阴性**者。在我国汉族和其他大部分少数民族的人群中,99%的人属 Rh 阳性,仅 1%左右为 Rh 阴性。在某些少数民族中,Rh 阴性者比例较高,如苗族为 12.3%,塔塔尔族为 15.8%。人类的血清中不存在能与 Rh 抗原起反应的抗 Rh 天然抗体。Rh 阴性者在接受 Rh 阳性血液后,会通过体液免疫在血清中产生相应的抗 Rh 抗体(以免疫球蛋白 G(IgG)为主)。

Rh 血型在临床上具有重要意义。①输血反应:中 Rh 阴性者第一次接受 Rh 阳性供血者的血液时,不会发生凝集反应,但会产生抗 D 抗体。当 Rh 阴性者第二次接受 Rh 阳性供血者的血液时,可产生红细胞凝集反应,引起红细胞破裂而溶血。②母婴血型不合:Rh 阴性者在第一次怀孕时,若胎儿为 Rh 阳性,胎儿红细胞或 D 抗原有可能进入母体(如在分娩时,胎盘剥离过程中可能有胎儿红细胞进入母体),刺激母体产生抗 D 抗体。若再次怀孕,胎儿仍为 Rh 阳性,母体的抗 D 抗体则可透过胎盘进入胎儿体内,可使 Rh 阳性的胎儿发生严重凝集反应而溶血,甚至导致胎儿死亡。因此,医务人员应特别关注多次怀孕后均死胎的孕妇,尤其是少数民族妇女。

二、输血

输血是为了抢救失血性疾病患者、治疗某些疾病以及确保一些手术的顺利进行而采取的重要措施。输血的根本原则是避免输血时发生红细胞凝集反应。当红细胞膜上的抗原与其相对应的抗体相遇时,可发生抗原-抗体反应,即红细胞被抗体凝集成一簇簇不规则细胞团的现象,称为**凝集反应**(图 3-10)。当不同血型的血液混合时,会在血管内发生凝集反应,引起红细胞破裂而溶血,导致休克、血管内凝血和肾功能损伤,严重时可发生死亡,故输血前必须进行血型鉴定和交叉配血试验,保证同型输血。

(一)血型鉴定

输血前必须鉴定血型,保证同型输血。**血型鉴定**的依据为是否发生凝集反应,可以用已知的标准 A 抗体与 B 抗体检测未知的血型抗原。对于需要反复接受输血的患者,还必须使供血者和受血者的 Rh 血型相符合。

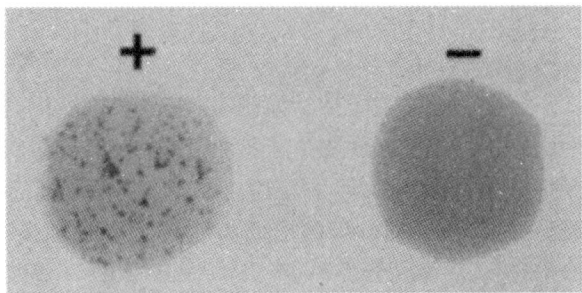

图 3-10　发生凝集反应的红细胞与未发生凝集反应的红细胞

(二)交叉配血试验

在血型相同的情况下还必须进行交叉配血试验(图3-11)。**交叉配血试验**是为了避免凝集反应。即使已知供血者和受血者的血型相同,也必须进行交叉配血试验。供血者的红细胞混悬液与受血者的血清相混合的一侧称为主侧;受血者的红细胞混悬液与供血者的血清相混合的一侧称为次侧。试验可出现 3 种结果。

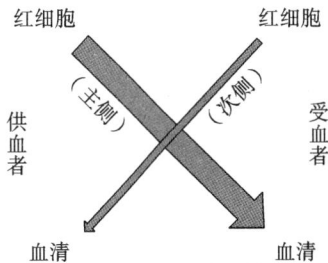

图 3-11　交叉配血试验

1.配血不合　若主侧发生凝集反应称为**配血不合**,绝对不能进行输血。

2.配血相合　主侧、次侧都没有发生凝集反应时称为**配血相合**,最为安全,可以进行输血。

3.配血基本相合　主侧不发生凝集反应,而次侧发生凝集反应称为**配血基本相合**,见于异型输血,只能在紧急情况下进行少量输血(一次不超过 300 mL),且输血时要做到"一少二慢三勤看"。

🖙 知识拓展

成分输血

随着医学和科学技术的进步,血液成分分离技术被广泛应用,成分血质量不断提高,输血疗法已经从原来的单纯输全血发展到成分输血。成分输血是将血液中的各种有效成分分离加工,分别制成高浓度、高纯度、高效能的血液制品,例如可将红细胞、粒细胞、血小板和血浆分别制备成高纯度或高浓度制品,再根据患者的不同情况,选择适当的血液成分进行输注。严重贫血患者主要是红细胞不足,总血量不一定减少,故可选择输注浓缩的红细胞原液;大面积烧伤患者主要是由于创面渗出使血浆大量丢失,因此适宜输入血浆或血浆代用品(如右旋糖酐);出血性疾病的患者可根据疾病的具体情况输入浓缩的血小板悬液或含凝血因子的新鲜血浆,以促进凝血或止血。

🖙 思政园地

(1)志愿献血彰显了大公无私、助人为乐的美德,在同学中树立了无私奉献的良好榜样,这样有助于提升中职护生的综合素质,营造美好和谐的社会氛围。

(2)通过引入采血、输血等临床操作,结合行业精神的教育,培养学生的责任感和使命感,教导学生关爱生命、救死扶伤、刻苦钻研。

(3)本章节的内容与临床紧密相关,旨在培养学生的临床思维,强调理论联系实际,在提高专业技能的同时着重引导学生树立正确的"三观"(世界观、人生观和价值观),激发学生的责任感和使命感,使其敬畏生命,在平凡的护理岗位上用责任托起生命之重。

本章小结

血液由血细胞和血浆两部分组成。血细胞包括红细胞、白细胞和血小板,其中红细胞的数量最多,主要功能是运输 O_2 和 CO_2。白细胞的主要功能是通过吞噬及免疫反应,实现对机体的保护和防御。血小板具有黏附、聚集、释放、收缩和吸附等多种特性,参与生理性止血、促进血液凝固和维持毛细血管内皮的完整性。凝血过程包括凝血酶原激活物的形成、凝血酶的形成和纤维蛋白的形成三个阶段,是一个正反馈、"瀑布"样、链式酶促反应过程。ABO 血型系统可分为 A 型、B 型、AB 型和 O 型四种。大多数人为 Rh 阳性者。由于红细胞存在多种血型物质及亚型,即使是同型血液输血,也必须常规进行交叉配血试验。

习题检测

扫码看答案

一、名词解释

1. 血细胞比容
2. 血型
3. 等渗溶液

二、简答题

1. 血浆胶体渗透压主要由什么形成?血浆晶体渗透压主要由什么形成?各有何生理意义?
2. 简述血液凝固的基本步骤。
3. 简述交叉配血概念及应用。

选择题扫码
在线答题

(罗恒丽)

血液循环

扫码看课件

(1)说出心动周期的概念;描述心动周期中心房和心室的活动。

(2)以左心室为例,描述和总结心室射血和充盈的过程。

(3)识记搏出量、射血分数、心输出量和心指数等心脏泵血功能的评价指标;理解心脏泵血功能储备的概念。

(4)叙述影响心输出量的因素;识记心肌前负荷、心肌后负荷的定义。

(5)概括心音的产生机制;比较第一心音和第二心音。

(6)说出心肌的分类;描述心室肌细胞的生物电,概括其特点;概括自律细胞的生物电特点。

(7)认识心电图的机制和临床应用;描述正常心电图的波形。

(8)说出心肌的生理特性;叙述心肌细胞兴奋性的周期性变化;理解期前收缩和代偿间歇;说出心脏的正常起搏点、潜在起搏点和窦性心律的概念;描述心脏内兴奋传导的过程,理解房室延搁的概念和生理意义;说出心肌不会发生强直收缩的原因。

(9)识记血压的相关概念和正常值;说出动脉血压形成的前提条件和根本因素。

(10)叙述影响动脉血压的因素;说出动脉脉搏的概念和正常值。

(11)识记中心静脉压的概念;理解其临床应用;叙述影响静脉回心血量的因素。

(12)说出微循环的概念、组成、通路及生理作用。

(13)识记有效滤过压公式;理解影响组织液生成与回流的各种因素。

(14)叙述心脏和血管的神经支配;识记心血管的基本中枢及构成。

(15)叙述和总结颈动脉窦和主动脉弓压力感受性反射;概括颈动脉体和主动脉体化学感受器反射。

(16)概括和总结肾上腺素和去甲肾上腺素在心血管活动调节中的作用及其临床应用;知道肾素-血管紧张素-醛固酮系统。

(17)概括冠脉循环、肺循环和脑循环的相关特点。

在整个生命活动过程中,心脏不停地搏动,推动血液在心血管系统内循环流动,称为**血液循环**。血液循环的主要功能是完成体内的物质运输,即运送细胞新陈代谢所需的营养物质和 O_2 到全身,运送代谢产物和 CO_2 到排泄器官。由内分泌细胞分泌的各种激素及生物活性物质也通过血液循环运送到相应的靶细胞,实现机体的体液调节。此外,机体内环境理化特性维持相对稳定以及血液免疫防御功能的实现依赖于血液的循环流动。循环功能一旦发生障碍,机体的新陈代谢便不能正常进行,一些重要器官将受到严重损害,甚至危及生命。

循环系统的活动受神经和体液因素的调节,且与呼吸、泌尿、消化、神经和内分泌等多个系统相互协调,从而使机体能更好地适应内、外环境的变化。

第一节　心脏的泵血功能

心脏节律性收缩和舒张对血液的驱动作用称为心脏的泵血功能,是心脏的主要功能。心脏收缩时将血液射入动脉,并通过动脉系统将血液分配到全身各组织;心脏舒张时则通过静脉系统使血液回流到心脏,为下一次射血做准备。正常成人安静时,心脏每分钟可泵出血液 5～6 L。

一、心脏的泵血过程和机制

(一)心动周期

心脏的一次收缩和舒张构成一个机械活动周期,称为**心动周期**。在一个心动周期中,心房和心室的机械活动都可分为收缩期和舒张期。由于心室在心脏泵血活动中起主要作用,故心动周期通常指心室的活动周期。

心动周期的长短与心率成反比。如果正常成人的心率为 75 次/分,则每个心动周期持续 0.8 s。如图 4-1 所示,在心房的活动周期中,先是左、右心房收缩,持续约 0.1 s,继而心房舒张,持续约 0.7 s。在心室的活动周期中,也是左、右心室先收缩,持续约 0.3 s,随后心室舒张,持续约 0.5 s。当心房收缩时,心室仍处于舒张状态;心房收缩结束后不久,心室开始收缩。心室舒张期的前 0.4 s 期间,心房与心室同时处于舒张状态,这一时期称为**全心舒张期**。在一个心动周期中,心房和心室的活动按一定的顺序和时间先后进行,左、右两个心房的活动是同步进行的,左、右两个心室的活动也是同步进行的,心房和心室的收缩期都短于各自的舒张期。心率加快时,心动周期缩短,收缩期和舒张期都相应缩短,但舒张期缩短的程度更大,这对心脏的持久活动是不利的。

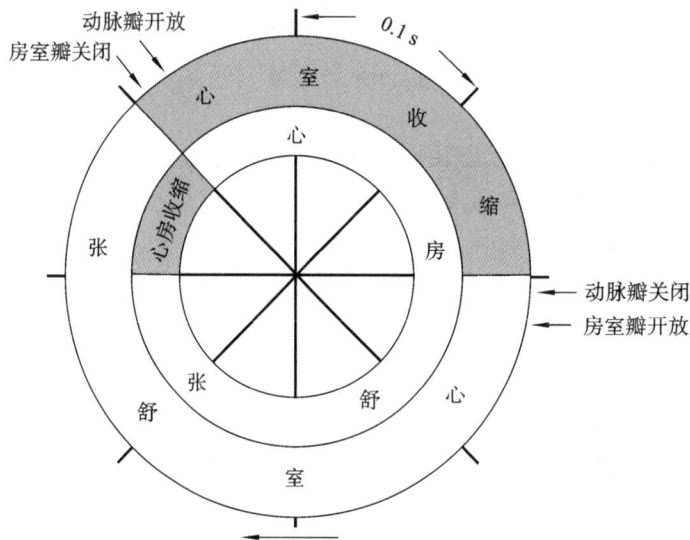

图 4-1　心动周期心房和心室活动的顺序和时间关系

(二)心脏的泵血过程

在心动周期中,左、右心室的泵血过程相似,而且几乎同时进行。现以左心室为例,说明一个心动周期中心室射血和充盈的过程,以便了解心脏泵血的机制(图 4-2)。

1. 心室收缩期　心室收缩期可分为等容收缩期和射血期,而射血期又可分为快速射血期和减慢射血期。

(1)等容收缩期:心室开始收缩后,心室内的压力立即升高,当室内压升高到超过房内压时,房室瓣关闭,因而血液不会倒流入心房。但此时室内压尚低于主动脉压,因此主动脉瓣仍处于关闭状态,心室暂时成为一个封闭的腔。从房室瓣关闭到主动脉瓣开放前的这段时期,心室的收缩不能改变心室的容积,故称为**等容收缩期**,此期持续约 0.05 s。由于此时心室继续收缩,因而室内压急剧升高。主动脉压升高或心室肌收缩力减弱时,等容收缩期将延长。

(2)射血期:当心室收缩使室内压升高至超过主动脉压时主动脉瓣开放,这标志着等容收缩期结束,进入**射血期**。射血期又可因射血速度的快慢而分为**快速射血期**和**减慢射血期**。

①快速射血:在射血的早期,由于心室射入主动脉的血液量较多,血液流速也很快,故称为快速射血

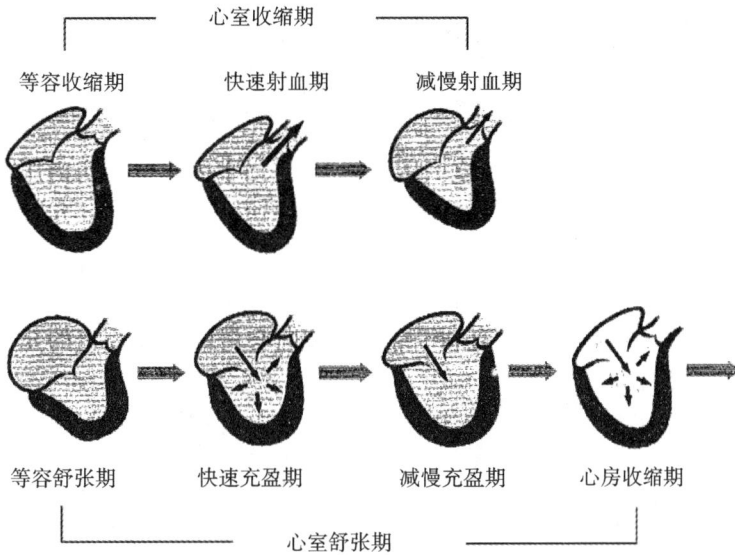

图 4-2 心脏泵血过程示意图

期。此期持续约 0.1 s。在快速射血期内,心室射出的血液量约占总射血量的 2/3。由于心室内的血液很快进入主动脉,故心室容积迅速缩小,但由于心室肌强烈收缩,室内压仍继续上升,并达到峰值,主动脉压也随之进一步升高。

②减慢射血期:在射血的后期,由于心室收缩强度减弱,射血的速度逐渐减慢,故称为减慢射血期。此期持续约 0.15 s。在减慢射血期内,室内压和主动脉压都由峰值逐渐下降。

2.心室舒张期 心室舒张期可分为等容舒张期、心室充盈期和心房收缩期,心室充盈期又可分为快速充盈期和减慢充盈期。

(1)等容舒张期:射血后,心室开始舒张,室内压下降,主动脉内的血液向心室方向反流,推动主动脉瓣使之关闭;但此时室内压仍高于房内压,故房室瓣仍处于关闭状态,心室又暂时成为一个封闭的腔。从主动脉瓣关闭至房室瓣开放前的这一段时间内,心室舒张而心室的容积并不改变,故称为**等容舒张期**。此期持续 0.06~0.08 s。由于此时心室肌继续舒张,因而室内压急剧下降。

(2)心室充盈:随着心室肌的舒张,室内压进一步下降,当室内压下降到低于房内压时,心房内的血液冲开房室瓣进入心室,进入心室**充盈期**。

①快速充盈期:房室瓣开放初期,由于心室肌很快舒张,室内压明显降低,甚至成为负压,心房和心室之间形成很大的压力梯度,因此心室对心房和大静脉内的血液可产生"抽吸"作用,血液快速流入心室,使心室容积迅速增大,故这一时期称为**快速充盈期**,持续约 0.11 s。在快速充盈期内,进入心室的血液量约为心室总充盈量的 2/3。

②减慢充盈期:随着心室内血液充盈量的增加,房、室间的压力梯度逐渐减小,血液进入心室的速度也就减慢,故这一时期称为**减慢充盈期**,持续约 0.22 s。在心室舒张期的最后 0.1 s,心房收缩期开始,使心室进一步充盈。此后心室活动周期便进入新一轮周期。

3.心房收缩期 心室舒张期的最后 0.1 s,心房开始收缩,心房内压随之升高,心房内的血液继续流入心室,使心室得到进一步充盈。此期流入心室的血量占心室总充盈量的 10%~30%。

总之,左心室肌的收缩和舒张是造成左心室内压变化,导致心房和心室之间以及心室和主动脉之间产生压力梯度的根本原因;而压力梯度则是推动血液在心房、心室以及主动脉之间流动的主要动力。在收缩期,心室肌收缩产生的压力增高和血流惯性是心脏射血的动力,而在舒张早期,心室主动舒张是心室充盈的主要动力,在舒张晚期,心房肌的收缩可使心室进一步充盈。由于心脏瓣膜的结构特点和启闭活动,使血液只能沿一个方向流动(图 4-3)。心动周期中左心室压力、瓣膜、容积和血流方向的变化见表 4-1。

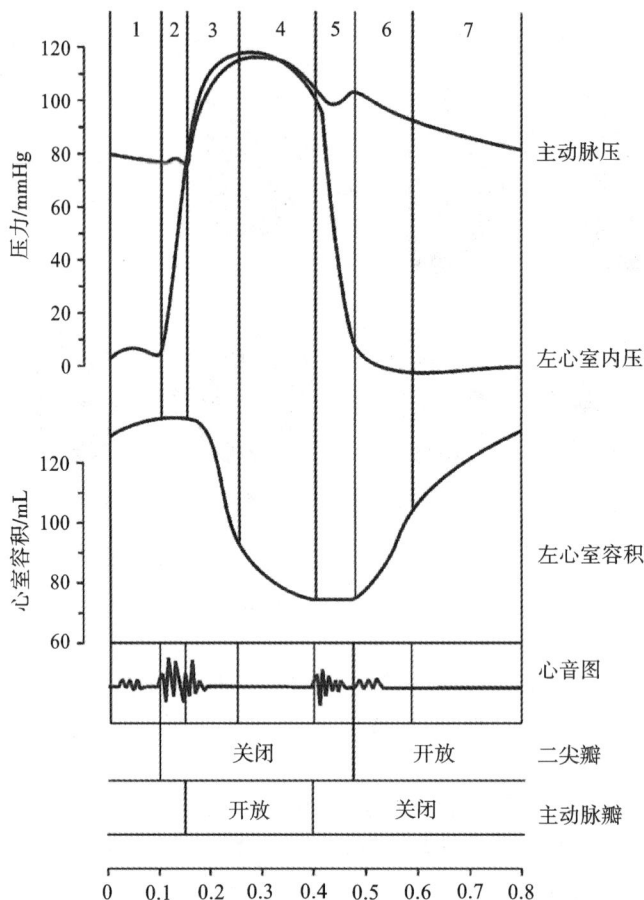

图 4-3 心动周期中左心室的压力、容积、瓣膜等变化示意图

注:图中 1 表示心房收缩期;2 表示等容收缩期;3 表示快速射血期;4 表示减慢射血期;
5 表示等容舒张期;6 表示快速充盈期;7 表示减慢充盈期。

表 4-1 心动周期中左心室压力、瓣膜、容积和血流方向的变化

项 目	时 相	压力变化	瓣 膜	心室容积	心内血流方向
心房收缩期	—	$P1>P2<P3$	房室瓣开放 动脉瓣关闭	继续增大 直至最大	心房到心室
心室收缩期	等容收缩期	$P1<P2<P3$	房室瓣关闭 动脉瓣关闭	不变	血液存于心室
	快速射血期	$P1<P2>P3$	房室瓣关闭 动脉瓣开放	迅速缩小	心室到动脉
	减慢射血期	$P1<P2<P3$	房室瓣关闭 动脉瓣开放	继续缩小 直至最小	心室到动脉
心室舒张期	等容舒张期	$P1<P2<P3$	房室瓣关闭 动脉瓣关闭	不变	血液存于心房
	快速充盈期	$P1>P2<P3$	房室瓣开放 动脉瓣关闭	迅速扩大	心房到心室
	减慢充盈期	$P1>P2<P3$	房室瓣开放 动脉瓣关闭	继续扩大	心房到心室

注:$P1$ 为房内压,$P2$ 为室内压,$P3$ 为动脉压。

二、心脏泵血功能的评价

(一)每搏输出量与每分输出量

1. 每搏输出量和射血分数 一侧心室一次心脏搏动所射出的血液量,称为**每搏输出量**,简称搏出量。正常成人在安静状态下,左心室舒张末期容积约为125 mL,收缩末期容积约为55 mL,两者差值即为搏出量,约70 mL(60～80 mL)。可见,心室在每次射血时,并未将心室内充盈的血液全部射出。搏出量占心室舒张末期容积的百分比称**射血分数**。健康成人的射血分数为55%～65%。正常情况下,搏出量与心室舒张末期容积是相适应的,即当心室舒张末期容积增加时,搏出量也相应增加,而射血分数基本保持不变。心室功能减退、心室异常扩大的患者,其搏出量可能与正常人无明显差异,但心室舒张末期容积增大,因此射血分数明显降低。因此,与搏出量相比,射血分数能更准确地反映心脏的泵血功能,对早期发现心脏泵血功能异常具有重要意义。

2. 每分输出量和心指数 一侧心室每分钟射出的血液量,称为**每分输出量**,也称心输出量或心排出量。左、右两侧心室的心输出量基本相等,心输出量等于心率与搏出量的乘积。心输出量与机体的新陈代谢水平相适应,可因性别、年龄及其他生理情况的不同而不同。如果心率为75次/分,搏出量为70 mL,则心输出量约为5 L/min。一般健康成年男性在安静状态下的心输出量为4.5～6 L/min,女性的心输出量比同体重男性低10%左右,青年人的心输出量较老年人高。

以单位体表面积计算的心输出量称为**心指数**。对不同身材的个体测量心功能时,若用心输出量作为指标进行比较,是不全面的。因为身材矮小和身材高大的机体具有不同的耗氧量和能量代谢水平,心输出量也就不同。调查资料表明,人在安静时的心输出量和基础代谢率一样,并不与体重成正比,而是与体表面积成正比。安静和空腹情况下测定的心指数称为静息心指数,可作为**比较不同个体心功能的评价指标**。例如,中等身材的成人体表面积为1.6～1.7 m²,在安静和空腹的情况下心输出量为5～6 L/min,故静息心指数为3～3.5 L/(min·m²)。

(二)心脏泵血功能的储备

健康成人在安静状态下,心输出量为5～6 L/min,剧烈运动时,心输出量可达25～30 L/min,为安静时的5～6倍。这说明正常心脏的泵血功能有相当大的储备量。心输出量随机体代谢需要而增加的能力,称为**心脏泵血功能储备或心力储备**。心脏泵血功能储备可用心脏每分钟能射出的最大血量,即心脏的最大输出量来表示。训练有素的运动员,心脏的最大输出量远较一般人高,可达35 L/min以上,为安静时心输出量的7倍或更多。有些心脏病患者,安静时的心输出量与健康人无明显差异,尚能满足安静状态下机体代谢的需要,但在代谢活动增强(如进行肌肉活动)时,心输出量则不能相应增加,也就是说,心脏的最大输出量明显低于正常人,表明他们的心脏泵血功能储备已经降低。

📖 **知识拓展**

心肺复苏(CPR)及自动体外除颤器(AED)

心肺复苏简称CPR,是当呼吸终止及心搏停顿时,合并使用胸外心脏按压及人工呼吸来实施急救的一种技术。通常,人体在没有呼吸体征后,大脑会进入缺氧的状态。持续4 min的脑部缺氧,会造成脑细胞的大量死亡和神经损伤。而随着缺氧时间的延长,患者生存的希望会越来越渺茫。在发生溺水、触电、急性一氧化碳中毒、气管梗阻、心源性猝死时,人体会进入无呼吸和无意识状态。此时,就需要立刻对患者实施CPR。

自动体外除颤器简称AED。该设备能够自动分析患者的心电图,并在患者需要进行心脏除颤时,通过语音指示对心脏实施电击,使患者恢复正常心跳。

三、影响心输出量的因素

如前所述,心输出量等于搏出量与心率的乘积,因此凡能影响搏出量和心率的因素均可影响心输出量。

而搏出量的多少则取决于心肌的前负荷、后负荷和心肌收缩力等因素。

（一）心肌的前负荷

心肌的初长度取决于心室舒张末期的血液充盈量，换言之，心室舒张末期容积相当于心室的**前负荷**。在一定范围内，静脉回心血量增多，心室舒张末期容积增大，即前负荷增大，心肌初长度增长，心肌收缩力增强，心输出量增多。心脏的这种不需要神经、体液因素参与，而是通过改变自身长度调节心脏泵血功能的方式，称为**异长自身调节**。因此在临床静脉输液、输血中应严格控制输液速度和输液量，以防静脉回心血量增多后，因心肌前负荷过大导致心肌收缩力急剧下降而引起心力衰竭，特别是年老体弱和心功能下降的人群。

（二）心肌的后负荷

心室收缩时，必须克服大动脉血压，才能将血液射入动脉内。因此，大动脉血压是心室收缩时所遇到的**后负荷**。在心肌初长度、收缩力和心率都不变的情况下，如果大动脉血压增高，等容收缩期室内压的峰值将增高，使等容收缩期延长而射血期缩短，射血期心肌缩短的程度和速度都减小，射血速度减慢，搏出量减少；反之，大动脉血压降低，则有利于心室射血。当大动脉血压升高超过一定的范围并长期持续时，心肌因长期加强收缩活动，心脏做功量增加，心脏效率降低，久之心肌逐渐发生肥厚，最终可能导致心脏泵血功能减退。如在高血压患者可先后出现左心室肥厚、扩张，最终导致左心功能衰竭。

（三）心肌收缩力

前负荷和后负荷是影响心脏泵血的外在因素，而肌肉本身的功能状态也是决定肌肉收缩效果的重要因素。心肌不依赖于前负荷和后负荷而能改变其力学活动（包括收缩的强度和速度）的内在特性，称为**心肌收缩力**。在实验研究中，对心室泵血功能进行分析后发现，在同样的前负荷条件下，心肌收缩力增强可使心脏泵血功能增强。这种通过改变心肌收缩力的心脏泵血功能调节，称为**等长调节**。心肌收缩力受多种因素的影响，其中活化的横桥数目和肌球蛋白头部 ATP 酶的活性是影响心肌收缩力的主要环节。活化的横桥取决于胞质内 Ca^{2+} 的浓度和（或）肌钙蛋白对 Ca^{2+} 的亲和力。儿茶酚胺（去甲肾上腺素和肾上腺素）在激动心肌细胞的 β-肾上腺素能受体后，可增加细胞膜 Ca^{2+} 内流量，从而使心肌收缩力增强。

（四）心率

正常成人在安静状态下，心率为 **60～100 次/分**，平均约 75 次/分。心率可随年龄、性别和不同生理状态而发生较大的变动。一定范围内，心率加快可使心输出量增加。当心率增快但尚未超过一定限度时，尽管此时心室充盈时间有所缩短，但由于静脉回心血量大部分在快速充盈期内进入心室，因此心室充盈量和搏出量不会明显减少，因而心率的增加可使心输出量明显增加。当心率过快，超过 160 次/分时，将使心室舒张期明显缩短，心室舒张期充盈量明显减少，因此搏出量也明显减少，从而导致心输出量下降。如果心率过慢，低于 40 次/分时，将使心室舒张期过长，此时心室充盈早已接近最大限度，心室舒张期的延长已不能进一步增加充盈量和搏出量，因此心输出量也减少。

四、心音

心音是指心动周期过程中心肌收缩、瓣膜开闭、血液流速改变和血流冲击等因素引起的机械振动，从而形成声音，通过心脏周围组织的传导，用听诊器在胸壁上可以听到。正常情况下，一般能听到第一心音（S_1）和第二心音（S_2），S_1 和 S_2 的比较见表 4-2。

第一心音（S_1）发生在心室收缩期，主要由心室收缩、房室瓣关闭以及心室射出的血液冲击动脉壁引起振动而形成。其特点是**音调较低、持续时间较长**（持续时间为 0.12～0.14 s），**第一心音是心室收缩期开始的标志**。

第二心音（S_2）发生在心室舒张期，是心室舒张时动脉瓣关闭、血液返回冲击动脉根部引起振动而形成。其特点是**音调较高、持续时间较短**（持续时间为 0.08～0.10 s）。**第二心音是心室舒张期开始的标志**。

第三心音（S_3）发生在快速充盈期末，由于心室从快速充盈转入减慢充盈时，血流速度突然减慢，使心室壁和瓣膜产生振动而形成。通常只在儿童或青少年身上听得见。

第四心音（S_4）是心房肌收缩使血液注入心室引起振动而形成的，故又称为心房音。心脏发生某些病理性变化时,可出现杂音或其他异常的心音。因此,听取心音或记录心音图,对心脏病的诊断有重要价值。

表 4-2　第一心音与第二心音对比

项　目	第 一 心 音	第 二 心 音
形成	心室收缩、房室瓣关闭、血液撞击动脉壁引起振动	心室舒张、动脉瓣关闭、血液撞击动脉根部引起振动
标注	心室收缩期的开始	心室舒张期的开始
特点	音调较低,持续时间较长	音调较高,持续时间较短
听诊区	二尖瓣听诊区	肺、主动脉瓣听诊区
意义	反映心肌收缩的强弱和房室瓣的功能状态	反映动脉血压的高低和动脉瓣的功能状态

知识拓展

心脏杂音

　　由于心音可反映心脏舒缩和心脏瓣膜开闭的情况,因而在心肌发生病变或心脏瓣膜开闭发生障碍时,心音便出现异常,这种异常的心音称为心脏杂音。例如,房室瓣关闭不全或动脉瓣狭窄时,在第一心音后可以出现杂音,此杂音称为收缩期杂音;动脉瓣关闭不全或房室瓣狭窄时,在第二心音后可以出现杂音,此杂音称为舒张期杂音。心音听诊在心脏疾病的诊断中具有重要意义。

第二节　心肌细胞的生物电

一、心肌细胞的分类

心脏主要由心肌细胞组成,依据生理特性和生物电特点可将心肌细胞分为不同的类型。

1.自律细胞和非自律细胞　构成心房和心室壁的普通心肌细胞称为**非自律细胞**,又称为工作细胞,主要执行心肌的收缩功能,不具备自动节律性。构成心脏特殊传导系统的特殊分化心肌细胞称为**自律细胞**,如窦房结 P 细胞和浦肯野细胞等,细胞收缩力较弱,但具有自动产生节律性兴奋的能力,其主要功能是产生和传导兴奋,控制心脏的节律性活动。

2.快反应细胞和慢反应细胞　心肌细胞膜上有 Na^+ 通道和 Ca^{2+} 通道,Ca^{2+} 通道激活和失活的速度比 Na^+ 通道慢得多。主要由快 Na^+ 通道激活而引发动作电位的心肌细胞称为**快反应细胞**,其去极化速率快。主要由慢 Ca^{2+} 通道激活而引发动作电位的心肌细胞称为**慢反应细胞**,其去极化速率慢。

综上所述,依照电生理特性可以将心肌细胞分为四种类型:①快反应非自律细胞:包括心室肌细胞和心房肌细胞。②快反应自律细胞:包括房室束及其分支和浦肯野细胞。③慢反应自律细胞:包括窦房结 P 细胞和房室交界内房结区和结希区的细胞。④慢反应非自律细胞:存在于房室交界的结区细胞。

二、心肌细胞的生物电

心肌细胞的跨膜电位和神经细胞、骨骼肌细胞跨膜电位的形成机制相似,也是由跨膜离子流形成,但心肌细胞生物电有显著特点,其波形和离子机制要复杂得多,不同类型心肌细胞的跨膜电位也不完全相同。下面以心室肌细胞、窦房结 P 细胞等为例分别进行阐述。

(一)心室肌细胞的生物电

1.心室肌细胞的静息电位　心室肌细胞的静息电位约为 $-90\ mV$,形成机制与骨骼肌细胞、神经纤维相似。心室肌细胞膜内 K^+ 浓度比膜外浓度高,且安静状态下心室肌细胞膜对 K^+ 有较高的通透性,K^+ 顺浓度梯度由膜内向膜外扩散而形成的 **K^+ 平衡电位**,是形成心室肌细胞静息电位的主要原因。

2. 心室肌细胞的动作电位　在坐标图上心室肌细胞动作电位波形的上升支与下降支不对称,下降支和神经纤维、骨骼肌细胞有明显的不同(图4-4)。心室肌细胞的动作电位可分为 **0、1、2、3、4** 五个时期。

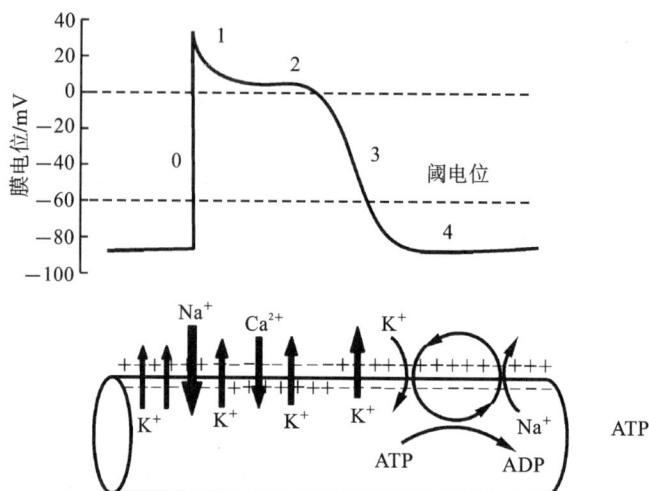

图 4-4　心室肌细胞动作电位及主要离子流示意图

0 期:在适宜刺激作用下,细胞膜发生**去极化**,膜内电位由静息时的-90 mV迅速上升到$+30$ mV左右,即膜两侧由原来的极化状态,迅速转变成反极化状态,构成了动作电位的上升支。决定0期去极化的 **Na^+ 通道**是一种快通道,它激活和失活的速度均很快,开放时间为 1 ms 左右。

1 期:动作电位达到峰值后,出现快速而短暂的复极化,膜内电位迅速由$+30$ mV左右恢复到 0 mV 左右,历时 10 ms,称为动作电位的 1 期,又称为**快速复极初期**,0 期去极化和1期复极化的速度均较快,构成锋电位。1 期形成的原因是以 K^+ 为主要离子成分的**一过性外向电流**。

2 期:膜内电位降到 0 mV 左右时,复极化过程变得非常缓慢,膜电位基本停滞于 0 mV 水平,历时 100~150 ms,在下降支上形成坡度很小的平台,常称为**平台期**。这是**心室肌细胞动作电位的主要特征之一**。平台期 Ca^{2+} 内流和 K^+ 外流同时存在,Ca^{2+} 内流和 K^+ 外流的跨膜电荷量相当,因此膜电位稳定于 0 mV 左右。

3 期:又称为**快速复极末期**。随着平台期 Ca^{2+} 通道的逐渐失活,K^+ 外流逐渐增加,膜内电位迅速下降。此期心室肌细胞复极化速度加快,膜内电位由平台期的 0 mV 左右迅速恢复到-90 mV,历时 100~150 ms。3 期复极化主要是由 **K^+ 外流进行性增强**所致。

4 期:此阶段的膜内电位已经恢复并稳定在-90 mV(静息电位)水平,称为**静息期**或恢复期。但此时细胞膜内外离子的分布尚未恢复。细胞膜通过 **Na^+-K^+ 泵**活动,将动作电位期间进入细胞内的 Na^+ 泵出细胞外,将细胞外的 K^+ 泵入细胞内,同时通过 **Na^+-Ca^{2+} 交换**活动,Ca^{2+} 逆浓度梯度运出细胞,使细胞内外离子分布恢复至静息状态的水平,从而保证心室肌细胞正常的兴奋性。

心室肌细胞动作电位从 0 期去极化结束到膜电位恢复到静息电位状态(或极化状态)的过程称为复极化过程,共历时 300~400 ms。心房肌细胞动作电位和心室肌细胞相似,但时程较短,为 150~200 ms。

(二)自律细胞的生物电

自律细胞与心室肌细胞相比,主要体现在 4 期的不同。心室肌细胞在未受到刺激时不会产生动作电位,4 期膜电位稳定。自律细胞在动作电位复极化时达到最大值,即最大复极电位时,膜电位开始自动去极化,当去极化达到阈电位水平时可引发新的动作电位。因此,**4 期自动去极化是自律细胞产生自动节律性兴奋的基础**。不同类型的自律细胞,4 期自动去极化的速度和离子基础各不相同。

1. 窦房结 P 细胞　窦房结 P 细胞属于慢反应自律细胞,在复极 4 期通过"K^+ 外流逐渐减弱、Na^+ 内流逐渐增强"等机制,发生缓慢自动去极化,达到阈电位后产生新的动作电位。窦房结 P 细胞动作电位 0 期去极化速度缓慢(因 Ca^{2+} 内流而形成),膜内电位仅上升到 0 mV 左右,无明显的 1 期和平台期(图4-5)。

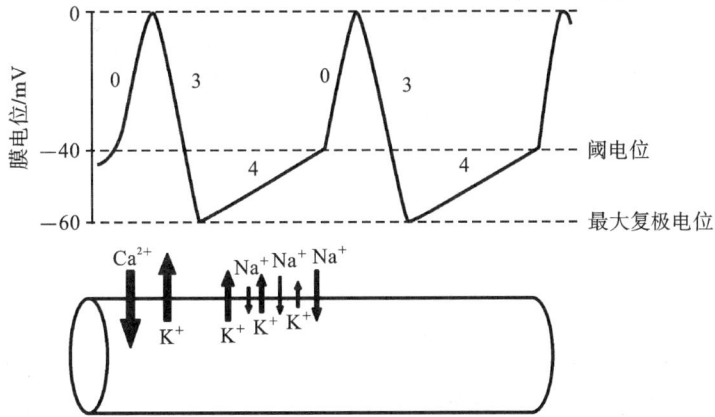

图 4-5　窦房结 P 细胞动作电位及离子流示意图

2. 浦肯野细胞　浦肯野细胞属于快反应自律细胞,其动作电位的形态及离子机制与心室肌细胞相似。浦肯野细胞 4 期自动去极化的速度较窦房结 P 细胞更为缓慢(图 4-6)。

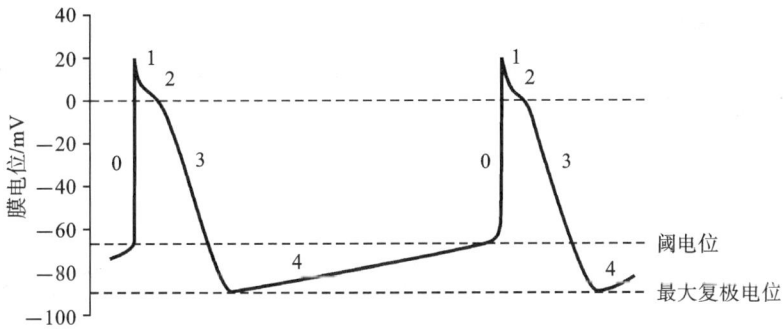

图 4-6　浦肯野细胞的动作电位示意图

三、心电图

心脏在每一次周期性活动中,都是由窦房结产生兴奋,依次传向心房、心室,引起心房、心室先后发生兴奋。心脏内兴奋产生和传导时所发生的电变化,可通过组织和体液传至体表。将心电图机的测量电极放置在体表一定位置,即可记录这些电变化的波形(称为心电图(ECG))。心电图是反映心脏内兴奋产生、传导和恢复过程中电位变化的综合波形,每一个周期的波形基本上都包含有 P 波、QRS 波群、T 波以及各波之间代表时间的线段(图 4-7)。它不仅与单个心肌细胞动作电位的曲线有明显不同,而且因测量电极放置的位置和连接方式的不同而有所差异(表 4-3)。

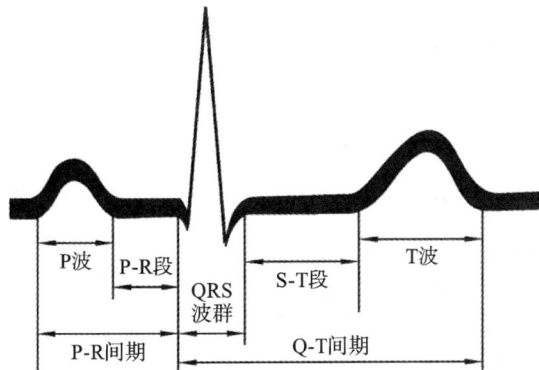

图 4-7　正常心电图

表 4-3　心电图各波形及间期

波　形	时间/s	波幅/mV	生 理 意 义
P波	0.08～0.11	0.05～0.25	代表左、右心房的去极化过程,反映兴奋在心房传导时的电位变化
P-R 间期	0.12～0.20		反映从心房开始兴奋到心室开始兴奋所需的时间
QRS 波群	0.06～0.10		反映左、右心室去极化过程的电位变化,以及兴奋在左、右心室肌扩布所需要的时间
S-T 段	0.05～0.15		反映心室肌细胞全部处于兴奋状态的一个时期,它们之间没有电位差
T 波	0.05～0.25	0.1～0.8	反映两心室复极化过程的电位变化
Q-T 间期	0.36～0.44		反映从心室开始兴奋去极化到完全复极化至静息状态的时间

心电图在临床的应用比较普遍,对心律失常、心肌梗死、心室肥大等疾病有诊断价值。此外,在各种危重患者的抢救、用药观察等环节中,心电图也用于持续监测患者的心电活动。此外,还可以通过 24 h 动态心电图判断患者心悸、头晕、昏厥等症状是否与心律失常有关,以及判断是否有心动过缓、传导阻滞等疾病。24 h 动态心电图机是一种可随身携带的记录器,可连续不断地监测人体 24 h 心电图变化。经信息处理分析系统记录的心电图是监测心肌缺血的标准化参考依据之一。

四、心肌细胞的生理特性

心肌细胞的生理特性包括兴奋性、自律性、传导性和收缩性。兴奋性、自律性、传导性是在心肌细胞生物电活动的基础上形成的,属于心肌细胞的电生理学特性;收缩性以肌细胞收缩蛋白的功能活动为基础,属于心肌细胞的机械特性。

(一)兴奋性

心肌自律细胞和工作细胞都具备兴奋性,**兴奋性**是心肌细胞受到刺激后产生动作电位的能力。心肌细胞与其他可兴奋细胞相似,在一次兴奋过程中,兴奋性将发生一系列的周期性变化,这种兴奋性的周期性变化是由于膜电位变化引起离子通道的功能状态发生改变,包括离子通道的备用状态、激活状态和失活状态这三种状态之间的转换。

1.心肌细胞兴奋性的周期性变化　心肌细胞发生一次兴奋时,其兴奋性的周期性变化分为有效不应期、相对不应期和超常期(图 4-8)。

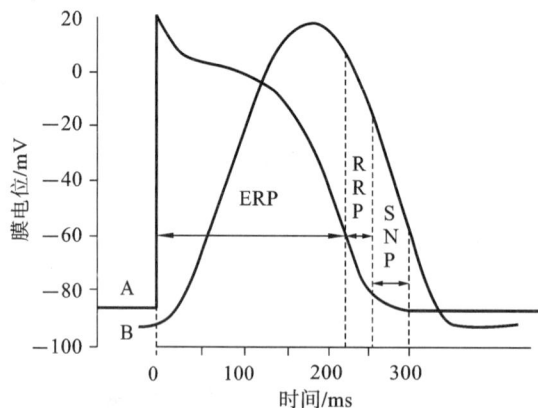

图 4-8　心肌细胞动作电位期间兴奋性的变化及其与机械收缩的关系

(1)有效不应期(ERP):从 0 期去极化开始到 3 期复极化至 -60 mV 这段时期。此期,Na^+ 通道完全失活或大部分没有恢复到备用状态,任何刺激均不能产生动作电位,**兴奋性为零**。在有效不应期内,心肌的兴奋性变化可以分为两个阶段:从 0 期去极化至复极化达 -55 mV 这段时期称为**绝对不应期**,从复极化 -55 mV 至 -60 mV 这段时期称为**局部反应期**,局部反应期 Na^+ 通道开始复活。心肌细胞兴奋性的特点是**有效不应期特别长**,相当于整个收缩期和舒张早期,有效不应期内不会产生新的动作电位,故不会发生强直收缩,使心脏收缩和舒张得以交替进行,以保证心脏正常的泵血功能。

（2）相对不应期（RRP）：从复极化−60 mV至−80 mV这段时期。若给予阈上刺激,可使心肌细胞膜产生可传导的动作电位。此期 Na$^+$ 通道功能逐渐恢复,但开放能力尚未达到正常状态,细胞的**兴奋性仍低于正常水平**。

（3）超常期（SNP）：从复极化−80 mV到−90 mV的这段时期,Na$^+$ 通道已基本恢复到备用状态,膜电位水平与阈电位接近,**细胞兴奋性高于正常水平**,用阈下刺激即可引起细胞兴奋。此期复极化完毕,膜电位恢复至静息水平,细胞的兴奋性也恢复到正常状态。

2. 期前收缩和代偿间歇　正常情况下,心脏按照窦房结的节律进行活动。某些情况下,如果在有效不应期之后,下一次窦房结的兴奋到达之前,心肌受到一次"额外"的刺激,可使心肌产生一次提前的兴奋和收缩,称为**期前收缩**,临床上称为"**早搏**"。期前收缩也含有效不应期,如果下一次窦房结传来的正常节律性兴奋正好落在心室期前收缩的有效不应期中,便不能引起心室兴奋,即出现一次兴奋"脱失",必须待下一次窦房结的兴奋传来才能引起心室的兴奋和收缩。因此,在一次期前收缩之后往往出现一段较长时间的心室舒张期,称为**代偿间歇**（图 4-9）。

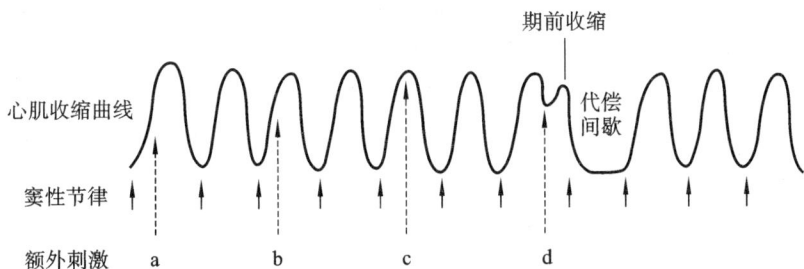

图 4-9　期前收缩和代偿间歇

注:在有效不应期刺激 a、b、c 不引起反应;在相对不应期刺激 d 引起期前收缩和代偿间歇。

（二）自律性

自律性是指组织或细胞在没有外来因素作用下,能够自动地发生节律性兴奋的特性,是自动节律性的简称。心肌自律细胞具备自律性（源于自律细胞的 4 期自动去极化）。在心脏特殊传导系统中,由于心脏不同部位自律细胞的 4 期自动去极化速度不同,其自律性高低也不同。窦房结 P 细胞的自律性最高,约 100 次/分;房室交界区次之,约 50 次/分;浦肯野纤维的自律性最低,约 25 次/分。正常情况下,心脏各部分按一定顺序接受由窦房结传来的冲动而发生兴奋和收缩,故把窦房结称为心脏的**正常起搏点**。由窦房结控制的心搏节律,称为**窦性心律**。其他部位自律细胞的自律性较窦房结低,正常生理情况下受到来自窦房结冲动的控制其本身的自律性表现不出来,只起到传导兴奋的作用,故称为**潜在起搏点**。在某些异常情况下,窦房结自律性降低、兴奋的传导受阻或潜在起搏点的自律性异常升高时,潜在起搏点的自律性也会表现出来,取代窦房结引发心房或心室的兴奋和收缩,这些起搏部位称为**异位起搏点**,由异位起搏点引起的心脏活动,称为**异位心律**。

> 📖 **知识拓展**
>
> **人工心脏起搏器**
>
> 　　人工心脏起搏器是一种医用电子仪器,按照规定的程序发放电脉冲,通过导线及电极刺激心脏,使之搏动,以治疗某些严重的心律失常,如窦房结功能障碍、房室传导阻滞、阵发性心动过速等。急症治疗用的是临时性起搏装置,多采用导线经皮连接体外佩戴的起搏器。心脏起搏器是由电池和电路组成的脉冲发生器,能定时发放一定频率的脉冲电流,通过起搏电极导线传输到心房或心室肌,使局部的心肌细胞受到刺激而兴奋,兴奋通过细胞间的传导扩散传布,导致整个心房和（或）心室的收缩。心脏的电信号使它跳动。运行时心脏搏动加速;睡眠时心脏搏动减慢。如果心电系统异常,心脏搏动很慢,甚至可能完全停止。人工心脏起搏器能发出有规律的电脉冲,从而使心脏保持搏动。

（三）传导性

心肌自律细胞和工作细胞都具备传导性，心肌的传导性是指心肌细胞之间传导兴奋的能力。心脏正常的兴奋节律来自窦房结，窦房结发出的兴奋通过心房肌直接传到右心房和左心房，引起两心房的兴奋和收缩，同时窦房结发出的兴奋通过"优势传导通路"传导至房室交界区，再经过房室束、左右束支和浦肯野纤维网传到左右心室肌，引起心室肌兴奋（图 4-10）。房室交界区是兴奋从心房传至心室的唯一通路。

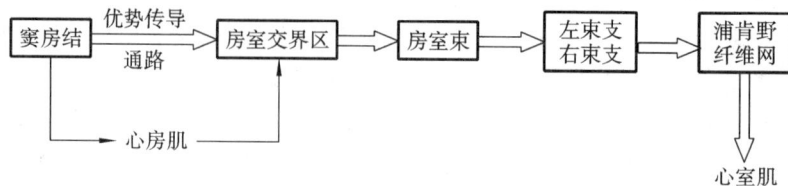

图 4-10　心脏内兴奋传导途径示意图

兴奋在心脏各部位传导的速度不同，传导速度最快的是浦肯野纤维网（约 4 m/s），以保证两侧心室肌细胞几乎同步兴奋和收缩；传导最慢的是房室交界区（低至 0.02 m/s），耗时 0.1 s。这种兴奋在房室交界区传导速度缓慢而使兴奋在此延搁一段时间的现象，称为**房室延搁**，其生理意义是使心房收缩完毕后心室才开始收缩，心房和心室不同时收缩。这有利于心室的充盈和射血。心脏内兴奋传播的途径、特点和传导速度的差异，对心脏内各部分有序协调地进行舒缩活动具有重要的意义。

（四）收缩性

心肌工作细胞具备收缩性。心肌的收缩原理与骨骼肌相类似，两者都需经过兴奋-收缩耦联机制来完成，但心肌收缩性具有其自身的特点。

1. 不发生强直收缩　由于心肌细胞动作电位的有效不应期特别长，相当于心肌的整个收缩期和舒张早期，在此期间任何刺激都不会产生动作电位，故心肌在一次收缩之后必定跟随一个舒张期，**不会发生强直收缩**。

2. "全或无"式收缩　心肌细胞之间有闰盘结构连接，局部电流可以随意跨越细胞之间，使心房和心室各自构成一个功能合胞体，能够实现同步性兴奋和收缩。当刺激强度达到阈值后，可引起整个心房肌或心室肌细胞几乎同步收缩，即为**"全或无"式收缩**。

3. 依赖细胞外液中的 Ca^{2+}　兴奋-收缩耦联的耦联因子是 Ca^{2+}，心肌的肌质网不发达，Ca^{2+} 的储存和释放量均较少，兴奋-收缩耦联过程所需的 Ca^{2+} 主要依赖于细胞外液中的 Ca^{2+} 内流。在一定范围内，细胞外液的 Ca^{2+} 浓度升高，心肌收缩力增强。

上述心肌生理特性多与心肌细胞生物电活动的特点有关，而心肌细胞的生物电活动又以跨膜离子流为基础，因此，细胞外液中离子浓度的变化必然会对心肌生理特性产生影响，其中以 Ca^{2+}、K^+ 浓度的变化对心肌的影响最为重要。

> 📖 **知识拓展**
>
> **血 K^+ 浓度对心肌的影响**
>
> 心肌细胞兴奋性先增高后降低，即血 K^+ 浓度轻度增高，对阈电位水平影响不大，膜电位与阈电位距离缩短，心肌细胞兴奋性增高；但随着血 K^+ 浓度的进一步增高，膜电位负值减小到一定程度时，Na^+ 通道失活，阈电位水平上移，兴奋阈值升高，导致心肌细胞兴奋性降低；传导速度减慢，静息电位负值减小，Na^+ 通道失活增多，0 期去极化上升速度和幅度均下降，使传导性降低，出现各种传导阻滞；快反应细胞自律性降低，是因为细胞膜对 K^+ 通透性增加，使 K^+ 外流速度加快，导致 4 期自动去极化速率减慢；动作电位时程缩短，细胞膜对 K^+ 通透性增加，使 3 期复极化速度加快，时间缩短，导致动作电位时程缩短，出现 T 波高耸、Q-T 间期缩短。对心肌细胞收缩性的影响：血 K^+ 浓度增高，抑制心肌的收缩性。

第三节 血管生理

血液循环包括体循环和肺循环,其中体循环中的血量约为总血量的84%,肺循环中的血量约占9%。血液循环中的血管是血液运行的管道,包括动脉、毛细血管和静脉三大类。血液由心室射出至动脉,再经静脉系统返回心房。各类血管依据管径大小、管壁结构和所在部位不同,分为以下五类。

(1)大动脉:为弹性储器血管,管壁厚且富含弹性纤维,具有较大的弹性和可扩张性,可以缓冲动脉血压的波动,并维持血流的连续性。

(2)中动脉:为分配血管,不断发出分支,将血液输送到各器官和组织。

(3)小动脉、微动脉和微静脉:为阻力血管,管径小且富含平滑肌,对血流的阻力大。

(4)毛细血管:为交换血管,管径最小、数量多、分布广,管壁薄而通透性大,血流缓慢,负责在血液与组织细胞之间实现物质交换。

(5)静脉系统:为容量血管,管径大、管壁薄、易扩张,有储存血液的功能。

血管不单是血液运输的管道,在形成和维持血压、调节组织器官的血流量、实现血液与组织细胞之间物质交换等方面也具有重要作用。

一、血流量、血流阻力和血压

血液在心血管系统中流动的力学称为血流动力学,血流动力学研究的基本问题是流量、阻力和压力以及三者之间的关系。

(一)血流量和血流速度

单位时间内通过血管某一截面的血量称为**血流量**,也称为容积速度,通常以 mL/min 或 L/min 为单位。按照流体力学理论,液体在某段管道中的流量与该段管道两端的压力差成正比,与管道对液体的阻力成反比。血液中的一个质点在血管内移动的速度,称为血流速度。血流速度与血流量成正比,而与血管总横截面积成反比(图4-11)。

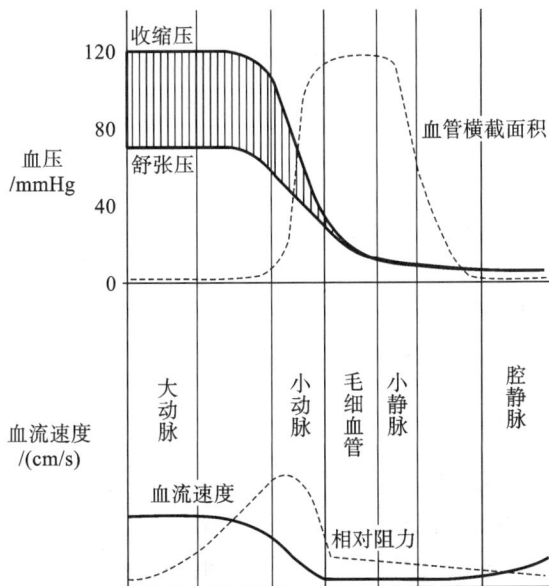

图 4-11 血管系统各段血压、血管横截面积与血流速度示意图

(二)血流阻力

血液在血管内流动所遇到的阻力称为**血流阻力**,主要由血液内部各种成分之间的摩擦和血液与血管壁之间的摩擦产生。血流阻力主要取决于血管半径和血液黏度。机体主要通过调节血管的口径来改变血流

阻力,进而调节各器官的血流量。小动脉和微动脉是形成血流阻力的主要部分,由此产生的血流阻力称为**外周阻力**。

(三)血压

血压(blood pressure,BP)是指血管内流动的血液对于单位面积血管壁的侧压力,包括动脉血压、毛细血管血压和静脉血压。临床上所说的血压,通常是指动脉血压。血压的计量单位常用水银柱的高度(以**毫米汞柱(mmHg)**或**千帕(kPa)**作为计量单位)来表示,两者之间的换算关系为 1 mmHg=0.133 kPa,即 1 kPa=7.5 mmHg。

二、动脉血压与脉搏

(一)动脉血压的概念及正常值

1.动脉血压的相关概念 动脉血压是指血液对单位面积动脉血管壁的侧压力。在一个心动周期中,动脉血压随心脏的舒缩活动而发生周期性变化。心室收缩期动脉血压上升达到的最高值,称为**收缩压**;心室舒张期动脉血压下降达到的最低值,称为**舒张压**;收缩压与舒张压之差称为脉搏压,简称**脉压**。在心动周期中动脉血压的平均值称为**平均动脉压**,其计算公式如下:

$$平均动脉压=舒张压+1/3 脉压$$

2.动脉血压的正常值 临床测量血压时通常以肱动脉的血压值作为标准,属于间接测量法。正常人左右两侧肱动脉血压也存在差异,一般为 5~10 mmHg。安静状态下,我国健康青年人的**收缩压为 100~120 mmHg**,**舒张压为 60~80 mmHg**,**脉压为 30~40 mmHg**,平均动脉压约为 100 mmHg。随着年龄的增长,血压会有增高的趋势,一般收缩压较舒张压升高得更为明显。新生儿血压最低,儿童血压较成人低。女性在更年期前血压低于男性,更年期后男女性血压差别较小。此外,血压还受体位、体型、环境及个体所处身体状况的影响,如过度劳累或睡眠不好者血压会略升高,寒冷环境下血压会略升高,肥胖者血压相对较高,站立位血压较坐位时高,坐位血压较卧位高。目前,我国高血压诊断标准为**收缩压≥140 mmHg 和(或)舒张压≥90 mmHg**。

知识拓展

高血压的分级

根据具体的血压数值,可将高血压划分为以下 3 个等级:

1 级高血压(轻度):收缩压 140~159 mmHg 和(或)舒张压 90~99 mmHg。

2 级高血压(中度):收缩压 160~179 mmHg 和(或)舒张压 100~109 mmHg。

3 级高血压(重度):收缩压≥180 mmHg 和(或)舒张压≥110 mmHg。

如果收缩压和舒张压的数值处于不同的级别,以级别较高者为准。例如,收缩压为 2 级,舒张压为 1 级,那么该患者的高血压级别为 2 级。

(二)动脉血压的形成

形成动脉血压的**前提条件**是心血管系统内有足够的血液充盈,心肌收缩射血产生的动力和血流过程中遇到的外周阻力是形成动脉血压的**根本因素**。心肌收缩射血为血液提供动能,在外周阻力的存在下,两者相互作用,使血液对血管壁产生侧压力。此外,**大动脉管壁的弹性**作为调节因素,能够缓冲收缩压、维持舒张压,并保持血流的连续性(图 4-12)。

心室收缩期,血液从心室射入大动脉,由于受到外周阻力的作用,只有约 1/3 的血流至外周血管,其余 2/3 暂时储存于富有弹性的大动脉内,大动脉内血量增多,血压升高达到最高值,即收缩压。心室舒张期,心室射血停止,由于大动脉管壁的弹性储器作用,管壁弹性回缩,推动管壁内储存的血液流向外周,这就使心室舒张期血液仍以一定速度继续向前流动,不会中断,同时动脉血压缓慢下降到达最低值,即舒张压。

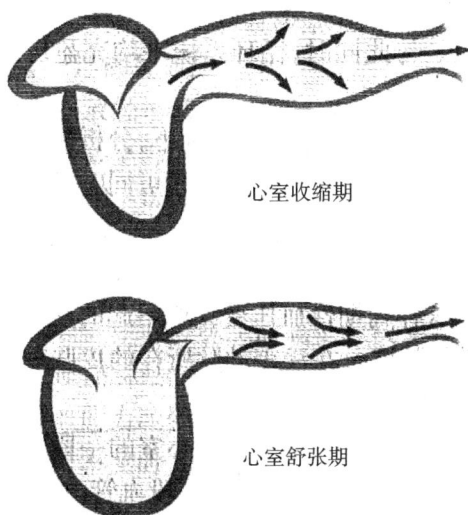

心室收缩期

心室舒张期

图 4-12　大动脉管壁弹性作用示意图

(三)影响动脉血压的因素

1.搏出量　搏出量增加时,心室收缩射入大动脉的血量增多,对管壁的侧压力增强,则**收缩压升高明显**。由于收缩压升高,血液流向外周的速度加快,至舒张期末,动脉内存留的血量增加并不明显,故舒张压升高较少,**脉压增大**。反之,搏出量减少时,则主要表现为收缩压的降低,脉压减小。因此,收缩压的高低主要反映搏出量的多少。

2.心率　因为心率加快时,心动周期缩短,对舒张期的影响较收缩期更为明显,使舒张期流向外周的血量减少,舒张期末存留在动脉内的血量增多,舒张压升高较明显,脉压减小。反之,心率减慢则舒张压的降低较收缩压明显,脉压增大。

3.外周阻力　外周阻力增大时,血液流动的速度减慢,流向外周的血量减少,舒张期末存留于主动脉内的血量增多,因而**舒张压明显增高**,收缩压升高不明显,**脉压减小**。反之,当外周阻力减小时,舒张压的降低也较收缩压明显,脉压增大。临床上常见的原发性高血压多是由于小动脉和微动脉弹性降低、管腔变窄,外周阻力增大,以舒张压的增高为主。**舒张压的高低主要反映外周阻力的大小**。

4.大动脉管壁的弹性储器作用　大动脉的弹性对动脉血压有缓冲作用,使收缩压不会过高,舒张压也不会过低。老年人大动脉管壁弹性降低,缓冲血压的功能减弱,导致收缩压升高。同时,老年人多伴有小动脉、微动脉硬化,外周阻力增大,舒张压升高,但升高幅度不如收缩压明显,因此老年人的脉压较大。

5.循环血量与血管容量　循环血量与血管容量之间保持相互适应的相对平衡关系,是维持正常循环系统平均充盈压的基本条件。若血管容量不变,循环血量减少(如大失血、脱水等情况),或循环血量不变,血管容量增大(如过敏、中毒等情况),均会导致循环系统平均充盈压下降,使动脉血压降低。

上述分析均在假设其他因素不变的前提下探讨某一因素改变对动脉血压的影响,实际上,人体动脉血压的维持是多种因素共同作用的结果。

临床延伸

动脉血压与临床

动脉血压是循环功能的重要指标之一,动脉血压过高或过低都会影响各器官的血液供应和加重心脏的负担。若动脉血压过低,将引起器官血液供应减少,尤其是脑和心脏等重要器官的供血不足,将产生器官功能障碍的严重后果。若血压持续缓慢升高,会引起心脏代偿性肥大、心功能不全,甚至导致心力衰竭。血管长期受到高压,又由于血管壁本身易发生病理性改变,血压忽然升高可导致脑血管破裂而引起脑出血等严重后果,所以保持动脉血压相对稳定是十分重要的。

(四)动脉脉搏

在心动周期中动脉管壁随着心脏的收缩和舒张活动产生周期性的扩张与回缩称为**动脉脉搏**,简称脉搏。正常成人脉搏为 60～100 次/分,平均为 75 次/分,脉搏在浅表动脉所在的皮肤表面可以用手指触摸到或用脉搏描记仪进行记录。桡动脉是临床上最常用的脉搏检测部位。

三、静脉血压和静脉血流

静脉血管是血液回流入心脏的通道,起着储存血液的作用,人体安静时循环血量的 60%～70% 容纳在静脉系统内。静脉的收缩和舒张可使其容积发生较大变化,从而有效地调节回心血量和心输出量,以适应人体不同情况的需要。

(一)静脉血压

体循环血液经过动脉和毛细血管到达微静脉时,血压已降低至 15～20 mmHg,且已不受心室舒缩活动的影响,故静脉血压无收缩压与舒张压的波动。回流至腔静脉时血压为 3～4 mmHg,回流至右心房时血压降至最低,接近于 0。

1.中心静脉压 通常将右心房和胸腔内大静脉的血压称为**中心静脉压**(central venous pressure, CVP),其正常值为 4～12 cmH$_2$O。中心静脉压的高低取决于心脏射血能力和静脉回心血量之间的相互关系:若心脏射血能力较强,能将经静脉回心的血液及时射入动脉,则中心静脉压维持在正常水平,不会升高;反之,心脏射血能力减弱,血液在心房和静脉中可能潴留,中心静脉压就会升高。在心脏射血能力不变时,静脉回心血量增多(如输血、输液过多或过快等),心脏不能及时泵出回心血液,中心静脉压也会增高。临床上中心静脉压的高低是判断心血管功能的指标之一,也是控制输液速度和输液量的主要依据。

> **临床延伸**
>
> #### 中心静脉压的临床应用
>
> 临床上通过输液治疗危重患者时,除需观察动脉血压的变化外,也要观察中心静脉压的变化来控制输液速度和输液量。如中心静脉压偏低或有下降趋向,常提示输液量不足;中心静脉压偏高超过 16 cmH$_2$O,或有进行性升高趋势时,则提示输液量过多或心功能减弱,输液须慎重或暂停。

2.外周静脉压 各器官的静脉压称为外周静脉压,正常值为 5～14 cmH$_2$O,当心功能减弱导致中心静脉压升高时,静脉血回流速度减慢,血液滞留于外周静脉,外周静脉压增高。外周静脉压可作为判断心功能的参考指标。

(二)影响静脉回心血量的因素

外周静脉压与中心静脉压之差,决定了静脉回心血量的多少。凡能改变两者之间压力差的因素,均能影响静脉血液的回流。

1.心肌收缩力 心肌收缩力增强时,心输出量多,心室排空较充分,使心室舒张末期室内压力较低,对心房和大静脉内血液的"抽吸"作用增强,使中心静脉压降低,回心血量增多。反之,心肌收缩力减弱时,回心血量减少。在临床疾病中,发生右心衰竭的患者由于右心室收缩力降低,体循环的静脉血回流速度减慢,淤积于右心房和体静脉系统,可出现颈静脉怒张、肝大、下肢水肿等体征;发生左心衰竭的患者血液则淤积于肺静脉系统,出现肺淤血、肺水肿等体征。

2.骨骼肌的挤压作用 大部分外周静脉内有向心开放的静脉瓣,防止血液倒流。当骨骼肌收缩时,肌肉间的静脉血管受到挤压,血液向心脏方向的流动加速,当骨骼肌舒张时,由于血液受静脉瓣的阻挡不能回流,静脉内压力下降,有利于毛细血管和微静脉的血液流入静脉。因此,骨骼肌的节律性舒缩活动和静脉瓣的协助,具有肌肉泵的作用,可促进静脉血回流。长期站立工作的人,由于不能充分发挥肌肉泵的作用,易引起下肢静脉淤血,乃至形成下肢静脉曲张。

3.呼吸运动 胸膜腔内压低于大气压,称为胸膜腔负压。吸气时,胸膜腔负压值增大,胸膜腔内的大静脉和右心房被牵引而扩张,中心静脉压降低,促使静脉血回流;呼气时,胸膜腔负压值减小,由腔静脉回流入右心房的血量也相应减少。因此,呼吸运动对静脉回流也起着"泵"的作用。

4.重力和体位 由于静脉管壁薄、易扩张,且静脉内压力较低,因此静脉血压与静脉血流受重力和体位的影响明显(图4-13)。人体平卧位时,全身静脉大体上与心脏处于同一水平,重力对静脉血压和静脉血流不起重要作用。人体由平卧位变为直立体位时,因重力因素,心脏以下静脉血管内的血液充盈量增加,静脉回心血量减少,心输出量随之减少,这种变化在健康人体中由于神经系统的迅速调节不易被察觉。长期卧床或体弱多病的人,由平卧位变为直立体位时,可因大量血液淤积在下肢,回心血量减少,继而心输出量减少,引起动脉血压下降,导致脑、视网膜一过性供血不足而出现眩晕、眼前发黑甚至晕厥等症状,称为**体位性低血压**。

四、微循环

微动脉经毛细血管网到微静脉之间的血液循环称为**微循环**,其最主要的功能是实现血液与组织液之间的物质交换。

(一)微循环的组成和血流通路

典型的微循环是由微动脉、后微动脉、毛细血管前括约肌、真毛细血管、通血毛细血管、动-静脉吻合支和微静脉七部分组成(图4-14)。血液流经微循环存在直捷通路、迂回通路、动-静脉短路三条不同的通路。

1.直捷通路 血液由微动脉、后微动脉、通血毛细血管到微静脉称为**直捷通路**。通血毛细血管是后微动脉的直接延伸,阻力较小,血流速度较快。直捷通路经常处于开放状态,其主要功能不是进行物质交换,而是使一部分血液迅速通过微循环进入静脉,以**保证静脉回心血量**。在骨骼肌中这类通路较多。

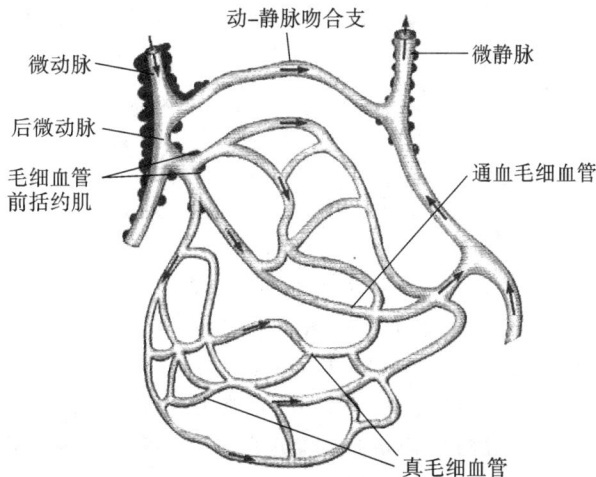

图 4-13 直立体位对静脉压的影响

图 4-14 微循环的组成模式图

2.迂回通路 血液经微动脉、后微动脉、毛细血管前括约肌和真毛细血管网汇集到微静脉称为**迂回通路**。真毛细血管穿行于组织细胞间隙之中,迂回曲折,交织成网。血液流经迂回通路时速度缓慢,加之真毛细血管管壁有良好的通透性,这里就成为血液与组织液进行**物质交换的场所**,故又称"营养通路"。

3.动-静脉短路 血液经微动脉、动-静脉吻合支流入微静脉称为**动-静脉短路**。此通路血流速度快,血流量大,不能进行物质交换,多见于指、趾、唇和鼻等处的皮肤。一般情况下此通路处于关闭状态,当人体需

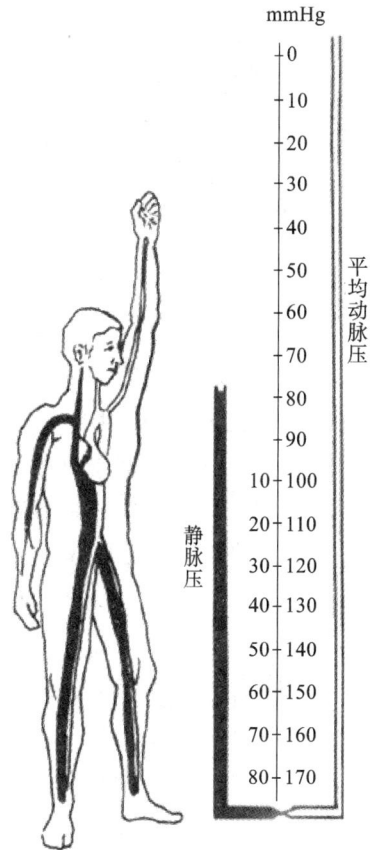

要大量散热时,皮肤内的动-静脉短路开放,血流量增大,有利于散热;反之,皮肤内的动-静脉短路关闭则有利于体内热量的保存,因此动-静脉短路的主要生理作用是**调节体温**。

上述微循环的三条通路的主要途径、开放情况及生理功能见表4-4。

表 4-4　微循环通路的主要途径、开放情况和生理功能

项　目	主 要 途 径	开 放 情 况	生 理 功 能
直捷通路	通血毛细血管	经常开放	保证回心血量
迂回通路	真毛细血管	交替开放	物质交换
动-静脉短路	动-静脉吻合支	必要时开放	调节体温

(二)微循环血流量的调节

微循环血流量受前后阻力的影响,微动脉是**前阻力血管**,通过舒缩活动控制进入微循环的血量,有微循环"**总闸门**"之称;毛细血管前括约肌控制微循环内血量的分配,称为微循环"**分闸门**";微静脉是后阻力血管,通过舒缩活动控制微循环的血液流出量,起着微循环"**后闸门**"的作用。

五、组织液与淋巴液的生成和回流

存在于组织、细胞间隙内的细胞外液称为**组织液**,是组织、细胞和血液之间进行物质交换的中介。组织液必须不断更新,才能保证组织、细胞新陈代谢的正常进行。绝大部分组织液呈胶冻状,不能自由流动。组织液的成分除蛋白质浓度明显低于血浆外,其他与血浆相同。组织液渗入淋巴管而成为**淋巴液**,经淋巴管系统回流入静脉。

(一)组织液的生成和回流

组织液是血浆经毛细血管壁滤过生成的,与组织、细胞进行物质交换后,又通过重吸收回流入毛细血管,因此毛细血管壁的通透性是组织液生成的结构基础,而**有效滤过压**是组织液生成的动力。有效滤过压取决于四种力量的对比,即毛细血管血压、血浆胶体渗透压、组织液静水压和组织液胶体渗透压,其中毛细血管血压和组织液胶体渗透压是促使液体从毛细血管内向毛细血管外滤过的力量,即组织液生成的力量;血浆胶体渗透压和组织液静水压是促使组织液被重吸收,向毛细血管内回流的力量,滤过的力量减去重吸收的力量所得的差称为有效滤过压,可用下式表示:

有效滤过压=(毛细血管血压+组织液胶体渗透压)-(血浆胶体渗透压+组织液静水压)

当有效滤过压为正值时,液体从毛细血管内滤出,组织液生成;当有效滤过压为负值时,液体被重吸收入毛细血管,即组织液回流。经实验测量,毛细血管动脉端的有效滤过压为 10 mmHg,表明有组织液不断生成;血液流经毛细血管至静脉端时血压降低,毛细血管静脉端的有效滤过压为 -8 mmHg,表明有组织液回流入毛细血管。组织液的生成和回流是一个逐渐变化移行的过程(图4-15)。

(二)影响组织液生成和回流的因素

组织液的生成和回流保持动态平衡,使组织总量维持相对稳定,一旦滤过增多或重吸收减少,动态平衡受到破坏,可导致液体在组织间隙潴留,形成水肿。影响组织液生成和回流的主要因素如下。

1.毛细血管血压　在其他因素不变的情况下,毛细血管血压增高,有效滤过压增大,组织液生成大于回流,可引起水肿。例如,右心衰竭时,射血量减少致中心静脉压升高,静脉回流障碍,血液淤积于毛细血管中,毛细血管血压增高,可引起全身水肿;局部炎症时,炎症部位小动脉扩张,毛细血管前阻力减小,进入毛细血管的血量增加而使毛细血管血压增高,引起局部水肿。

2.血浆胶体渗透压　血浆胶体渗透压是促进组织液回流的因素,主要由血浆蛋白分子形成。当患某些肾脏疾病时,蛋白质可以随尿液排出,使血浆蛋白浓度降低,血浆胶体渗透压降低,导致有效滤过压增大而引起水肿。患有肝脏疾病或机体营养不良时蛋白质合成或摄入减少,均可使血浆蛋白浓度降低,从而发生水肿。

3.淋巴回流　组织液约10%经淋巴系统回流,淋巴循环的畅通与否也影响组织液的回流。当局部淋巴管病变(如丝虫病)或被肿物压迫,使淋巴管阻塞时,受阻部位远心端的组织液回流受阻,可出现局部水肿。

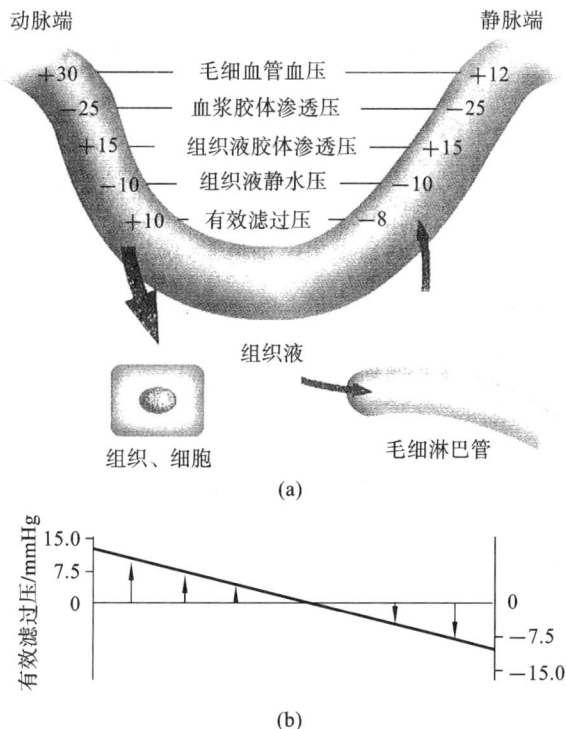

图 4-15 组织液生成和回流示意图

注:图中"+"表示促进液体滤出毛细血管的力,"−"表示阻止液体滤出毛细血管的力,单位为 mmHg。

4.毛细血管壁通透性 当毛细血管壁通透性异常增大时(如过敏、烧伤等情况),部分血浆蛋白渗出毛细血管,使病变部位组织液胶体渗透压升高,有效滤过压增大而发生局部水肿。

(三)淋巴循环

组织液进入毛细淋巴管成为淋巴液,淋巴液在淋巴系统内流动称为淋巴循环。淋巴循环是血液循环的辅助与重要补充。淋巴循环具有防御、回收蛋白质、运输脂肪及其他营养物质,以及调节血浆和组织液之间的液体平衡等生理功能。

第四节 心血管活动的调节

心血管活动的调节包括神经调节、体液调节和自身调节,不仅能保持正常心率、心输出量、动脉血压和各组织器官血流量及心血管功能的相对稳定,还能在机体内外环境变化时做出相应的调整,使心血管活动能适应代谢活动改变的需要。

一、神经调节

心血管系统受交感神经和副交感神经的双重支配,其中交感神经对心脏和血管都具有重要的调节作用,而副交感神经则主要对心脏的活动产生影响。神经系统对心血管活动的调节是通过各种心血管反射活动实现的。

(一)心脏的神经支配

1.心迷走神经 心迷走神经的节前纤维起自延髓,其节后纤维末梢释放乙酰胆碱,与心肌细胞膜上的 M 型胆碱受体结合,对心脏的活动产生抑制作用,引起心肌收缩力减弱、房室传导速度减慢、心率减慢,使心输出量减少,血压下降。阿托品是 M 型胆碱受体阻断剂,能阻断心迷走神经对心脏的抑制作用。

2. 心交感神经　心交感神经节前纤维起自脊髓第 1～5 胸段侧角神经元,节后神经纤维末梢释放去甲肾上腺素。去甲肾上腺素与心肌细胞膜上的 β_1 肾上腺素能受体(β_1 受体)结合,对心脏的活动产生兴奋效应,引起心率加快,心肌收缩力加强,房室传导速度加快,使心输出量增加,血压升高。β 受体阻断剂普萘洛尔等,可阻断心交感神经对心脏的兴奋作用。

(二)血管的神经支配

除真毛细血管外的血管平滑肌大部分接受自主神经支配,支配血管平滑肌的神经纤维可分为缩血管神经和舒血管神经两大类。

1. 缩血管神经　缩血管神经几乎都是交感神经,交感缩血管神经的节前神经纤维起自胸髓侧角,交感缩血管神经的节后纤维释放去甲肾上腺素,与血管平滑肌细胞膜上的 α 受体结合,引起血管平滑肌收缩,血管管径变小,外周阻力增大,使动脉血压升高。

2. 舒血管神经　体内有部分血管接受舒血管神经的支配。舒血管神经主要有以下两类。

(1)交感舒血管神经:这类神经主要支配骨骼肌血管,其节后纤维释放的递质是乙酰胆碱,与血管平滑肌的 M 型胆碱受体结合,使血管舒张,血流量增加。

(2)副交感舒血管神经:这类神经主要支配脑、唾液腺、胃肠道外分泌腺和外生殖器等部位的血管平滑肌。其节后纤维末梢释放乙酰胆碱,与血管平滑肌细胞膜上的 M 型胆碱受体结合,引起血管舒张,血流量增加。其主要作用在于调节局部的血流量,对循环系统总的外周阻力影响不大。

(三)心血管中枢

中枢神经系统内调节心血管活动的神经元群,称为**心血管中枢**。心血管中枢广泛地分布在从脊髓至大脑皮质(又称大脑皮层)的各级水平,心血管中枢活动的**基本中枢位于延髓**,包括**心交感中枢、心迷走中枢和交感缩血管中枢**。延髓心血管中枢通过对心血管活动传入信息的分析与整合,调控交感神经和迷走神经的功能,进而调节心血管的活动。正常情况下,延髓心血管中枢的神经元经常发放一定频率的冲动,通过各自的传出神经调节心脏和血管的活动。心迷走中枢和心交感中枢的紧张性活动对心脏的作用是相互拮抗的,人体安静时的心率约为 75 次/分,正是两者相互作用的综合表现。

(四)心血管活动的反射性调节

心血管系统的功能活动需要依据人体的功能状态、活动水平、环境变化以及心理状况的不同进行调整。这种及时、准确的调整是通过各种心血管反射实现的,其意义在于维持人体内环境的相对稳定并适应外环境的各种变化。

1. 颈动脉窦和主动脉弓压力感受性反射　颈动脉窦和主动脉弓血管壁外膜下的压力感受器属于牵张感受器,它们的适宜刺激是血液对动脉壁的机械牵张刺激。颈动脉窦压力感受器的传入神经为窦神经(并入舌咽神经),主动脉弓压力感受器的传入神经是迷走神经(图 4-16)。

当动脉血压升高时,压力感受器受到的牵张刺激增加,经舌咽神经和迷走神经传至延髓心血管基本中枢后,心迷走中枢的紧张性活动增强,心交感中枢和交感缩血管中枢的紧张性活动减弱,引起心率减慢,心肌收缩力减弱,心输出量减少,血管舒张,外周阻力减小,总的结果是动脉血压下降。因此,颈动脉窦和主动脉弓压力感受器反射又称为"减压反射"。相反,当血压下降时,压力感受器传入冲动减少,压力感受性反射活动减弱,最终结果是血压回升(图 4-17)。

综上所述,当动脉血压快速升高时,刺激压力感受器,可引发减压反射,对动脉血压进行快速、准确的调节。减压反射是**负反馈调节**,对波动在 60～180 mmHg 范围内的快速血压变化非常敏感。**减压反射的生理意义在于防止或缓冲动脉血压的急剧波动,维持正常动脉血压的相对稳定。**

2. 颈动脉体和主动脉体化学感受器反射　在颈总动脉的分支处和主动脉弓下方,存在一些特殊的感受器,能感受血液中某些化学成分的变化,这些感受器称为颈动脉体和主动脉体化学感受器。当血液中某些化学成分发生变化时,如 O_2 含量降低、CO_2 含量升高、H^+ 浓度升高时,都可以刺激这些化学感受器,产生的冲动经由传入神经进入延髓,兴奋呼吸中枢,使呼吸加深加快。此外,化学感受器的传入冲动对交感缩血管中枢也具有兴奋作用,可使皮肤、内脏和骨骼肌的血管收缩,外周阻力增大,动脉血压升高,称为升压反射。

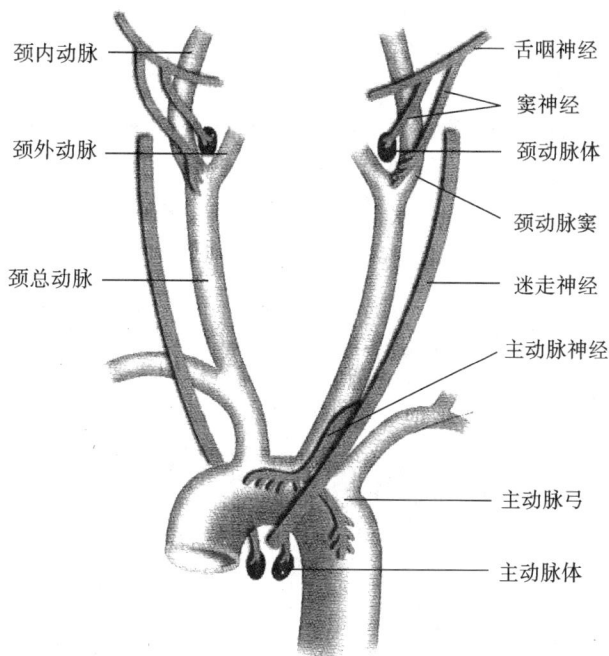

图 4-16　颈动脉窦和主动脉弓压力感受器及化学感受器

颈内动脉
颈外动脉
颈总动脉

舌咽神经
窦神经
颈动脉体
颈动脉窦
迷走神经
主动脉神经
主动脉弓
主动脉体

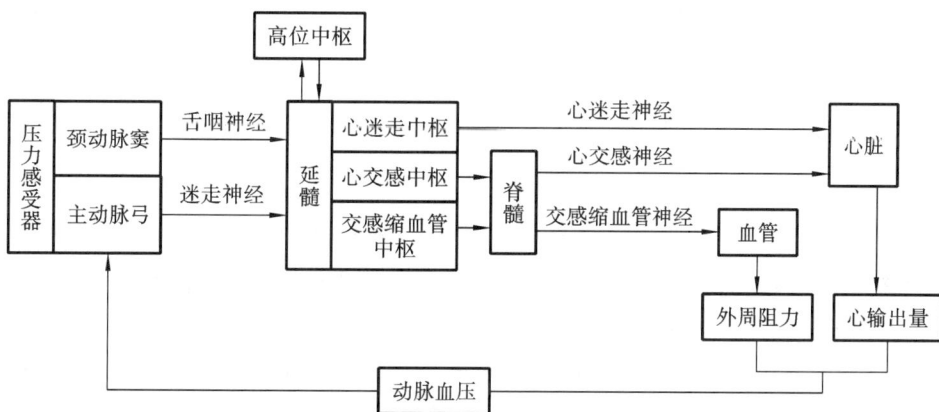

图 4-17　减压反射途径示意图

在正常情况下,化学感受器的反射作用主要是调节呼吸运动,只有在低氧、窒息、动脉血压低于 60 mmHg 和酸中毒等情况下,才明显发挥对心血管活动的调节作用。其主要生理作用是在机体应急状态(如大量失血等)下对循环功能进行调节,维持血压,使血液重新分配,保证心、脑等重要生命器官的血液供应。

知识拓展

颈动脉窦综合征

颈动脉窦综合征是一组自发的突发性头昏、乏力、耳鸣以致晕厥的临床综合征。患者的颈动脉窦对外界刺激的敏感性异常增高,当感受外界刺激时,窦性心率明显减慢,心输出量明显减少而引起脑缺血;还因交感神经兴奋性降低,血压下降引起脑血流灌注压骤然降低。某些老年人由于存在颈动脉粥样硬化的病理改变,当颈动脉窦受压时,常引起强烈的心血管反应,如动脉压急剧下降,甚至心搏停止等。

二、体液调节

心血管活动的体液调节是通过血液和组织液中的某些化学物质对心肌和血管平滑肌的活动进行调节。在体液调节中，有些化学物质是由血液输送，广泛作用于心血管系统，为全身性体液调节；有些化学物质则在局部组织中形成，主要作用于局部的血管或心肌，为局部性体液调节。体液调节与神经调节、自身调节等调节机制互相联系与协调，共同参与机体循环稳态的维持。

（一）全身性体液调节

1. 肾上腺素和去甲肾上腺素　两者都属于儿茶酚胺类激素，主要来自肾上腺髓质。肾上腺素约占 80%，去甲肾上腺素约占 20%。肾上腺素和去甲肾上腺素对心脏和血管的作用，基本上与交感神经兴奋的作用一致。肾上腺素和去甲肾上腺素对心血管作用有所不同，**肾上腺素**对心肌的作用较强，能与心肌细胞膜上的 β_1 受体结合，使心率加快，心肌收缩力加强，心输出量增加，血压升高，临床常用作**强心药**；**去甲肾上腺素**对血管平滑肌的作用较强，能与血管平滑肌上的 α 受体结合，使血管平滑肌收缩，外周阻力增大，动脉血压升高，临床常用作**升压药**。两种激素作用的异同点见表 4-5。

表 4-5　肾上腺素与去甲肾上腺素的异同点比较

项　　目	肾 上 腺 素	去 甲 肾 上 腺 素
受体	α 受体、β 受体	α 受体、β 受体
对心脏的作用	心率加快，心输出量增加	心率加快，心输出量增加
对血管的作用	皮肤、腹腔脏器血管收缩，骨骼肌及冠状动脉扩张	除冠状动脉外的其他血管收缩，尤其是小血管强烈收缩
外周阻力变化	变化不大	增大
对血压的作用	升高	明显升高，尤其是舒张压
对心率的作用	加快	减慢
临床应用	强心药	升压药

2. 肾素-血管紧张素系统　肾素-血管紧张素系统在心血管功能的稳态、心血管系统的正常发育以及血压调节等方面发挥重要作用。**肾素**由肾球旁细胞合成和分泌，能将血液中无活性的血管紧张素原转变成**血管紧张素Ⅰ**，后者还可以进一步转变为**血管紧张素Ⅱ**和**血管紧张素Ⅲ**。其中血管紧张素Ⅱ具有强烈的缩血管作用，可使外周阻力增大，血压升高。血管紧张素Ⅱ和血管紧张素Ⅲ还能促进肾上腺皮质球状带分泌醛固酮，进而促进远曲小管和集合管对水和 Na^+ 的重吸收，使循环血量增加。肾素、血管紧张素、醛固酮三者关系密切，故合称为**肾素-血管紧张素-醛固酮系统**。此系统对维持动脉血压长期稳定具有重要意义。

3. 血管升压素　血管升压素由下丘脑的视上核和室旁核合成和分泌，在神经垂体储存和释放。**血管升压素**能促进肾小管远曲小管和集合管对水的重吸收，使尿量减少，因此又称**抗利尿激素**。血管升压素还可引起全身血管平滑肌收缩，使血压升高。在正常生理情况下，血管升压素主要发挥抗利尿作用，在血容量下降、脱水、血浆渗透压明显升高等情况下，血管升压素大量释放，进而发挥升压作用。

（二）局部性体液调节

局部性体液调节涵盖了激肽、组胺、前列腺素等，都能使组织微血管扩张，对局部组织和血液循环起一定的调节作用。

1. 激肽释放酶-激肽系统　主要作用是舒张血管，增加血管壁的通透性。

2. 组胺　主要作用是舒张小动脉，增加局部毛细血管和微静脉的通透性，使组织液生成增加。

3. 前列腺素　主要作用是使心率加快，心肌收缩力增强，血管舒张，血压下降。

4. 局部组织代谢产物　主要作用是舒张血管，使局部组织血流量增加。

社会、心理因素对心血管活动的影响

人作为高等动物,不仅具有生物属性,还具有社会属性。人体的循环功能和其他生理现象一样,除了受自然因素影响外,还受各种社会、心理因素的影响。在日常生活中,经常可以见到社会、心理因素对心血管活动产生影响的实例,如惊恐时心跳加强、加快,愤怒时血压升高,羞怯时面部血管扩张(变红)以及一些语言刺激会引起心血管反应等。

事实证明,许多心血管疾病的发生和发展与社会、心理因素有着密切的关系。长期承受巨大的生活和工作压力以及处于极度紧张的工作氛围之中,如果缺乏良好的生理和心理调节机制,会使原发性高血压的发病率明显增高。此外,在有吸烟、酗酒等不良生活习惯的人群中,冠心病、高血压的发病率明显高于无此类不良生活习惯的人群,这说明社会、心理因素对心血管系统的生理活动以及心血管系统疾病的发生、发展有着不可忽视的影响,需要引起高度的重视。

第五节 器官循环

体内各器官的结构和功能不同,器官内部的血管分布也各有特点,器官血液循环有其自身的特点。

一、冠状动脉的血液循环

(一)冠脉循环的解剖特点

冠状动脉的主干走行于心脏表面,其小分支常以垂直于心脏表面的方向穿入心肌。因此,心肌收缩时容易压迫冠状动脉而影响血流量。此外,冠状动脉侧支吻合细小,血流量少,当冠状动脉突然阻塞时,侧支循环难以快速建立,极易导致心肌梗死。

(二)冠脉循环的血流特点

冠脉循环途径短,血压较高,血流快,故血流量大,足够的冠状动脉血流量是心脏泵血功能的基本保证。在安静状态下,冠状动脉血流量占心输出量的 4%～5%,剧烈运动时可增至 4～5 倍。在安静状态下,心肌的耗氧量在全身组织中占首位。此外,心舒张期的长短可影响冠状动脉血流量。

(三)冠脉循环的调节

冠状动脉扩张主要是心肌代谢产物的作用,其中以腺苷最为重要,腺苷是在心肌代谢增强和局部氧含量降低的情况下,腺苷三磷酸(ATP)分解过程中的产物,具有强烈的舒张小动脉的作用。冠状动脉接受交感神经和迷走神经支配,交感神经兴奋的最终结果是冠状动脉舒张,迷走神经对冠状动脉的直接作用是使其舒张。肾上腺素和去甲肾上腺素主要通过提高心肌代谢水平使冠状动脉舒张;大剂量血管升压素通过收缩冠状动脉而使其血流量减少。

二、肺的血液循环

(一)肺循环的特点

肺动脉管壁厚度仅为主动脉的 1/3,其分支短、直径大、扩张性强,易受心功能的影响。肺循环血压低,毛细血管血压平均为 7 mmHg,远低于血浆胶体渗透压,有效滤过压为负值,能吸收肺泡内的液体,保持肺泡干燥,从而有利于肺泡和血液间的气体交换。某些病理原因使肺静脉压升高,肺毛细血管压也随之升高时,可使肺组织间隙和肺泡内积聚液体,形成肺水肿。

（二）肺循环的调节

当肺泡内氧分压下降时,肺血管收缩,血流阻力增大,使局部血流量减少。肺循环血管由交感神经和迷走神经支配。刺激交感神经使肺血管收缩,刺激迷走神经使肺血管轻度舒张。在体液调节因素中,肾上腺素、去甲肾上腺素、组胺、血管紧张素Ⅱ均能引起肺循环血管收缩,乙酰胆碱则使肺血管舒张。

三、脑的血液循环

（一）脑循环的特点

在安静状态下,人的脑循环总血流量为 750 mL/min,相当于心输出量的 15%,而脑的重量仅占体重的 2%左右。脑组织的耗氧量很大,占全身总耗氧量的 20%左右,脑对缺氧、缺血的耐受性很低。脑功能活动的维持依赖于血液循环,如果脑血流中断 10 s 左右,通常会出现意识丧失;脑血流中断超过 4 min,脑细胞将发生不可恢复的损伤。

（二）脑循环的调节

当动脉血压在 60~140 mmHg 的范围内变化时,脑血管可通过其**自身调节**机制使脑血流量保持稳定。当动脉血压低于 60 mmHg 时,脑血流量明显减少,可引起脑功能障碍。当动脉血压高于 140 mmHg 时,脑血流量增加,脑毛细血管血压过高,可导致脑水肿。脑血管的舒缩活动主要受血液中化学因素(如 CO_2、O_2 和 H^+ 等)的影响,其中 CO_2 起着主导作用。动脉血二氧化碳分压($PaCO_2$)升高、H^+ 浓度升高和动脉血氧分压(PaO_2)降低时,均可使脑血管舒张,脑血流量增多。脑血管接受交感缩血管纤维和副交感舒血管纤维的支配,神经活动在脑血管调节中所起的作用甚小。

思政园地

(1)通过血液循环的学习,树立敬佑生命、救死扶伤、甘于奉献、大爱无疆的新时代医务人员的职业精神。

(2)认识威胁人类健康的心脑血管疾病,树立有知识、有文化、有医德的医护工作者形象,为祖国的医学事业做出应有的贡献。

(3)通过学习和掌握血液循环的相关理论知识和技能,在面对突发事件时,能够冷静果断地实施救护工作,勇于担当,积极践行社会主义核心价值观。

(4)热爱所学专业和工作岗位,在职业活动中遵循职业行为准则和规范。

本章小结

血液循环的主要功能是完成体内的物质运输。本章主要阐述了心脏的泵血功能、心肌细胞的生物电、血管生理、心血管活动的调节和器官循环,简要介绍了冠脉循环、肺循环和脑循环等的特点。

心脏泵血是心脏的主要功能。在一个心动周期中,心房和心室的活动按一定的顺序和时间先后进行。心室收缩期可分为等容收缩期和射血期,而射血期又可分为快速射血期和减慢射血期。心脏泵血功能的评价指标有搏出量、射血分数、每分输出量(心输出量)、心指数等。心输出量可随机体代谢需要而增加的能力,称为心力储备。搏出量的多少则取决于心室肌的前负荷、后负荷和心肌收缩力等因素。心音是心肌收缩、瓣膜开闭、血液流速改变和血流冲击等因素引起的机械振动。正常情况下一般能听到第一心音(S_1)和第二心音(S_2)。

心肌细胞分为自律细胞和非自律细胞。心肌细胞的跨膜电位和神经细胞、骨骼肌细胞跨膜电位的形成机制相似,但心肌细胞生物电有显著特点。心室肌细胞的动作电位可分为 0、1、2、3、4 五个时期,平台期是心室肌细胞动作电位的主要特征之一。4 期自动去极化是自律细胞产生自动节律性兴奋的基础。心电图是反映心脏内兴奋产生、传导和恢复过程中电位变化的综合波形,每一个周期的波形基本上都包含有 P 波、QRS 波群和 T 波。心肌细胞的生理特性包括兴奋性、自律性、传导性和收缩性。心肌细胞兴奋性的特点是有效不应期特别长,故心肌不会发生强直收缩;窦房结是心脏的正常起搏点;房室延搁的生理意义是使心房收缩完毕后心室才开始收缩。

血压是指血管内流动的血液对于单位面积血管壁的侧压力,临床上所说的血压通常是指动脉血压。我国健康青年人的收缩压为 100～120 mmHg,舒张压为 60～80 mmHg,脉压为 30～40 mmHg。形成动脉血压的前提条件是心血管系统内有足够的血液充盈,心肌收缩射血产生的动力和血流过程中遇到的外周阻力是形成动脉血压的根本因素,大动脉管壁的弹性作为调节因素。影响动脉血压的因素包括搏出量、心率、外周阻力、大动脉管壁的弹性储器作用、循环血量与血管容量等。动脉管壁随着心脏的收缩和舒张活动产生周期性的扩张与回缩称为动脉脉搏。右心房和胸腔内大静脉的血压称为中心静脉压,中心静脉压的高低可以作为判断心血管功能的指标之一,也是控制输液速度和输液量的主要依据。影响静脉回心血量的因素包括心肌收缩力、骨骼肌的挤压作用、呼吸运动、重力和体位等。微循环主要功能是实现血液与组织液之间的物质交换,包括直捷通路、迂回通路、动-静脉短路三条不同的通路。影响组织液生成和回流的因素是毛细血管血压、血浆胶体渗透压、毛细血管壁通透性和淋巴回流等。

心血管活动的调节包括神经调节、体液调节和自身调节。心迷走神经节后纤维末梢释放乙酰胆碱,与心肌细胞膜上的 M 型胆碱受体结合,引起心肌收缩力减弱、房室传导速度减慢、心率减慢,使心输出量减少,血压下降;心交感神经节后神经纤维末梢释放去甲肾上腺素,它与心肌细胞膜上的 β_1 受体结合,引起心率加快,心肌收缩力加强,房室传导速度加快,使心输出量增加,血压升高。支配血管平滑肌的神经纤维可分为缩血管神经和舒血管神经两类。交感缩血管神经的节后纤维释放去甲肾上腺素,与血管平滑肌细胞膜上的 α 受体结合,引起血管平滑肌收缩。心血管中枢活动的基本中枢位于延髓,包括心交感中枢、心迷走中枢和交感缩血管中枢。减压反射的生理意义是防止或缓冲动脉血压的急剧波动,维持正常动脉血压的相对稳定。肾上腺素与心肌细胞膜上的 β_1 受体结合,使心率加快,心肌收缩力加强,心输出量增加,血压升高;去甲肾上腺素与血管平滑肌上的 α 受体结合,使血管平滑肌收缩,外周阻力增大,动脉血压升高。肾素-血管紧张素-醛固酮系统对维持动脉血压长期稳定具有重要意义。冠脉循环途径短,血压较高,血流快;肺循环血压低,肺动脉易受心功能的影响;脑组织的耗氧量很大,血液循环对脑功能的正常运转起重要作用。

习题检测

一、名词解释

1. 心动周期
2. 搏出量
3. 射血分数
4. 心输出量
5. 心指数
6. 期前收缩
7. 中心静脉压
8. 微循环
9. 房室延隔
10. 血压
11. 脉压
12. 平均动脉压

扫码看答案

13.心力储备

14.异长自身调节

二、问答题

1.动脉血压是如何形成的？影响动脉血压的因素有哪些？

2.试述心脏泵血功能的各项评价指标。

3.影响心肌兴奋性、传导性、自律性和收缩力的因素有哪些？

4.影响动脉血压的因素有哪些？

5.以左心室为例，描述一个心动周期中心室射血和充盈的过程。

6.试述心动周期左心室压力、瓣膜、容积和血流方向变化。

7.描述心室肌细胞的动作电位。

8.简述心肌的生理特性。

9.试述微循环通路的主要途径、开放情况和生理功能。

10.试述组织液的生成与回流。

11.正常生理情况下，动脉血压是怎样维持相对稳定的？

12.试比较肾上腺素与去甲肾上腺素的异同点。

选择题扫码
在线答题

（刘　勤）

呼吸

扫码看课件

(1)说出呼吸的基本过程。

(2)说出肺通气的直接动力和原动力,描述呼吸运动;说出呼吸运动的类型,识记呼吸频率。

(3)识记肺内压的定义,概括肺内压的周期性变化特点。

(4)说出胸内压的定义,分析胸内压的形成,理解胸内负压的生理意义。

(5)说出肺通气阻力的类型;识记肺泡表面活性物质的来源和化学本质,理解肺泡表面活性物质的生理意义。

(6)列出肺通气功能的评价指标;识记肺活量和肺泡通气量。

(7)识记每分通气量的定义;识记肺泡通气量的定义和计算公式。

(8)说出气体交换的原理,比较机体不同部位PO_2和PCO_2的大小;描述肺换气和组织换气过程。

(9)分析影响气体交换的因素;识记呼吸膜的构成;识记和理解通气量(V)与血流量(Q)的比值。

(10)识记O_2和CO_2的运输形式,说出血红蛋白(Hb)氧容量、Hb氧含量和血氧饱和度的定义;理解发绀的定义和意义。

(11)识记氧解离曲线的定义,描述氧解离曲线的特点并分析其意义。

(12)概括脊髓、延髓、脑桥和大脑皮质在呼吸运动调节中的作用。

(13)说出外周化学感受器和中枢化学感受器的名称和位置;分析CO_2、H^+和O_2对呼吸的影响;理解相关临床知识之间的联系。

(14)说出肺牵张反射的定义和类型;说出防御性呼吸反射的定义。

呼吸是机体与外界环境之间进行气体交换的过程。人体在生命活动过程中需要不断地从外界摄取O_2,并将其所产生的CO_2排出体外,从而维持内环境的相对稳定,保证人体新陈代谢的正常进行。呼吸是维持人体生命活动的基本生理过程之一,一旦呼吸停止,生命也将终止。呼吸过程包括外呼吸(包括肺通气和肺换气)、气体在血液中的运输、内呼吸(即组织换气)(图 5-1)。

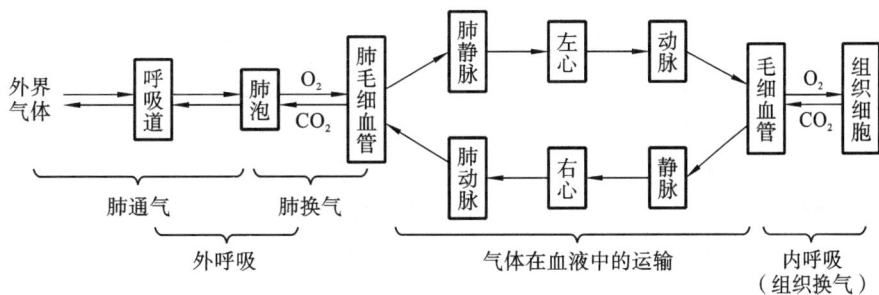

图 5-1 呼吸全过程示意图

第一节　肺　通　气

肺通气是指肺泡与外界环境之间经呼吸道进行气体交换的过程。

一、肺通气的原理

气体进出肺取决于两个因素的相互作用:一是推动气体流动的动力;二是阻止气体流动的阻力。要实现肺通气,前者必须克服后者。

(一)肺通气的动力

气体进出肺泡是由于肺内压与大气压之间出现了差值。当肺内压低于大气压时,空气流入肺泡,这一过程即吸气;当肺内压高于大气压时,肺泡内气体流出到外界,这一过程即呼气。因此,肺内压与大气压之间的压力差是肺通气的**直接动力**。肺内压的变化是胸廓的扩大和缩小引起的,因此,呼吸运动是肺通气的**原动力**。

1.呼吸运动　呼吸肌收缩和舒张引起的胸廓节律性扩大和缩小的过程称为**呼吸运动**,包括吸气运动和呼气运动。

(1)吸气运动:平静吸气时,吸气运动是由膈肌和肋间外肌的收缩来实现的。膈肌收缩增加了胸廓的上、下径,肋间外肌收缩则增加了胸廓的前后径和左右径,随之胸腔和肺容积增大,肺内压降低。当肺内压低于大气压时,外界气体入肺,产生吸气运动。

(2)呼气运动:平静呼气时,膈肌和肋间外肌舒张,肺依靠本身的回缩力而回位,并牵引胸廓缩小,向吸气开始前的位置恢复,胸腔和肺容积减小,肺内压增高,当大于大气压时,肺内气体被呼出,产生呼气运动。平静呼吸时因膈肌收缩而增加的胸腔容积相当于总通气量的 $4/5$,所以膈肌的舒缩在肺通气中起重要作用。

(3)呼吸形式:依据呼吸过程中骨骼肌的活动情况,可将呼吸运动分为多种类型。

①平静呼吸与用力呼吸:人体在安静状态下的呼吸运动称为**平静呼吸**,其特点是呼吸运动较为平稳均匀,每分钟 $12\sim18$ 次。平静呼吸时,吸气运动由吸气肌收缩引起,故吸气是主动的;而呼气运动时吸气肌舒张,呼气则是被动的。呼吸加深、加快时的呼吸运动称为**用力呼吸**或**深呼吸**。用力吸气时,除了吸气肌收缩外,辅助吸气肌也参与收缩;用力呼气时,除吸气肌舒张外,呼气肌也收缩。所以用力呼吸时吸气和呼气都是主动的。

②腹式呼吸和胸式呼吸:以膈肌舒缩为主的呼吸运动,主要表现为腹壁明显的起伏,称为**腹式呼吸**。以肋间外肌舒缩为主的呼吸运动,主要表现为胸廓的扩大和缩小,称为**胸式呼吸**。一般情况下,正常成人胸式呼吸和腹式呼吸同时存在,只有在胸部或腹部活动受限时才会出现某种单一的呼吸形式。

2.肺内压　肺内压是指肺泡内的压力。吸气初,肺容积扩大,肺内压下降,低于大气压 $1\sim2$ mmHg,外界空气入肺;吸气末,肺内压等于大气压。呼气初,肺容积缩小,肺内压升高,高于大气压 $1\sim2$ mmHg,肺内气体出肺;呼气末,肺内压等于大气压。由此可见,在呼吸运动过程中,正是由于肺内压的周期性变化,形成大气压与肺内压之差,从而决定了气体流动的方向和气体进出肺的量。

3.胸膜腔和胸膜腔内压　肺与胸廓在结构上并不相连,呼吸运动过程中肺能随胸廓的运动而扩张和回缩,这与胸膜腔的特征和胸膜腔内压的作用有关。**胸膜腔**是由胸膜壁层和脏层围成的密闭潜在腔隙。正常胸膜腔内没有气体,仅有少量浆液,浆液有两方面的作用:一是在两层胸膜之间起到润滑作用;二是浆液分子的内聚力使两层胸膜紧密相贴,使肺可以随胸廓的运动而扩张和回缩。

(1)胸膜腔内压的概念及形成:胸膜腔内的压力称为**胸膜腔内压**,简称**胸内压**。测量表明(图 5-2),平静呼吸过程中,胸内压通常低于大气压,若设大气压为 0,则胸内压为负值,习惯上称**胸内负压**。

胸内负压的形成和作用与胸膜腔的两种力有关:一种是肺内压,使肺泡扩张;另一种是肺回缩力,使肺泡缩小。胸内压是这两种方向相反的力的代数和,可表示为:

$$胸内压＝肺内压＋(-肺回缩力)$$

在吸气末或呼气末,肺内压等于大气压。因此:

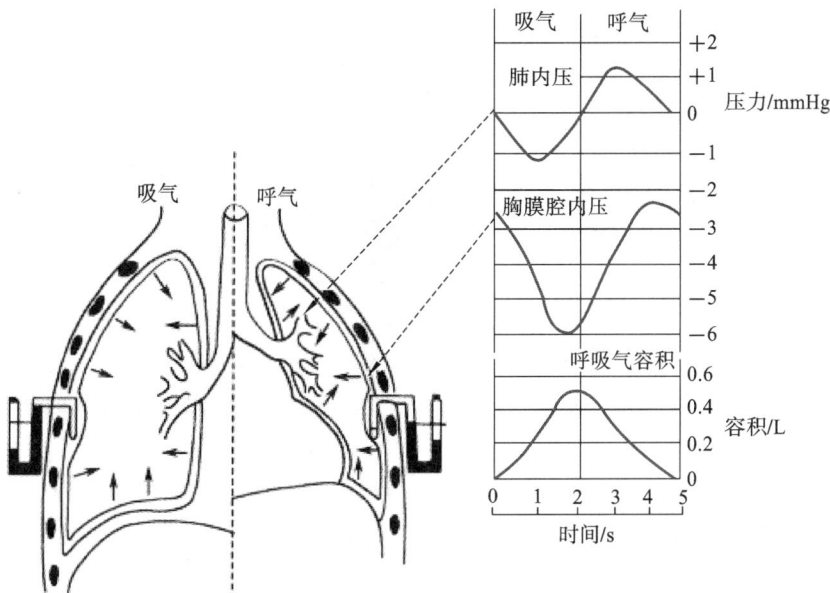

图 5-2　吸气和呼气时,肺内压、胸膜腔内压及呼吸气容积的变化过程(右)和胸膜腔内压直接测量示意图(左)

$$胸内压 = 大气压 + (-肺回缩力)$$

若将大气压视为 0,则:

$$胸内压 = -肺回缩力$$

可见胸内负压实际上是由肺回缩力所决定的,其值也随呼吸过程的变化而变化。

(2)胸内负压的生理意义:①有利于维持肺的扩张状态,并使肺能随胸廓的运动而变化。②有利于静脉血和淋巴液的回流,使胸膜腔内一些壁薄低压的管道(如腔静脉、胸导管等)扩张。如果胸膜受损,破坏了胸膜腔的密闭性,空气进入胸膜腔而形成气胸,则胸内负压消失,肺因其回缩力而萎缩,导致肺不张,静脉血和淋巴回流受损,导致呼吸和循环功能障碍,以致危及生命。

📖 知识拓展

人工呼吸

人工呼吸是一种急救措施,可以维持呼吸,解除组织缺氧。人工呼吸是通过人工的方式建立起肺内压与大气压之间的压力差,以维持肺通气的过程。常用方法有口对口人工呼吸法、仰卧压胸法、仰卧压背法等。进行人工呼吸前,应先解开伤员的领扣、紧身衣服和裤带,清除口腔内的泥土、杂草、血块、分泌物或呕吐物等。有假牙者应取出,保持呼吸道通畅。

口对口人工呼吸法:将伤员下颌托起,捏住鼻孔,急救者深吸气后,将嘴紧贴伤员的嘴,用力将气吹入,看到伤员胸壁扩张后停止吹气,之后迅速离开伤员的嘴,如此反复进行。如果伤员的口腔紧闭而不能撬开时,也可用口对鼻吹气法。

(二)肺通气的阻力

肺通气的阻力包括弹性阻力和非弹性阻力。前者约占总阻力的 70%,后者约占 30%。

1.弹性阻力　弹性物体在外力作用下变形时所产生的对抗变形的力称为**弹性阻力**。肺通气的弹性阻力来自肺和胸廓。

(1)肺弹性阻力:肺弹性阻力来自两个方面。一是肺组织本身的弹性回缩力(主要来自弹性纤维等),约占肺弹性阻力的 1/3;二是肺泡表面液体层所形成的表面张力(使肺泡趋向于缩小),约占肺弹性阻力的 2/3。

肺组织内含有弹性纤维,肺扩张时弹性纤维会产生回缩力,在一定范围内,肺被扩张得越大,弹性回缩力越大,肺弹性阻力也越大。反之,则越小。

肺泡的内表面覆盖有薄层液体,与肺泡内气体之间形成液-气平面,从而产生表面张力,能使肺泡趋于缩小,利于肺的回缩,是肺扩张的阻力。根据拉普拉斯定律:

$$P=2T/r$$

式中,P 为肺泡内压,T 为表面张力,r 为肺泡半径。

依照公式,如果大、小肺泡表面张力一样,则大肺泡因半径大而肺泡内压小,小肺泡因半径小而肺泡内压大。而正常人的肺是由大小不等的肺泡构成,肺内的大、小肺泡又是彼此连通的,按此公式推导,气体将从小肺泡不断地流入大肺泡,使大肺泡膨胀,而小肺泡萎缩,肺泡失去稳定性。但是,这种情况在正常人中并未出现。因为肺泡内尚存在一种可降低肺泡表面张力的物质,即**肺泡表面活性物质**。肺泡表面活性物质由肺泡Ⅱ型细胞合成并释放,它是一种复杂的脂蛋白混合物,主要成分是**二棕榈酰卵磷脂**,其作用是降低肺泡液-气平面的表面张力。

肺泡表面活性物质的生理意义:①有助于维持不同大小肺泡的稳定性;②避免肺毛细血管中液体渗入肺泡,防止肺水肿;③降低吸气阻力,有利于肺的扩张,保证肺通气的顺利进行。

知识拓展

新生儿呼吸窘迫综合征

胎儿在六七个月或以后,肺泡Ⅱ型细胞才开始合成和分泌肺泡表面活性物质。因此,早产儿可因肺泡Ⅱ型细胞尚未成熟,缺乏肺泡表面活性物质而引起肺泡极度缩小,发生肺不张,且由于肺泡表面张力过高,吸引肺毛细血管血浆进入肺泡,在肺泡内壁形成一层"透明膜"阻碍气体交换,出现新生儿呼吸窘迫综合征。患儿在出生后出现短暂(数分钟至数小时)的自然呼吸,继而发生进行性呼吸困难、发绀、呻吟等急性呼吸窘迫症状和呼吸衰竭,严重时可致死。

由于肺泡液可进入羊水,可抽取羊水检查其中肺泡表面活性物质的含量和成分,以了解胎肺发育的成熟状况。

(2)胸廓弹性阻力:胸廓的弹性阻力来自胸廓的弹性组织。胸廓是一个双向弹性体,其弹性回缩力的方向随胸廓所处的位置而改变。当肺容量约为肺总量的 67% 时,胸廓处于自然容积的位置;肺容量大于肺总量的 67% 时,胸廓被扩大而产生向内的弹性回缩力;在肺容量小于肺总量的 67% 时,胸廓被压缩而产生向外的弹性回缩力。

(3)顺应性:顺应性是指弹性组织在外力作用下的可扩张性。容易扩张即顺应性大,不易扩张则顺应性小。它与弹性阻力成反比。

临床延伸

弹性阻力的变化对呼吸运动的影响

成人患肺炎、肺栓塞等疾病时,可因肺泡Ⅱ型细胞受损,致使肺泡表面活性物质减少而发生肺不张。

肺充血、肺纤维化或肺泡表面活性物质减少时,肺弹性阻力增大,顺应性降低,导致患者吸气困难。

肺气肿时,肺组织弹性纤维被大量破坏,肺弹性阻力减小,导致患者呼气困难。

2.非弹性阻力 非弹性阻力包括气管阻力、黏滞阻力和惯性阻力,其中气管阻力是非弹性阻力的主要成分,占 80%～90%。**气管阻力**是气体通过呼吸道时,气体分子之间及气体分子与气管壁之间的摩擦力。

气管阻力与呼吸道半径的 4 次方成反比,因此气管口径是影响气管阻力的主要因素。呼吸道平滑肌受自主神经支配。交感神经兴奋时,呼吸道平滑肌舒张,口径变大,阻力减小;副交感神经兴奋时,呼吸道平滑肌收缩,口径变小,阻力增大。支气管哮喘患者发作时,因支气管平滑肌痉挛,气管阻力明显增大,表现为呼吸困难,临床上可用支气管解痉药来缓解。

二、肺通气功能的评价指标

肺容量和肺通气量是评价肺通气功能的指标。

(一)肺容量

肺容量是指肺内所容纳气体的量。在通气过程中,肺容量的大小取决于呼吸运动的深浅。肺容量描记图见图 5-3。

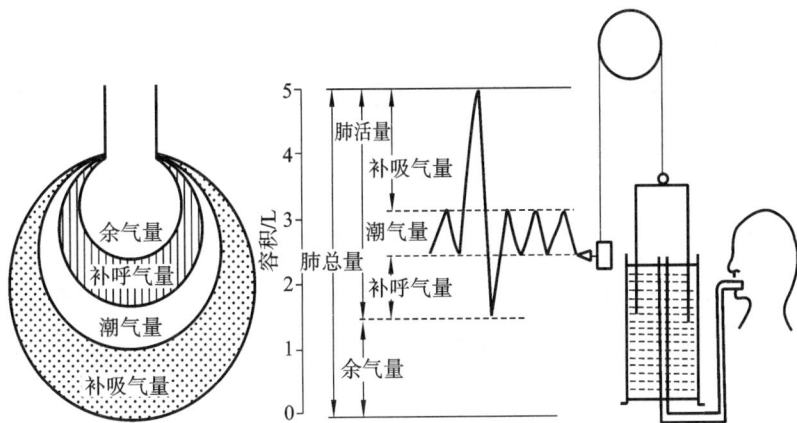

图 5-3 肺容量描记图

1. 潮气量(TV) 每次呼吸时,吸入或呼出的气体量,称为**潮气量**。正常成人平静呼吸时潮气量为 $0.4\sim 0.6$ L,平均为 0.5 L。

2. 补吸气量(IRV) 平静吸气末再尽力吸气,所能增加的吸入气体量,称为**补吸气量**。正常成人补吸气量为 $1.5\sim 2.0$ L。

3. 补呼气量(ERV) 平静呼气末再尽力呼气,所能增加的呼出气体量,称为**补呼气量**。正常成人补呼气量为 $0.9\sim 1.2$ L。

4. 余气量(RV)和功能余气量(FRC) 用力呼气末,肺内所残留的气体量,称为**余气量**。正常成人为 $1.0\sim 1.5$ L。平静呼气末,肺内所残留的气体量,称为**功能余气量**,它是补呼气量和余气量之和。正常成人功能余气量约为 2.5 L。功能余气量的存在有重要的生理意义,它能缓冲呼吸过程中肺泡内 O_2 分压和 CO_2 分压的急剧变化,从而保证肺泡内和血液中 O_2 分压和 CO_2 分压不会随呼吸运动而出现大幅度的波动。

5. 肺活量(VC)和用力呼气量(FEV) 尽力吸气后再尽力呼气,从肺内所能呼出的最大气体量称为**肺活量**,它是潮气量、补吸气量和补呼气量之和。正常成年男性平均约为 3.5 L,女性约为 2.5 L。肺活量有较大的个体差异,它反映了肺一次通气的最大能力,是肺功能测定的常用指标。

由于测定肺活量时不限制呼气的时间,某些肺组织弹性降低或呼吸道狭窄的患者测得的肺活量仍可正常。因此,为了充分反映肺组织的弹性状态和气管通畅程度等变化,可测量用力呼气量。用力呼气量(FEV),又称为**时间肺活量**,是指尽力吸气后再尽力尽快呼气,在一定时间内所能呼出的气体量,通常以它占用力肺活量的百分数表示。正常人第 1 s、2 s、3 s 末的用力呼气量(FEV_1、FEV_2、FEV_3)分别约为 **83%**、96%、99%。其中,第 1 s 末的用力呼气量(**FEV_1**)在临床最为常用,如低于 60%,提示有一定程度的气管阻塞,见于肺弹性降低或阻塞性肺疾病。

6. 肺总量(TLC) 肺所能容纳的最大气体量称为**肺总量**,它是肺活量与余气量之和。其大小因性别、年龄、身材、运动量的不同而有差异,成年男性平均约为 5.0 L,女性约为 3.5 L。

案例思考

患儿,男,2岁,家长诉其受凉后发热、咳嗽3天,近1天来伴气促到医院就诊。体检:腋温38.5℃,呼吸42次/分,患儿呼吸急促、口唇发绀,双肺闻及中、细湿啰音,门诊以"支气管肺炎"收入院治疗。请思考以下问题:

(1)分析患儿口唇发绀的原因。

(2)哪些原因会导致机体缺氧?列举缺氧的症状和表现。

(二)肺通气量

1.每分通气量　每分钟吸入或呼出的气体量,称为**每分通气量**,其值为潮气量与呼吸频率的乘积。正常成人平静呼吸时,每分通气量为6.0~9.0 L。劳动或运动时,每分通气量增大。在尽力做深快呼吸时,每分钟所能吸入或呼出的最大气体量称为**最大随意通气量**。最大随意通气量能反映单位时间内充分发挥全部通气能力所能达到的通气量,正常成人最大随意通气量一般可达150 L,是平静呼吸时肺通气量(6 L/min)的25倍,它能反映肺通气功能的储备能力。

2.肺泡通气量　每分钟吸入肺泡与血液进行气体交换的新鲜气体量,称为**肺泡通气量**。每次吸气时,总有一部分气体留在鼻腔或口腔与终末细支气管之间的呼吸道内,不参与肺泡与血液之间的气体交换,故将这部分呼吸道的容积称为**解剖无效腔**,正常成人其容积约为150 mL。进入肺泡的气体也可以因血流在肺内分布不均而未能全部与血液进行交换,未能发生交换的肺泡容积称为**肺泡无效腔**。解剖无效腔与肺泡无效腔合称为**生理无效腔**。正常人的肺泡无效腔接近于零,因此,生理无效腔与解剖无效腔基本相等。真正的气体交换量应以肺泡通气量为准。其计算公式如下:

$$肺泡通气量=(潮气量-生理无效腔气量)×呼吸频率$$

正常成人在安静时,肺泡通气量约为4.2 L,相当于每分通气量的70%。正常人的生理无效腔气量变化不大,影响肺泡通气量的主要是呼吸频率和潮气量。如果潮气量加倍,呼吸频率减半,肺通气量仍然不变,而肺泡通气量明显增加。如果潮气量减半,呼吸频率加倍,肺通气量不变,但肺泡通气量明显减少。由表5-1可见,对肺换气而言,在一定范围内,深慢呼吸比浅快呼吸的气体交换效率高。

表5-1　不同呼吸形式时的肺通气量、肺泡通气量比较

呼吸形式	呼吸频率/(次/分)	潮气量/L	肺通气量/L	肺泡通气量/L
平静呼吸	12	0.5	6.0	4.2
浅快呼吸	24	0.25	6.0	2.4
深慢呼吸	6	1.0	6.0	5.1

第二节　气体交换与运输

一、气体交换

气体交换包括肺换气和组织换气。**肺换气**是指肺泡与毛细血管血液之间进行的气体交换。**组织换气**是指血液与组织细胞之间进行的气体交换。

(一)气体交换的原理

气体分子总是由气体压力高处向压力低处移动,直至气体分子分布均匀为止,这一过程称为**气体扩散**。

肺换气和组织换气都是以扩散方式进行的。

1.气体的分压差 在混合气体中,每种气体所占的压力称为该气体的分压。其大小与该气体占混合气体的容积百分比成正比。根据气体扩散的原理,**气体交换的动力**是气体的分压差,并且其决定了气体交换的方向。人体内肺泡气、血液及组织中氧分压(PO_2)和二氧化碳分压(PCO_2)见表5-2。

表5-2 体内不同部位的氧分压(PO_2)和二氧化碳分压(PCO_2)   单位:mmHg

分 压	肺 泡 气	静 脉 血	动 脉 血	组 织
PO_2	102	40	100	30
PCO_2	40	46	40	50

2.气体的扩散速率 单位时间内气体扩散的体积为气体扩散速率,受到气体的分压差、溶解度、相对分子质量及气体的扩散面积、扩散距离等因素的影响,其关系如下:

$$气体扩散速率 = \frac{分压差 \times 溶解度 \times 温度 \times 扩散面积}{扩散距离 \times \sqrt{相对分子质量}}$$

一般情况下,O_2 和 CO_2 的扩散面积、温度和扩散距离是相同的。在血浆中 CO_2 的溶解度是 O_2 的 24 倍,CO_2 的相对分子质量的平方根是 O_2 的 1.17 倍,O_2 的分压差是 CO_2 的 10 倍,所以 CO_2 的扩散速率约为 O_2 的 2 倍,CO_2 扩散比 O_2 快,不易潴留。因此,临床上缺氧比 CO_2 潴留更为常见。

(二)气体交换过程

1.肺换气 肺泡气的 PO_2 大于静脉血的 PO_2,而肺泡气的 PCO_2 则小于静脉血的 PCO_2。来自肺动脉的静脉血流经肺毛细血管时,在分压差的推动下,O_2 由肺泡扩散入血液,CO_2 则由静脉血扩散入肺泡,完成肺换气过程,使静脉血变成含 O_2 较多、CO_2 较少的动脉血。

2.组织换气 在组织部位,由于细胞代谢不断消耗 O_2,同时产生 CO_2,故动脉血氧分压(PaO_2)高于组织 PO_2,而组织内 PCO_2 高于动脉血二氧化碳分压($PaCO_2$)。当动脉血流经组织毛细血管时,在分压差的推动下,O_2 由血液扩散入组织细胞,CO_2 则从组织细胞扩散入血液,完成组织换气,使动脉血变成了含 O_2 较少、CO_2 较多的静脉血。

(三)影响气体交换的因素

影响气体扩散速率的因素都可以影响气体交换,其中扩散距离(呼吸膜的面积)和扩散面积在人体肺内是影响气体交换的主要因素。另外,肺换气过程还受呼吸膜的厚度和面积及通气量与血流量比值的影响。

1.呼吸膜的厚度和面积

(1)呼吸膜的厚度:O_2 和 CO_2 在肺部扩散必须经过**呼吸膜**。呼吸膜有 6 层结构(图5-4),即含有表面活性物质的液体分子层、肺泡上皮细胞层、肺泡上皮基膜层、肺泡与毛细血管之间的间质、毛细血管内皮基膜层和毛细血管内皮细胞层。正常呼吸膜非常薄,平均厚度不到 1 μm,有的部位仅厚约 0.2 μm,非常有利于气体扩散。任何使呼吸膜增厚的疾病,如肺纤维化、肺水肿等,都会降低扩散速率,影响气体交换。在充血性心力衰竭和间质性肺病(如某些病毒性肺炎)等情况下,因肺组织水肿导致呼吸膜的厚度增加,也可降低肺换气的效率,引起机体缺氧。

(2)呼吸膜的面积:正常成人两肺约有 3 亿个肺泡,总扩散面积达 70 m^2。平静呼吸时,约有 40 m^2 的呼吸膜参与气体交换,因此有相当大的储备面积。在运动时,因肺毛细血管舒张和开放数量增多,扩散的面积大大增加。若发生肺不张、肺实变、肺气肿或毛细血管关闭和阻塞等病变,可使呼吸膜扩散面积减小,气体交换量减少。如果呼吸膜总面积小于健康人的1/3 或 1/4,气体交换速度甚至不能满足机体静息状态时的需要。

2.通气量与血流量比值(V/Q) **V/Q** 值指每分钟肺泡通气量(V)与每分钟肺血流量(Q)的比值。正常成人在安静状态下,肺泡通气量约为 4.2 L/min,肺血流量约为 5.0 L/min,V、Q 比值为 0.84。

V、Q 比值正常即表示由右心射出的静脉血通过肺毛细血管时能够进行充分的气体交换,全部成为动脉

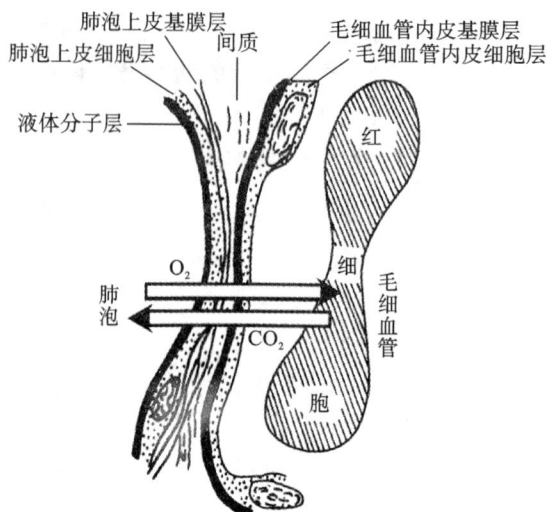

图 5-4　呼吸膜示意图

血,满足全身组织代谢对气体更新的需要。当 V、Q 比值增大时,表示肺通气过度或肺血流量不足,部分肺泡气体未能与血液进行充分的交换,导致肺泡无效腔增大;当 V、Q 比值减小时,表示肺通气不足或肺血流量过多,部分血液流经通气不良的肺泡,得不到充分的气体更新,形成功能性动-静脉短路。V、Q 比值增大或减小均可使肺换气效率降低。

二、气体在血液中的运输

在呼吸过程中,血液起着运输气体的作用。它将 O_2 从肺运送到全身组织,又将组织产生的 CO_2 运送到肺部呼出体外。O_2 和 CO_2 在血液中运输有物理溶解和化学结合两种形式,其中以化学结合为主要运输形式。物理溶解运输的气体量虽然很少,却是实现化学结合所必需的中间环节。气体必须先溶解于血液,才能进行化学结合;结合状态的气体,也必须先解离成溶解状态,才能逸出血液。

(一)O_2 的运输

1. 物理溶解　O_2 在血液中溶解的量很少,仅占血液总 O_2 含量的 1.5%。

2. 化学结合　化学结合是 O_2 的主要运输形式,约占血液总 O_2 量的 98.5%。O_2 进入红细胞后,与红细胞内的血红蛋白(Hb)结合,形成氧合血红蛋白(HbO_2),并以此形式进行运输。O_2 和 Hb 结合是一种亲和力很强的可逆性结合,称为**氧合**。氧合的多少取决于血液中 PO_2 的高低。当血液流经 PO_2 高的肺部时,O_2 与 Hb 结合,形成 HbO_2;当血液流经 PO_2 低的组织时,HbO_2 迅速解离,释放出 O_2,成为去氧合血红蛋白,如下式所示:

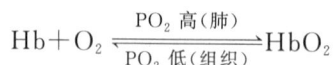

$$Hb + O_2 \underset{PO_2 \text{低(组织)}}{\overset{PO_2 \text{高(肺)}}{\rightleftharpoons}} HbO_2$$

(1)O_2 与 Hb 结合的特征:该反应迅速、可逆,不需要酶参与,决定反应方向的因素是 PO_2。因 Hb 中的 Fe^{2+} 与 O_2 结合后仍是 Fe^{2+},所以该反应是氧合而不是氧化。如果 Hb 中的 Fe^{2+} 被氧化成 Fe^{3+}(如亚硝酸盐中毒),就不能再结合 O_2,导致机体缺氧。1 分子 Hb 可结合 4 分子 O_2,100 mL 血液中 Hb 所能结合的最大 O_2 量称为 **Hb 氧容量**。而 100 mL 血液中 Hb 实际结合的 O_2 量称为 **Hb 氧含量**。Hb 氧含量占 Hb 氧容量的百分比称为 **Hb 氧饱和度**(又称血氧饱和度)。HbO_2 呈鲜红色,去氧血红蛋白呈暗红色。当每升血液中去氧血红蛋白含量达到 50 g 以上时,在毛细血管丰富的表浅部位,如口唇、甲床等处可出现青紫色,称为**发绀**。发绀通常是人体缺氧的标志。Hb 还可与 CO 结合,生成一氧化碳血红蛋白(HbCO),呈樱桃红色。由于 CO 与 Hb 的结合能力是 O_2 的 210 倍,故 CO 中毒时,O_2 很难与 Hb 结合,引起机体缺氧。

📖 **知识拓展**

CO 中毒

CO 中毒即通常所说的煤气中毒。空气中的 CO 含量如果达到 0.04％～0.06％时，就可使人中毒。常见中毒原因：①在密闭的居室里用煤气或用煤球炉取暖、做饭；②管道煤气漏气；③使用燃气热水器洗浴，通风不良；④冬季在车库内长时间发动汽车或开启车内空调后在车内睡眠等。

当 CO 进入肺泡后，迅速弥散于血液内，与 Hb 结合成 HbCO，由于 CO 和 O_2 都和 Hb 的同一位点结合，CO 占据了 Hb 的结合位点，使血液携氧功能受阻，造成低氧血症，引起组织严重缺氧而产生一系列症状，甚至危及生命。CO 中毒可导致急性脑缺氧性疾病，患者会出现程度不同的神经系统损害症状。轻者表现为头痛、头晕、心悸、眼花、恶心、呕吐、全身乏力等；重者则出现意识障碍，表现为意识模糊、嗜睡，继而昏迷。由于 HbCO 呈樱桃红色，CO 中毒患者皮肤和黏膜可呈樱桃红色，此时患者虽严重缺氧却不出现发绀。

煤气中毒现场急救要点：立即打开门窗通风，尽快将患者搬离中毒环境；患者呼吸心跳停止时，立即进行人工呼吸和心脏按压；同时呼叫 120 急救服务。入院后应为患者进行高压氧治疗，高压氧治疗是给患者吸入高于常压的 O_2，首先提高其血液中物理溶解氧量，迅速增加血液中的 O_2 含量，从而有效降低 CO 中毒后遗症的发生率。高压氧治疗是解救煤气中毒者的最好方法。

（2）氧解离曲线：表示血液 PO_2 与血氧饱和度关系的曲线，称为**氧解离曲线**。此曲线呈 S 形（图 5-5）。

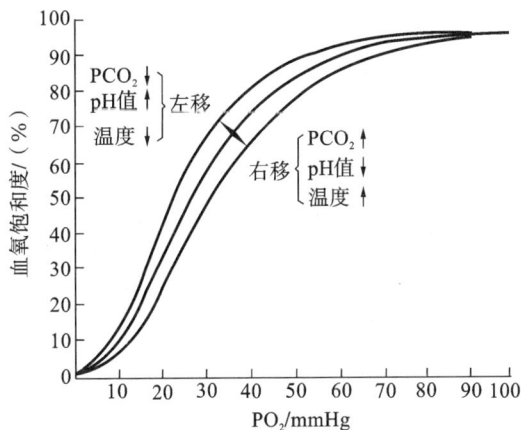

图 5-5 氧解离曲线及主要影响因素

氧解离曲线的主要特点和意义：①曲线上段相当于血液中 PO_2 为 60～100 mmHg 的区段，比较平坦，反映了 Hb 与 O_2 结合的特点，即 PO_2 在这个范围内变化时，对血氧饱和度的影响不大。因此，在高原、高空环境或患某些呼吸系统疾病时，只要 PO_2 不低于 60 mmHg，血氧饱和度仍可保持在 90％以上，血液仍能携带足够的 O_2，不至于发生明显的低氧血症，但这一特点不利于早期发现呼吸系统和心血管系统疾病。②曲线中段相当于 PO_2 为 40～60 mmHg 的区段，比较陡直，反映了 HbO_2 释放 O_2 的特点，即 PO_2 在这个范围内稍有降低，血氧饱和度出现较明显的下降，释放出的 O_2 供组织代谢利用。③曲线下段相当于 PO_2 为 15～40 mmHg 的区段，最陡，也是 HbO_2 释放 O_2 的部分，表明 PO_2 稍有降低，血氧饱和度将大幅度下降，释放出更多的 O_2 以满足机体活动增强时对 O_2 的需要。

氧解离曲线受血液 PCO_2、pH 值和温度等因素的影响。血液中 PCO_2 增高、pH 值降低和温度升高，使氧解离曲线右移，即 Hb 和 O_2 的亲和力降低，O_2 的释放增多；反之，则使氧解离曲线左移，即 Hb 和 O_2 的亲和力增加，O_2 的释放减少。

亚硝酸盐中毒

亚硝酸盐是一种含有亚硝酸根阴离子（NO_2^-）的盐。在食品加工业中,亚硝酸盐常被添加到香肠和腊肉中作为保色剂,以维持良好的外观。另外,亚硝酸盐在腌菜、剩菜中含量也较高。

大量进食含有亚硝酸盐的食物时,机体 Hb 中的 Fe^{2+} 被氧化成 Fe^{3+},成为高铁血红蛋白,导致高铁血红蛋白丧失运输 O_2 的能力,血液携氧功能下降。由于血中高铁血红蛋白呈紫蓝色,亚硝酸盐中毒者也可出现发绀。

（二）CO_2 的运输

1. 物理溶解　血液中物理溶解的 CO_2 约占血液运输 CO_2 总量的 5%。

2. 化学结合　CO_2 以化学结合形式运输,约占运输总量的 95%。CO_2 在血液中的化学结合形式有碳酸氢盐和氨基甲酸血红蛋白两种。

（1）碳酸氢盐形式：以碳酸氢盐形式运输的 CO_2,约占血液 CO_2 运输总量的 88%。组织细胞生成的 CO_2 扩散入血浆,溶解于血浆的 CO_2 又迅速扩散入红细胞。在红细胞内碳酸酐酶（CA）的催化作用下,CO_2 与 H_2O 结合形成 H_2CO_3,H_2CO_3 又迅速解离成 H^+ 和 HCO_3^-。生成的 HCO_3^- 除少部分与细胞内的 K^+ 结合成 $KHCO_3$ 外,大部分扩散入血浆与 Na^+ 结合生成 $NaHCO_3$;同时血浆中的 Cl^- 向细胞内转移,以保持红细胞内、外电荷平衡。由于红细胞膜对阳离子通透性极小,在上述反应中解离出的 H^+ 与红细胞内的 Hb 结合,同时促进 O_2 释放（图 5-6）。

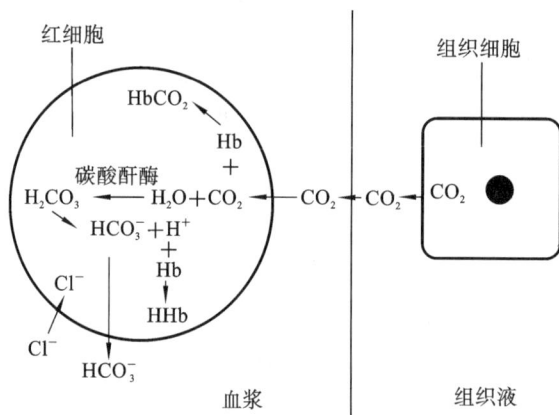

图 5-6　CO_2 的化学结合过程

（2）氨基甲酸血红蛋白形式：以氨基甲酸血红蛋白形式运输的 CO_2 量,占运输总量的 7%。进入红细胞中的 CO_2 能直接与 Hb 的氨基结合,形成**氨基甲酸血红蛋白**（HbNHCOOH）。这一反应不需要酶的参与,反应迅速、可逆。其结合量主要受 Hb 含氧量的影响。HbO_2 与 CO_2 的结合能力比 Hb 与 CO_2 的结合能力小,所以当动脉血流经组织时,HbO_2 释放出 O_2 成为 Hb,Hb 容易结合 CO_2,形成大量的 HbNHCOOH;在肺部,由于 HbO_2 形成,减小了 Hb 与 CO_2 的结合能力,促使 HbNHCOOH 解离,释放 CO_2 扩散入肺泡。如下式：

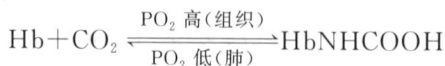

$$Hb+CO_2 \xrightleftharpoons[P_{O_2} \text{低（肺）}]{P_{O_2} \text{高（组织）}} HbNHCOOH$$

第三节　呼吸运动的调节

呼吸运动是一种节律活动,其深度和频率随人体内、外环境的变化而改变,这些都是在神经系统的调节和控制下实现的。

一、呼吸中枢

呼吸中枢是指在中枢神经系统内产生呼吸节律和调节呼吸运动的神经细胞群。它们广泛分布在大脑皮质、间脑、脑干和脊髓等部位,它们在呼吸的产生和调节中所起的作用不同。正常节律性呼吸运动是在各级呼吸中枢的相互配合下实现的。

(一)脊髓

支配呼吸肌的运动神经位于脊髓灰质前角,它们发出的膈神经和肋间神经分别支配膈肌和肋间肌。动物实验证明,在脊髓和延髓之间横切脑干,只保留脊髓,动物的呼吸运动立即停止(图5-7)。这提示脊髓不能产生节律性的呼吸运动,脊髓只是联系高位呼吸中枢和呼吸肌的中转站,是整合某些呼吸反射的初级中枢。

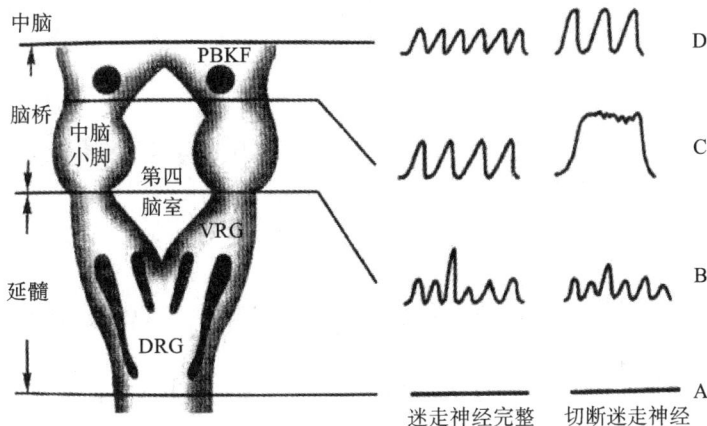

图 5-7　脑干内呼吸核团和在不同平面横切脑干后呼吸的变化(脑干背侧面)

注:DRG 为背侧呼吸组,VRG 为腹侧呼吸组,PBKF 为臂旁内侧核;A、B、C、D 表示在不同平面横切脑干后呼吸的变化。

(二)延髓

延髓有吸气神经元和呼气神经元,主要集中在腹侧和背侧两组神经核团内,其轴突纤维下行支配脊髓前角的呼吸肌运动神经元。动物实验证明,在延髓与脑桥之间横切脑干,保留动物的延髓和脊髓时,动物可存在节律性的呼吸运动,但呼吸节律不规则,呈喘息样呼吸。这说明延髓是产生节律性呼吸运动的基本中枢,但正常呼吸节律的形成,还有赖于上位呼吸中枢的作用。

(三)脑桥

在动物的脑桥和中脑之间横切,呼吸运动无明显变化,呼吸节律保持正常。说明高位中枢对节律性呼吸运动的产生不是必需的。研究证明,在脑桥有呼吸调整中枢,该中枢的神经元与延髓呼吸中枢之间有双向联系,其作用是限制吸气,促使吸气向呼气转换。目前认为,正常呼吸节律是脑桥和延髓呼吸中枢共同活动形成的。

(四)大脑皮质

人在一定范围内可以有意识地暂时屏气,或随意控制呼吸运动的深度与频率,也可由条件反射或情绪改变而引起呼吸运动变化,这些都是在大脑皮质的控制下进行的。

> **知识拓展**
>
> **呼吸节律的形成**
>
> 关于呼吸节律的形成机制有两种假说:①起搏细胞学说。类似于窦房结起搏细胞的节律性活动,节律性呼吸也由延髓内具有起搏样活动的神经元的节律兴奋引起。②神经元网络学说。呼吸节律的

形成依赖于延髓内呼吸神经元之间复杂的相互联系和相互作用。在延髓内存在起着中枢吸气活动发生器和吸气切断机制作用的神经元。前者的活动引起吸气神经元兴奋,产生吸气;后者的活动增强到一定阈值时,使吸气活动终止,转为呼气;吸气切断机制的活动减弱时,吸气活动便再次发生,如此周而复始。脑桥呼吸调整中枢的活动和迷走神经肺牵张感受器传入活动可促进吸气切断机制的活动,从而使吸气转为呼气。

二、呼吸运动的反射性调节

呼吸运动的节律虽然产生于脑,但是呼吸运动的频率、深度和呼吸类型等可受到呼吸器官本身以及血液循环等其他器官系统感受器传入冲动的反射性调节,如化学感受性呼吸反射、肺牵张反射、防御性呼吸反射等。

(一)化学感受性呼吸反射

动脉血或脑脊液中 PCO_2、PO_2 和 H^+ 浓度的变化,可刺激化学感受器,改变呼吸中枢的功能状态,从而调节呼吸运动。人体通过呼吸运动又能调节血液中 O_2、CO_2 和 H^+ 的水平,以维持内环境的相对稳定。

1. 化学感受器 参与呼吸运动调节的化学感受器因其所在部位不同,分为外周化学感受器和中枢化学感受器两种。

(1)外周化学感受器:包括**颈动脉体**和**主动脉体**。当 PaO_2 降低、$PaCO_2$ 升高或 H^+ 浓度升高时,外周化学感受器受到刺激而兴奋,冲动经窦神经(舌咽神经的分支,分布于颈动脉体)和迷走神经(分支分布于主动脉体)传入延髓,兴奋延髓呼吸中枢,反射性地引起呼吸加深加快。在呼吸调节中,颈动脉体的作用远大于主动脉体。

(2)中枢化学感受器:中枢化学感受器位于**延髓腹外侧浅表部位**,它的生理性刺激是脑脊液和局部细胞外液中的 H^+。血液中的 CO_2 能迅速通过血脑屏障,与脑脊液中的 H_2O 结合形成 H_2CO_3,然后解离出 H^+,刺激中枢化学感受器,引起呼吸中枢兴奋,增强呼吸运动。所以,外周血中的 CO_2 引起中枢化学感受器兴奋是通过提高脑脊液中 H^+ 浓度而实现的。由于外周血中 H^+ 不易通过血脑屏障,故外周血 pH 值的变动对中枢化学感受器的作用不大。此外,中枢化学感受器对血液中 PO_2 的变化不敏感,不能感受缺氧的刺激。

2. CO_2、H^+ 和 O_2 对呼吸的影响

(1)CO_2 对呼吸的影响:CO_2 是调节呼吸运动最重要的生理性化学因素,血液中一定水平的 PCO_2 对维持呼吸中枢兴奋性是必要的。$PaCO_2$ 过低时(如过度通气),可发生呼吸暂停;吸入气中 CO_2 浓度增高到 1% 时,$PaCO_2$ 也随之升高,呼吸加深加快,肺通气量即明显增加;吸入气中 CO_2 浓度增高到 4% 时,肺通气量将加倍;但吸入气中 CO_2 浓度进一步增高并超过 7% 时,反而会抑制中枢神经系统的活动,导致呼吸困难、头痛、头昏,甚至昏迷,出现 CO_2 麻醉。CO_2 兴奋呼吸是通过刺激中枢化学感受器和外周化学感受器两条途径实现的,但以刺激中枢化学感受器为主。

(2)H^+ 对呼吸的影响:H^+ 对呼吸运动的调节作用是通过刺激外周化学感受器来实现的。动脉血 H^+ 浓度增高,可导致呼吸运动加深加快,肺通气量增加;H^+ 浓度降低时,呼吸运动受到抑制。

(3)O_2 对呼吸的影响:吸入气 PO_2 降低时,肺泡气、PaO_2 都随之降低,可引起呼吸增强,肺通气量增加。但只有 PaO_2 降低到 80 mmHg 以下时,才有明显效应。可见 PaO_2 对正常呼吸的调节作用不大,仅在特殊情况下低 O_2 刺激才有重要意义。低 O_2 对呼吸的刺激作用完全是通过外周化学感受器实现的,低 O_2 对呼吸中枢的直接作用是抑制性的。轻度缺氧通过外周化学感受器对呼吸中枢的兴奋作用,可以对抗低 O_2 对中枢的直接抑制作用。但在严重缺氧时,如果外周化学感受器的反射效应不足以克服低 O_2 时对中枢的直接抑制作用,将导致呼吸障碍。

综上所述,血液 PCO_2 升高、PO_2 降低、H^+ 浓度升高都会使呼吸中枢兴奋,以 PCO_2 的作用最为显著。但在整体情况下,往往是以上一种因素的改变引起其余因素相继改变或几种因素同时改变。三者相互影响、相互作用,既可发生综合而增强,也可相互抵消而减弱。

肺气肿或肺源性心脏病患者的氧疗方法

在一定范围内,$PaCO_2$升高和PaO_2降低都可通过刺激化学感受器使呼吸中枢兴奋,但正常情况下机体靠CO_2来兴奋呼吸中枢。在严重肺气肿、肺源性心脏病患者中,肺换气功能障碍导致低O_2和CO_2潴留,而血中长期保持高浓度CO_2会使中枢化学感受器的敏感性降低,而外周化学感受器对低O_2的刺激适应较慢,此时,低O_2对外周化学感受器的刺激成为维持呼吸中枢性兴奋性的重要因素。对这类患者不应快速给氧,应采取低浓度持续给氧,以免突然解除低O_2的刺激作用,导致呼吸抑制。

(二)肺牵张反射

肺扩张或缩小而引起呼吸的反射性变化,称为**肺牵张反射**。肺牵张反射包括肺扩张引起吸气抑制和肺缩小引起吸气兴奋两种反射。

肺牵张感受器位于从气管到细支气管的平滑肌中,对牵拉刺激敏感。吸气时,肺扩张,当肺内气体量达一定容积时,牵拉支气管和细支气管,使感受器兴奋,冲动经迷走神经传入延髓,通过吸气切断机制使吸气神经元受抑制,结果吸气停止,转为呼气。呼气时,肺缩小,牵张感受器所受刺激减弱,经迷走神经传入的冲动减少,对延髓吸气神经元的抑制解除,吸气神经元兴奋,转为呼气。但在平静呼吸时,肺牵张反射一般不参与呼吸运动的调节。在病理情况下,如肺不张、肺水肿时,会引起该反射,使呼吸运动变浅、变快。

肺牵张反射的意义是阻止吸气过深过长,促使吸气转为呼气,与脑桥呼吸调整中枢共同调节呼吸频率与深度。在动物实验中,如切断两侧的迷走神经,动物的吸气过程延长,呼吸变得深而慢。

(三)防御性呼吸反射

呼吸道黏膜受刺激时,引起的一些对人体有保护作用的呼吸反射,称为**防御性呼吸反射**,主要有咳嗽反射和喷嚏反射。

1. 咳嗽反射 喉、气管和支气管黏膜受到机械或化学刺激时,这些部位的呼吸道黏膜下的感受器兴奋,冲动经迷走神经传入延髓,触发咳嗽反射。咳嗽时,先有短促的深吸气,接着声门紧闭,呼气肌强烈收缩,使胸内压与肺内压都迅速上升,然后突然开放声门,使肺泡内气体高速冲出,将呼吸道内的异物或分泌物排出,具有清洁和保护作用。但长期和剧烈的咳嗽可导致肺气肿。

2. 喷嚏反射 喷嚏反射是鼻黏膜受刺激引起的防御性反射。传入神经为三叉神经,反射动作与咳嗽类似,不同的是腭垂下降,舌压向软腭,而不是声门关闭,气体主要从鼻腔急速喷出,以清除鼻腔中的刺激物。

三、运动时的呼吸运动及调节

运动开始后,呼吸加深、加快,肺泡通气量骤然升高,增加的程度随运动量而异。运动开始时通气量骤增,可能与运动时肌肉和关节内的本体感受器受刺激、反射性刺激呼吸有关,也可能与化学感受性反射相关,随后,通气量的增加会逐渐趋于稳定,达到某一水平。

运动停止后,肺通气量先骤降,随后缓慢下降,最后恢复到运动前的水平。这是因为运动时欠下了"氧债",运动停止后必然有一个偿还过程。然而,此时引起肺通气量增加的刺激因素不是CO_2的增加或低O_2,而是由乳酸血症引起的H^+浓度升高。

最美逆行者

2020年初,新冠疫情暴发,武汉是当时的"重灾区"。有一群人身穿白色战袍奋战在这个没有硝烟的战场上,他们就是我们的"白衣天使"。在疫情最严重的时候,也正值春节假期,全国各地的医护人员纷纷奔赴武汉,他们放弃了与家人的团聚,投入到抗击疫情的第一线。他们的工作环境极其艰苦,面临着巨大的感染风险,他们的身心受到了极大的考验,但他们依然坚守岗位,用自己的专业知识和技能与病魔抗争。在抗疫中,白衣天使们的贡献是无法用言语来形容的。他们用自己的生命守护着我们的生命,他们用自己的付出换来了我们的安全,他们用自己的行动诠释了什么是真正的医者仁心,他们教会我们什么是责任,什么是爱。他们是我们的英雄,是我们的骄傲!

→ **本章小结**

呼吸是重要的生命活动。外界环境与肺之间的气体交换过程叫作肺通气,是通过呼吸运动实现的。呼吸肌的舒缩引起了胸廓扩大和缩小,通过胸膜腔负压的作用,使肺扩张和缩小,肺内压发生变化,引起气体流动。

肺内压是指肺泡内的压力,肺内压与大气压之间的差值是肺通气的直接动力,而呼吸运动是肺通气的原动力。呼吸的形式包括平静呼吸与用力呼吸,以及腹式呼吸和胸式呼吸。胸膜腔内的压力称为胸膜腔内压(胸内压),胸内负压对维持肺的扩张状态、静脉血和淋巴回流有重要生理意义。肺通气的阻力包括弹性阻力和非弹性阻力,弹性阻力包括肺弹性阻力和胸廓弹性阻力,非弹性阻力以气管阻力为主要成分。肺容量和肺通气量是评价肺通气功能的指标,肺容量指标有潮气量、补吸气量、补呼气量、余气量、肺活量和肺总量等;肺通气量指标包括每分通气量和肺泡通气量,其中肺泡通气量是反映气体交换量的实际指标。

肺换气和组织换气都是以扩散方式进行的,机体不同部位的 PO_2 和 PCO_2 不同。肺泡与肺毛细血管之间的气体交换过程称为肺换气,通过肺换气外界空气中的 O_2 进入血液,同时血液中的 CO_2 进入肺泡并排出体外。动脉血流与组织细胞之间的气体交换过程称为组织换气,可使动脉血变成含 O_2 较少、CO_2 较多的静脉血。呼吸膜的厚度和面积、通气量与血流量比值是气体交换的影响因素。O_2 和 CO_2 在血液中运输有物理溶解和化学结合两种形式,其中以化学结合为主要运输形式,氧合血红蛋白(HbO_2)是 O_2 的主要运输形式,碳酸氢盐是 CO_2 的主要运输形式。血液 PO_2 与血氧饱和度关系的曲线,称为氧解离曲线。

呼吸运动在各级中枢的调节和控制下产生,并受到多种因素的影响,如化学感受性呼吸反射、肺牵张反射等,使得呼吸运动能够适应身体的需求和环境的变化。动物实验证实,延髓是产生节律性呼吸运动的基本中枢,脑桥是呼吸的调整中枢,正常呼吸节律是脑桥和延髓呼吸中枢共同活动的结果,并受大脑皮质的调控。化学感受性呼吸反射的外周化学感受器包括颈动脉体和主动脉体,中枢化学感受器位于延髓腹外侧浅表部位。CO_2 是调节呼吸运动最重要的生理性化学因素,H^+ 通过刺激外周化学感受器来发挥调节作用,轻度缺氧时可刺激外周化学感受器来发挥调节作用。

→ **习题检测**

一、名词解释

1. 呼吸运动

2. 潮气量

3. 肺活量

4. 每分通气量

5. 肺泡通气量

扫码看答案

二、简答题

1. 胸内负压是如何形成的？有何生理意义？

2. 简述肺泡表面活性物质的生理意义。

3. 在一定范围内,为什么深漫呼吸比浅快呼吸的气体交换效率高？

4. 简述影响气体交换的因素。

选择题扫码
在线答题

（张钿钿）

第六章

消化和吸收

扫码看课件

学习要点引导

（1）识记消化和吸收的概念；说出消化的方式；概括消化系统的功能。

（2）说出唾液的来源、性质、成分及作用；概括咀嚼的过程、咀嚼的作用；说出吞咽的过程和吞咽中枢。

（3）识记胃液的性质、成分和作用；分析盐酸分泌量改变对人体的影响；理解黏液-碳酸氢盐屏障及其作用；说出胃的运动形式及其作用；归纳总结胃排空的决定因素及比较各种形式食物的排空速度；说出呕吐的原因及生理意义。

（4）概括小肠消化食物的重要性；识记胰液的性质、成分、作用及意义；叙述胆汁的性质、成分及作用；说出小肠液的作用；说出小肠的运动形式及其各自作用；说出回盲括约肌的功能。

（5）概括大肠液及大肠内细菌的作用，大肠的运动形式；概括粪便的形成及排便反射的过程；分析几种排便异常。

（6）识记营养物质的吸收部位；概括小肠是主要吸收部位的原因和主要营养物质的吸收形式及机制。

（7）概括胃肠神经支配及其作用以及胃肠活动的反射性调节。

（8）概括胃肠激素的概念和主要生理作用；比较四种主要胃肠激素及其各自作用；说出组胺的作用。

　　食物是生命的能源。人体在生命活动中所需的营养物质包括糖类、脂肪、蛋白质、维生素、水和无机盐等。前三类物质结构复杂，分子量大，只有分解为结构简单的小分子物质，才能被人体吸收利用。

　　食物在消化管内被加工、分解的过程，称为**消化**。消化包括**机械性消化**和**化学性消化**两种方式。前者通过消化管的运动，将食物磨碎，并使之与消化液充分混合，同时把食物向消化管的远端推送；后者通过消化液中各种消化酶的作用，将食物中大分子物质分解为可吸收的小分子物质。食物经过消化后生成的小分子物质以及维生素、无机盐和水，透过消化管黏膜而进入血液或淋巴液的过程，称为**吸收**。消化是前提，吸收是目的，二者紧密配合，相辅相成。未被人体消化和吸收的食物残渣，则形成粪便排出体外。

第一节　消　　化

一、口腔内消化

　　消化从口腔开始。食物在口腔内被咀嚼磨碎，经过舌的搅拌，与唾液充分混合形成食团，并通过吞咽经食管进入胃内。

（一）唾液及其作用

　　唾液由腮腺、下颌下腺、舌下腺和小唾液腺分泌，是无色无味、近于中性的低渗溶液，pH 6.6～7.1。正常成人每天分泌量为 1～1.5 L，其中水约占 99％，其余为无机盐、黏蛋白、**唾液淀粉酶**和**溶菌酶**等。

唾液的主要作用:①湿润口腔,溶解食物,引起味觉;②清洁和保护口腔;③**唾液淀粉酶可使食物中的部分淀粉分解为麦芽糖**;④排出毒物,一些微生物及铅、汞等可随唾液排出。

(二)咀嚼与吞咽

1.咀嚼 咀嚼是由咀嚼肌群协同进行的复杂反射活动,其作用是将大块食物切割并磨碎,通过舌的搅拌,使食物与唾液充分混合形成食团,利于吞咽,还可反射性引起胃以下消化液的分泌和消化道的运动。

2.吞咽 吞咽是由一系列动作组成的反射活动(图 6-1),**基本中枢位于延髓**,吞咽过程分为以下三期:**口腔期**,表现为在大脑皮质控制下的随意运动,受意识控制;**咽期**,表现为急速而不随意的反射活动,食物容易在此期误入气管而导致气管异物;**食管期**,表现为通过食管自上而下的蠕动,将食团送入胃内。**蠕动是消化管共有的一种运动形式**,是由空腔器官平滑肌的顺序性收缩形成的一种向前推进的波形运动(图 6-2)。

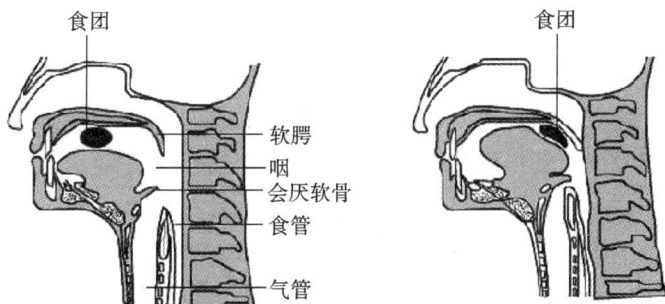

图 6-1 吞咽示意图

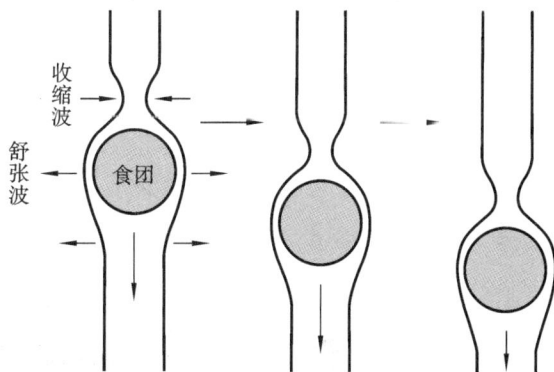

图 6-2 食管蠕动示意图

二、胃内消化

胃是消化管中体积最膨大的部分,具有暂时储存并初步消化食物的功能。食物在胃内经过机械性和化学性消化,形成**食糜**,被逐渐排入十二指肠。

案例思考

患者,男,40 岁,近 5 年来反复出现上腹疼痛、反酸等症状,进食后加重,空腹时缓解。进行年度健康体检时,医生建议其行胃镜检查。胃镜检查示:溃疡呈圆形,边缘整齐,底部覆有灰黄色苔,周边黏膜充血水肿,提示溃疡活动期。医生建议:逐渐形成健康规律的饮食和生活习惯,戒烟、戒酒,给予抑酸药物和胃黏膜保护剂等治疗,定期复诊。请思考以下问题:

(1)消化性溃疡与哪些因素有关?

(2)给予抑酸药物和胃黏膜保护剂治疗的目的和机制是什么?

(一)胃液及其作用

纯净的胃液是一种无色酸性液体,pH 0.9～1.5,正常成人每日分泌量为1.5～2.5 L。胃液的成分除水外,主要有**盐酸、胃蛋白酶原、黏液和内因子**等。

1. 盐酸 胃液中的盐酸又称胃酸,由壁细胞分泌,包括游离酸和与蛋白质结合的结合酸,两者在胃液中的总浓度称为胃液的总酸度。

盐酸的主要作用:①**激活胃蛋白酶原**,使之转变成有活性的胃蛋白酶,并为胃蛋白酶提供适宜的酸性环境;②使食物中的**蛋白质变性**,易于消化;③**抑制和杀死随食物入胃的细菌**;④与钙和铁结合,有助于小肠对其吸收;⑤盐酸进入小肠还可促进胰液、胆汁和小肠液的分泌。

若盐酸分泌不足,细菌易在胃内生长繁殖,会引起腹胀、腹泻等消化不良症状。盐酸分泌过多时,对胃和十二指肠有侵蚀作用,易诱发消化性溃疡。

2. 胃蛋白酶原 胃蛋白酶原由主细胞和黏液细胞分泌,无活性。胃蛋白酶原进入胃腔后,在盐酸和已被激活的胃蛋白酶的作用下转变为有活性的**胃蛋白酶**。胃蛋白酶能水解蛋白质,使之生成䏶、胨、少量多肽和氨基酸,且其**最适 pH 值为 2.0～3.5**,当 pH>5.0 时,胃蛋白酶活性消失。

3. 黏液 黏液由胃腺黏液细胞和胃黏膜上皮细胞共同分泌,其分泌后即覆盖于胃黏膜表面,形成一层厚约 0.5 mm 的凝胶保护层,起润滑作用,可减少粗糙食物对胃黏膜的机械损伤。它还能与胃内的 HCO_3^- 结合在一起共同构成**黏液-碳酸氢盐屏障**,可有效阻挡 H^+ 向胃黏膜扩散,保护胃黏膜免受强酸的侵蚀。除上述的黏液-碳酸氢盐屏障外,胃上皮细胞的顶端膜及细胞之间存在着**紧密连接**,对 H^+ 相对不通透。紧密连接与黏液-碳酸氢盐屏障共同构成胃黏膜屏障,使盐酸和胃蛋白酶不会消化胃黏膜本身。许多因素如酒精、胆盐、阿司匹林类药物及幽门螺杆菌感染等,均可破坏或削弱胃黏膜的屏障作用,造成胃黏膜损伤,引起胃炎或消化性溃疡(图 6-3)。

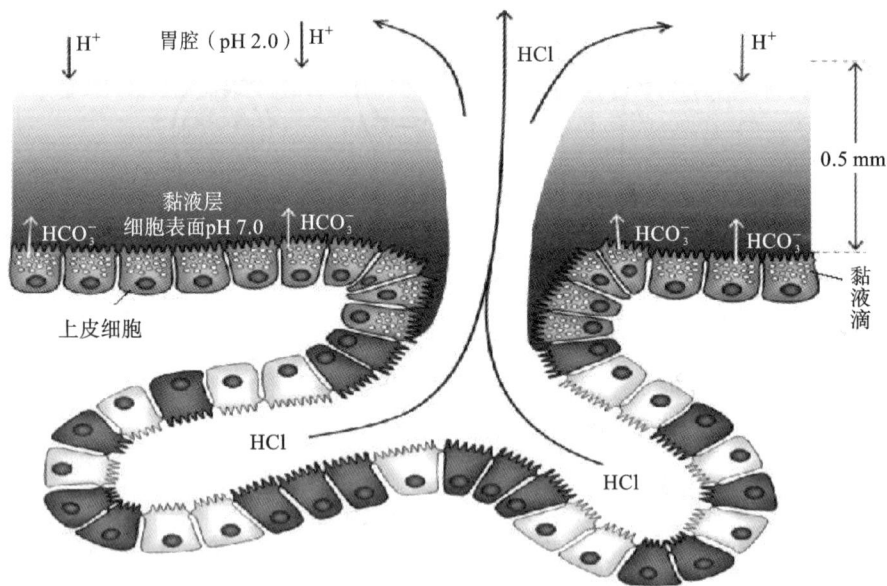

图 6-3 黏液-碳酸氢盐屏障示意图

4. 内因子 内因子为壁细胞分泌的一种糖蛋白,能与食物中的维生素 B_{12} 结合成一种免受小肠内蛋白水解酶破坏的复合物,使**维生素 B_{12}** 易于被回肠吸收。若内因子分泌不足,可因维生素 B_{12} 吸收障碍而影响红细胞成熟,引起巨幼红细胞贫血。

幽门螺杆菌与消化性溃疡

1982 年,澳大利亚两位科学家 Marshall 与 Warren 从慢性胃炎和消化性溃疡患者的胃黏膜中发现了一种螺旋形细菌新种,后命名为幽门螺杆菌。现已证实,幽门螺杆菌与消化性溃疡有密切的关系,多数消化性溃疡由幽门螺杆菌感染所致。因此,两位科学家被授予 2005 年度诺贝尔生理学或医学奖。他们的发现打破了当时人们对消化性溃疡的错误认识,被誉为消化病学研究领域里程碑式的革命。消化性溃疡从原本经常无药可救的慢性病,变成了一种采用短疗程的抗生素和抑酸药物就可治愈的疾病,大幅度提高了消化性溃疡患者获得彻底治愈的概率,为改善人类生活质量做出了巨大贡献。

(二)胃的运动

1. 胃的运动形式

(1)容受性舒张:**容受性舒张是胃特有的运动形式。**当咀嚼和吞咽时,食物刺激口、咽和食管等处的感受器,反射性地引起胃底和胃体平滑肌舒张,并使胃腔容积增大,可容纳大量食物而保持胃内压相对稳定。进食后,正常成人胃容积可由空腹时的 50 mL 扩大到 1~2 L。

(2)紧张性收缩:紧张性收缩是指胃壁平滑肌经常处于一定程度的持续收缩状态,其生理意义在于维持胃的正常位置和形态,以及促进化学性消化。临床上出现的胃下垂或胃扩张与胃的紧张性收缩过度降低有关。**紧张性收缩也是各段消化管共有的运动形式之一。**

(3)蠕动:食物入胃 5 min 左右,胃开始蠕动,蠕动波起始于胃体的中部,有节律地向幽门方向推进,频率约为每分钟 3 次,一个蠕动波需 1 min 左右到达幽门,且越靠近幽门,收缩越强,传播速度越快,通常是"一波未平,一波又起"。其生理意义是搅拌和磨碎食物,并使食物与胃液充分混合而形成糊状的食糜,以利于化学性消化,并推进食糜通过幽门逐步排入十二指肠(图6-4)。

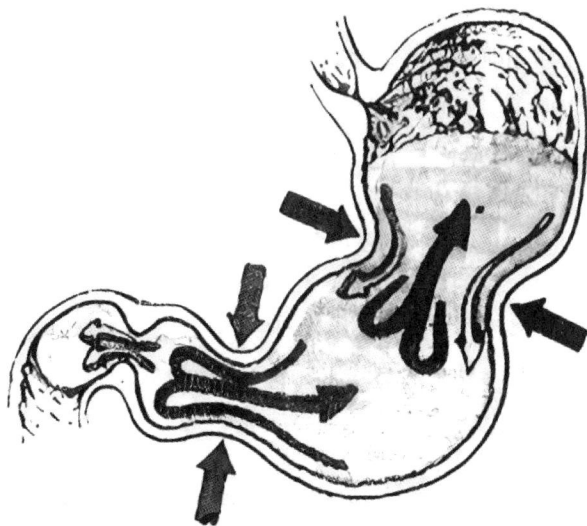

图 6-4 胃蠕动示意图

2. 胃排空 胃内容物被排入十二指肠的过程称为胃排空。胃排空一般于进食后约 5 min 开始,食物的总量和理化性质会影响胃排空的速度。一般情况下,流质或小块食物排空速度较快,黏稠或大块食物排空速度较慢。三种主要营养物质的排空速度以**糖类最快,蛋白质次之,脂肪最慢。混合性食物完全排空通常需 4~6 h。**

胃排空速度主要取决于胃和十二指肠之间的压力差。胃的运动导致的胃内压升高是胃排空的动力,幽门和十二指肠的收缩则是胃排空的阻力。当胃内压大于十二指肠内压时,幽门括约肌舒张,使胃内少量食糜顺压力差排入十二指肠。食糜进入十二指肠后,刺激肠壁上酸、脂肪和渗透压的感受器,通过神经和体液调节,抑制胃的运动,使胃排空暂停。随着肠道内胃酸被中和以及食物消化产物的吸收,对胃运动的抑制作用消除,胃排空再次发生。如此反复,直至胃内容物排完为止。因此,胃排空是间断进行的,有利于食糜在十二指肠内充分的消化和吸收。

3.呕吐 呕吐是将胃及小肠上段内容物经口腔强力驱出的一种反射动作。机械性或化学性刺激作用于舌根、咽部、胃、大小肠、胆总管、腹膜、泌尿生殖器官等处的感受器,或视觉、内耳前庭器官受到某种刺激,均可引起呕吐反射。呕吐前常有恶心、流涎、呼吸急促和心率加快等表现。**呕吐中枢位于延髓**,脑外伤、脑肿瘤、脑积水等导致颅内压增高时可直接刺激呕吐中枢,引起喷射性呕吐。**呕吐具有保护作用**,可把胃、肠内有害物质排出,但剧烈频繁的呕吐会影响正常进食和消化,严重时可能造成体内水、盐和酸碱平衡的紊乱。

三、小肠内消化

小肠内消化是整个消化过程中最为重要的阶段。在小肠内,食糜受到胰液、胆汁和小肠液的化学性消化以及小肠运动的机械性消化后,消化过程基本完成,同时营养物质被小肠黏膜吸收,未被消化的食物残渣则进入大肠。

(一)胰液及其作用

胰液是由胰腺外分泌部的腺泡细胞和小导管管壁细胞分泌的无色无臭的碱性液体,pH 7.8～8.4,正常人每日分泌量为 1.0～2.0 L。胰液中含水、碳酸氢盐和**多种消化酶**等。

1.碳酸氢盐 主要作用是中和进入十二指肠的胃酸,并保护肠黏膜免受胃酸的侵蚀,同时为肠内多种消化酶提供最适宜的碱性环境。

2.胰淀粉酶 胰淀粉酶可将淀粉水解为麦芽糖。

3.胰脂肪酶 胰脂肪酶可将脂肪分解成甘油、甘油一酯和脂肪酸。

4.蛋白水解酶 胰液中的蛋白水解酶主要有胰蛋白酶和糜蛋白酶,这两种酶刚分泌出来时为无活性的酶原。当胰液经胰管排入十二指肠后,胰蛋白酶原被肠液中的**肠激酶**及已活化的胰蛋白酶激活为胰蛋白酶,糜蛋白酶原被胰蛋白酶激活为糜蛋白酶。胰蛋白酶和糜蛋白酶均可将蛋白质分解为胨和胨。两种酶共同作用时,可将蛋白质分解成多肽和氨基酸。

胰液含有的消化酶种类多,作用全面,因而**胰液是最重要的一种消化液**。若胰液分泌减少,将出现消化不良,食物中的脂肪和蛋白质不能被完全消化和吸收。

🌾 **临床延伸**

胰液与急性胰腺炎

急性胰腺炎是消化系统的常见疾病。胆道疾病、酗酒和暴饮暴食时,可引起胰液大量分泌,胰管内压力升高,致使胰小管和胰腺腺泡破裂,胰蛋白酶原溢入胰腺间质后被激活,分解胰腺组织,出现化学性炎症,从而导致急性胰腺炎。正常胰腺能分泌多种酶,这些酶通常以无活性的酶原形式存在。在病变情况下,酶原被激活成具有活性的酶,使胰腺发生自身消化。临床通过抑制或减少胰液分泌治疗急性胰腺炎。

(二)胆汁及其作用

胆汁由肝细胞合成和分泌,而胆囊具有储存和浓缩胆汁的作用。目前,大量实验研究表明**胆汁不含消化酶**。

1.胆汁的分泌、储存和排放 肝细胞不断分泌胆汁,经肝管、胆总管排入十二指肠,或经肝管转入胆囊管而流入胆囊,成人每日分泌 0.8～1.0 L。在消化期,胆汁可直接由肝和胆囊排入十二指肠。

2.胆汁的成分和作用 胆汁是浓稠、有苦味的液体,颜色取决于胆色素的种类和浓度。由肝细胞直接分泌的胆汁称为肝胆汁,为金黄色,呈弱碱性。在胆囊中储存的胆汁称为胆囊胆汁,因部分水和碳酸氢盐被胆囊吸收而被浓缩,颜色较深,呈中性或弱酸性。

胆汁的成分除水和**无机盐**外,主要有**胆盐、胆色素、胆固醇和磷脂酰胆碱**等。其中**胆盐**是胆汁中参与消化、吸收的主要成分。胆盐的主要作用如下:①使脂肪乳化成极小的微粒,增加脂肪与脂肪酶的接触面积,利于消化(胆汁中的磷脂酰胆碱、胆固醇也有相同的作用);②可聚合形成微胶粒,使脂肪分解产物掺入其中,有利于脂肪的吸收;③在促进脂肪分解产物吸收的同时也促进脂溶性维生素(维生素 A、维生素 D、维生素 E、维生素 K)的吸收。

肝脏、胆道疾病者,胆汁排放减少或受阻,可引起脂肪的消化和吸收不良以及脂溶性维生素吸收障碍。

> **知识拓展**
>
> ### 肝脏的生理学作用
>
> 肝脏的主要生理学作用:①参与糖类、脂肪、蛋白质、维生素、激素和水的代谢。肝脏含有体内几乎所有的酶类,是新陈代谢的中心站。②分泌胆汁。胆汁可促进脂肪和脂溶性维生素在小肠内的消化和吸收。③生物转化功能。进入机体的非营养性物质,如色素、食物添加剂、药物、酒精、胆色素、氨等主要经肝脏代谢转化为无毒的或溶解度大的物质,直至排出体外。④防御和免疫功能。肝脏内含吞噬细胞,能吞噬和清除血中的异物。⑤其他功能:肝脏是多种凝血因子合成的主要场所;肝脏还能通过储存的血液调节人体血容量;肝脏代谢产生的热量可维持人体的体温;肝脏在人的胚胎时期还具有一定的造血功能。

(三)小肠液及其作用

小肠液由十二指肠腺和小肠腺分泌。十二指肠腺位于十二指肠黏膜下层,分泌黏稠的碱性液体,能保护十二指肠黏膜免受胃酸的侵蚀。小肠腺分布于整个小肠黏膜层内,分泌量很大,其分泌液是小肠液的主要成分。小肠液呈弱碱性,pH 值约为 7.6,成人每日分泌量为 1~3 L,是消化液中最多的一种,其主要成分为水、无机盐、黏蛋白和肠激酶等。**小肠液中的肠激酶可激活胰蛋白酶原**。此外,在小肠上皮细胞内还**含有多种消化酶**,如肽酶、脂肪酶和多种分解双糖的酶,它们对进入上皮细胞内的消化产物再继续进行消化。大量的小肠液可稀释消化产物,使其渗透压降低,有利于吸收。

(四)小肠的运动

1.小肠的运动形式

(1)紧张性收缩:小肠平滑肌的紧张性收缩是小肠运动的基础,可保持肠管形态和肠腔内压力。紧张性收缩增强时,有利于肠内容物的混合与推进。紧张性收缩减弱时,肠管容易扩张,肠内容物的混合与推进均延缓。

(2)分节运动:**分节运动是小肠特有的运动形式**,空腹时几乎不存在。分节运动是一种以环形肌为主的节律性舒缩活动。食糜所在的一段肠管,一定间隔的环形肌同时收缩,将食糜分成许多节段,随后原收缩处舒张,原舒张处收缩,使原来的节段分为两半,相邻两半合拢形成一个新的节段,如此反复进行。

分节运动的生理意义:①使食糜与消化液充分混合,有利于化学性消化;②可使食糜与肠壁紧密接触,有助于吸收;③挤压肠壁以促进血液和淋巴液的回流,促进吸收(图6-5)。

(3)蠕动:小肠任何部位均可发生蠕动,但其蠕动的速度很慢,每个蠕动波将食糜推进数厘米后即消失,但可反复发生。其作用在于将食糜向前推进一步,到达下一个新肠段,再开始分节运动。此外,小肠还有一种速度快、传播距离较远的蠕动,称为**蠕动冲**。它可把食糜从小肠始段一直推送到小肠末段,有时还可推送到大肠。蠕动冲可由吞咽动作或食糜进入十二指肠引起。有时在十二指肠和回肠末端,出现一种方向相反的逆蠕动,其作用是防止食糜过早进入大肠,便于小肠对食糜进行充分的消化与吸收。

肠蠕动时,肠内容物(包括水和气体等)被推动而产生声音,称为**肠鸣音**。肠蠕动亢进时,肠鸣音增强;肠麻痹时,肠鸣音减弱或消失。

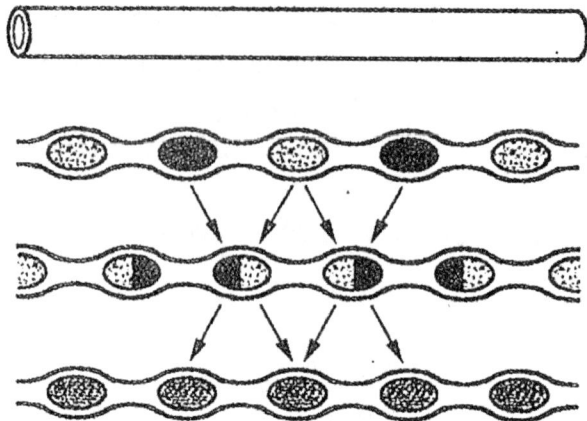

图 6-5　小肠分节运动示意图

2.回盲括约肌的功能　回肠末端与盲肠交界处的环形肌明显加厚,称为回盲括约肌。该括约肌平时保持轻度的收缩状态。当小肠的蠕动波到达近回盲括约肌数厘米处时括约肌舒张,回肠内容物进入结肠。回盲括约肌的主要功能是防止回肠内容物过快进入结肠,延长食糜在小肠内停留时间,以利于食物的充分消化和吸收。此外,回盲括约肌还具有活瓣样作用,可阻止大肠内容物反流入回肠。

四、大肠的功能

食物经过小肠的消化和吸收后,剩余的残渣进入大肠。人类的大肠没有重要的消化活动,其主要功能是吸收水和无机盐以及某些维生素,暂时储存食物残渣,形成粪便并参与排便反射。

(一)大肠液及大肠内细菌的作用

大肠液由大肠腺和黏膜杯状细胞分泌,呈碱性,pH 8.3～8.4,其主要成分是黏液和碳酸氢盐,具有保护肠黏膜、润滑粪便的作用。

大肠内有许多细菌,占粪便固体总量的 20%～30%。细菌主要来自空气和食物。细菌中含有能分解食物残渣的酶,细菌还可利用肠内某些简单物质来合成 **B 族维生素**和**维生素 K**,这些维生素可被机体吸收利用。若长期使用抗生素,可抑制肠道细菌,引起 B 族维生素和维生素 K 缺乏,在临床会出现如血液凝固障碍、消化不良等情况。

📖 **知识拓展**

人体正常肠道微生物的生理作用

人体肠道内寄生着各种各样的微生物,称为肠道菌群,即人体肠道内生存的正常微生物。这些微生物中有细菌,也有真菌,其中 99% 都是细菌,正常情况下,有益菌(如乳酸菌、双歧杆菌等)占主流,各类菌群互相制约,肠道菌群保持动态平衡。肠道菌群发挥着重要的作用:①营养作用:它们可以合成人体必需的一些维生素和氨基酸,参与糖类和蛋白质代谢,促进铁、镁、锌等矿物质元素的吸收。②免疫作用:正常菌群具有促进免疫器官正常发育的作用,可抵制病原微生物的入侵。③消化功能:大肠内菌群含有分解食物残渣的酶,可参与糖类、脂肪的发酵和蛋白质的腐败反应。④屏障作用:肠道正常菌群与肠黏膜紧密结合,构成肠道的生物屏障,并利用代谢产物维持肠道黏膜的完整性。⑤脑肠轴调节:正常菌群影响神经传递和心理状态,肠道菌群失调则可能引发脑肠疾病,如阿尔兹海默病和自闭症等。此外,肠道菌群还具有抗癌、抗衰老和调节骨密度等作用。不良的饮食习惯和生活方式等,将会导致肠道菌群失衡,引发各种健康问题。

(二)大肠的运动形式

大肠的运动少而慢,对刺激的反应较迟钝,这些特点有利于吸收水和储存粪便。大肠的运动有多种不同形式。

1.袋状往返运动 袋状往返运动由环形肌的不规则收缩引起,它使结肠袋中的内容物向两个方向做短距离移动,仅对内容物揉搓,但不向前推进,可促进水的吸收。这是空腹时最多见的一种结肠运动形式。

2.分节推进和多袋推进运动 分节推进运动是指环形肌有规律的收缩,将一个结肠袋内容物推移到邻近肠段,收缩结束后,肠内容物不返回原处;如果一段结肠上同时发生多个结肠袋的收缩,并且其内容物被推移到下一段,则称为**多袋推进运动**。进食后或副交感神经兴奋时这种运动增强。

3.蠕动 大肠的蠕动是由一些稳定向前的收缩波组成。大肠还有一种进行速度快而传播距离远的蠕动,称为集团蠕动。集团蠕动通常开始于横结肠,可将大肠内容物快速推送到降结肠或乙状结肠。集团蠕动常发生在进食后,可能是食物进入十二指肠后,由十二指肠-结肠反射引起。

(三)排便

食物残渣在大肠内一般停留 10 h 以上,其中绝大部分水和无机盐被大肠黏膜吸收,其余部分经结肠内细菌的发酵和腐败作用后形成粪便。粪便中除食物残渣外,还包括脱落的肠上皮细胞、大量细菌及由肝排出的胆色素衍生物等。

排便是一种**反射**。粪便主要储存于结肠下段,正常人的直肠内通常无粪便,当集团蠕动将粪便推入直肠后,其可刺激直肠壁内的感受器,传入冲动沿盆神经和腹下神经传至**脊髓腰骶段**的**初级排便中枢**,经脊髓上传至大脑皮质而引起便意。若条件许可,即可发生排便反射,此时初级排便中枢通过盆神经发放冲动,使降结肠、乙状结肠和直肠收缩,肛门内括约肌舒张,同时抑制阴部神经,使其传出冲动减少,肛门外括约肌舒张,将粪便排出体外。此外,膈肌和腹肌收缩,可增加腹内压,有助于排便。如若条件不许可,大脑皮质便发出冲动,抑制脊髓初级排便中枢的活动,从而抑制排便。

如果大脑皮质经常抑制排便,就会降低直肠对粪便刺激的敏感性,从而不易产生便意。粪便在大肠内停留过久,水吸收过多而变得干硬,引起排便困难,这是**便秘**最常见的原因。昏迷或脊髓腰骶段以上横断患者,排便的意识控制作用丧失,一旦直肠充盈,即可引起排便反射,称为**大便失禁**。当炎症使直肠壁内感受器敏感性增强时,即便直肠内只有少量粪便或黏液,也可引起便意和排便反射,且在便后有排便未尽的感觉,称为"里急后重",临床上常见于**痢疾或肠炎**。

第二节 吸 收

消化管不同部位对食物的吸收情况是不同的,这与消化管黏膜的结构特点、食物被消化的程度以及在消化管停留的时间密切相关。食物和药物在口腔及食管内基本不被吸收,但硝酸甘油等少数药物可经口腔黏膜吸收入血;胃只吸收酒精、少量水以及阿司匹林等药物;大肠主要吸收水和无机盐;**小肠是吸收的主要部位**,糖类、蛋白质和脂肪的消化产物大部分在十二指肠和空肠被吸收,胆盐和维生素 B_{12} 则在回肠被吸收(图 6-6)。

一、吸收的部位

绝大部分营养成分在小肠内吸收完毕。小肠之所以是重要的吸收部位,是因为其具备了多方面的有利条件:①小肠的吸收面积大。人的小肠长 5～7 m,其黏膜形成许多环状皱襞,大量绒毛突入肠腔,绒毛表面的柱状上皮细胞顶端的细胞膜又形成许多突起,称为微绒毛。环状皱襞、绒毛和微绒毛的存在使小肠黏膜的吸收面积增加 600 倍,可达 200～250 m^2(图 6-7)。②绒毛内有丰富的毛细血管和毛细淋巴管。绒毛的伸缩和摆动可促进血液和淋巴液的回流,为食物吸收提供了良好途径。③在小肠内,糖类、蛋白质、脂肪已消化为可被吸收的小分子物质。④食物在小肠内停留 3～8 h,为小肠提供了充分的吸收时间。

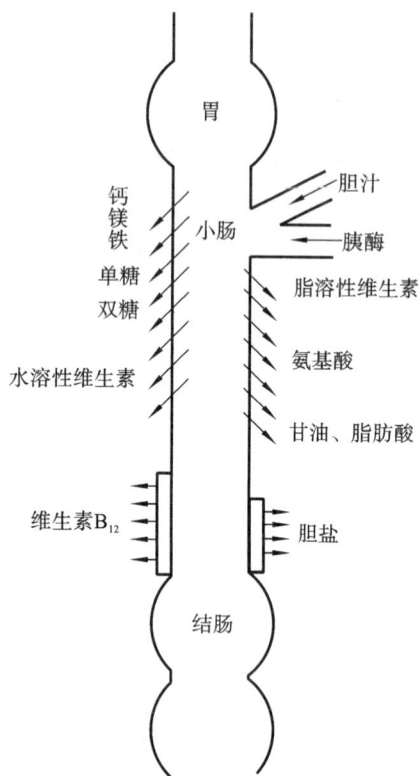

图 6-6 各种营养物质在小肠中的吸收部位

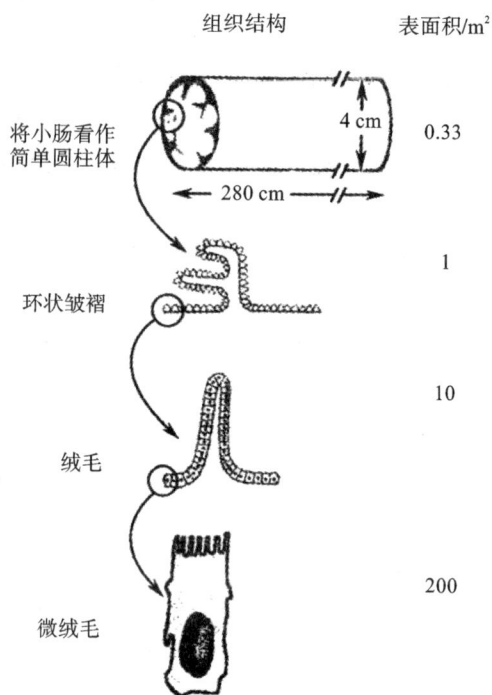

图 6-7 小肠黏膜环状皱褶、绒毛及微绒毛结构示意图

二、营养物质的吸收

(一)糖类的吸收

食物中的**糖类只有分解为单糖才能被吸收**。小肠内的单糖主要是葡萄糖,另有少量半乳糖和果糖。其吸收方式是通过小肠黏膜上皮细胞的载体蛋白转运。载体蛋白在转运单糖时需要 Na^+ 泵提供能量,经继发性主动转运通过毛细血管进入血液(图 6-8)。

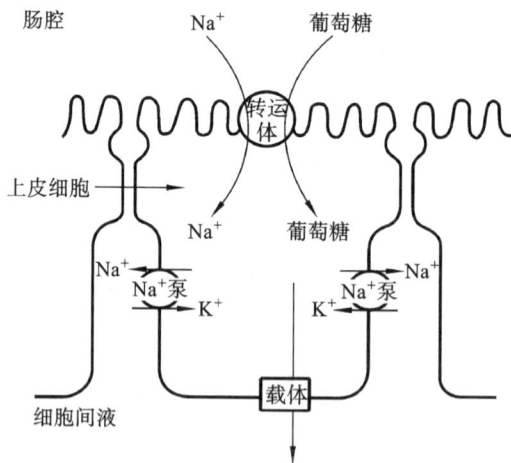

图 6-8 小肠上皮吸收葡萄糖的机制示意图

(二)蛋白质的吸收

蛋白质须分解为氨基酸后才能被吸收。其机制与单糖吸收相似,也需要 Na^+ 泵提供能量,通过毛细血管进入血液。

(三)脂肪的吸收

脂肪(甘油三酯)在小肠内被消化为甘油、脂肪酸和甘油一酯,它们必须与胆盐形成水溶性混合微胶粒,才能顺利进入小肠黏膜上皮细胞内。进入细胞内的脂肪酸和甘油一酯的去路取决于脂肪酸分子的大小。其中的短链脂肪酸和含短链脂肪酸的甘油一酯,可直接经毛细血管进入血液,而长链脂肪酸及甘油一酯在小肠黏膜细胞内合成甘油三酯,并与细胞中的载脂蛋白形成**乳糜微粒**,进入毛细淋巴管。由于人体摄入的动植物油中含长链脂肪酸较多,故脂肪消化后的吸收途径以淋巴为主(图6-9)。

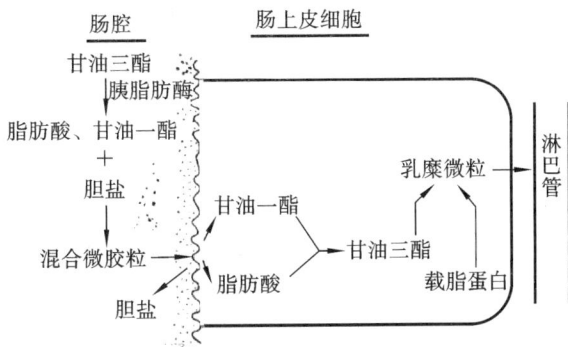

图6-9 脂肪在小肠内吸收的重要方式示意图

(四)胆固醇的吸收

肠道中的胆固醇来自食物和胆汁。其吸收过程和吸收途径与长链脂肪酸相同。胆固醇的吸收受多种因素影响,脂肪和脂肪酸可促进胆固醇的吸收,各种植物固醇以及食物中的纤维素、果胶、琼脂等可妨碍胆固醇的吸收。

(五)水、无机盐和维生素的吸收

水、无机盐和维生素通常不需消化,可直接被吸收利用。成人每日由胃肠道吸收的水为 $8\sim9$ L,胃肠道不仅吸收饮食中的水,还吸收消化液中的水。严重腹泻、呕吐时,会使消化液大量丧失,导致体内水和电解质平衡紊乱,破坏内环境稳态,甚至危及生命。水的吸收主要依靠渗透作用,各种溶质特别是 NaCl 吸收所产生的渗透梯度,是水吸收的主要动力。

无机盐呈溶解状态才能被吸收,其中多数是主动吸收。成人每日摄入的钠和消化腺分泌的钠,95%~99%被小肠黏膜主动吸收入血。钙和铁主要在小肠上段酸性环境中被吸收。钙只有游离状态时才能被吸收,维生素D可促进钙的吸收。食物中的铁多为三价铁,不易被吸收,须还原为亚铁才能被吸收。维生素C能使三价铁还原为亚铁而促进铁的吸收。因此,临床上给贫血患者补铁时,常选用硫酸亚铁,并配合口服维生素C或稀盐酸。

水溶性维生素,包括维生素 B_1、维生素 B_2、维生素 B_6、维生素C以及烟酸、生物素和叶酸,主要以易化扩散的方式被小肠上段吸收。维生素 B_{12} 必须先与内因子结合,形成水溶性复合物后才能在回肠吸收。脂溶性维生素的吸收机制与脂类消化产物的吸收相似。

知识拓展

乳糖不耐受

乳糖是人体和哺乳动物乳汁中特有的糖类,是由葡萄糖和半乳糖组成的双糖。乳糖不耐受是指患者无法完全消化乳制品中的乳糖,因此,在食用或饮用乳制品后会出现腹泻、腹胀、腹痛等消化系统症状。中国婴幼儿的乳糖不耐受发病率极高。此外,乳糖不耐受的成人摄入超过一定量乳糖后会有腹泻的现象,不经常喝牛奶者喝牛奶后也会有腹泻的现象。这是由于患者的乳糖酶活性降低、缺乏甚至缺失,导致进入肠道的乳糖吸收不良,未被消化的乳糖进入结肠后被细菌发酵生成气体(氢气、二氧化碳等)、乳酸和短链脂肪酸等,大量气体引起腹胀等症状,乳酸则使肠道分泌大量的碱性消化液来与之中和,所以易发生轻度腹泻。

第三节　消化器官功能活动的调节

消化系统的各个部分具有不同的结构和功能特点,它们相互配合、协调一致地进行活动,同时又能与整体活动相适应,以达到消化食物和吸收营养物质的目的。这些都是在神经和体液因素共同调节下实现的。

一、胃肠的神经支配

(一)胃肠的神经支配及其作用

消化器官中除口腔、咽、食管上段及肛门外括约肌为骨骼肌,受躯体神经支配外,其余大部分消化器官受自主神经系统的交感神经和副交感神经双重支配。一般来说,交感神经兴奋对消化活动起抑制作用,表现为胃肠道运动减弱,消化腺分泌减少,括约肌收缩。副交感神经兴奋对消化活动起兴奋作用,表现为胃肠道运动增强,消化腺分泌增加,括约肌舒张。

此外,消化器官的活动还受广泛分布于消化管壁的壁内神经丛的影响。壁内神经丛包括黏膜下神经丛和肌间神经丛两类,可独立完成消化管运动、消化腺分泌及血管舒缩等局部反射。

(二)胃肠活动的反射性调节

消化活动的反射中枢位于延髓、下丘脑和大脑皮质等处。

1.非条件反射　食物刺激口腔、舌、咽等处的感受器,反射性地引起唾液分泌;食糜刺激胃肠感受器,也可反射性地引起胃肠运动增强,使胃液、胰液和胆汁等消化液分泌增加。这些非条件反射,使消化器官各部分的活动相互影响,密切配合,更好地完成消化功能。

2.条件反射　在进食前和进食时,食物的形状、颜色、气味,以及进食环境和有关的语言、文字,都能刺激视、听、嗅觉等感受器,反射性地引起胃肠道运动和消化腺分泌的改变,使消化器官的活动更加协调。重视饮食时的心理因素,布置良好的饮食环境,注意食物的色、香、味、形以及愉快的交谈等,均有利于激发良好的情绪,引起食欲,促进消化(图6-10)。

二、胃肠激素

消化道是目前已知体内最大、最复杂的内分泌器官。在胃肠道黏膜内散在分布着40多种内分泌细胞,且数量很大,超过了体内所有内分泌细胞的总和。它们能合成和分泌多种有生物活性的化学物质(统称为**胃肠激素**)。目前确认的对人体消化器官活动影响较大的胃肠激素主要有促胃液素、促胰液素、缩胆囊素、抑胃肽等,见表6-1。

表6-1　四种胃肠激素的主要生理作用

激素名称	主要生理作用	引起释放的因素
促胃液素	促进胃酸和胃蛋白酶原以及胰液和胆汁分泌,促进胃肠运动和胃肠上皮生长	迷走神经、蛋白质的分解产物
缩胆囊素(促胰酶素)	促进胰酶分泌、胆囊收缩和胆汁排放,促进小肠运动,促进胰腺外分泌部的生长	蛋白质的分解产物、脂肪酸
促胰液素(胰泌素)	促进胰液(以 H_2O 和 HCO_3^- 为主)及胆汁的分泌,抑制胃的运动和胃液分泌	盐酸、脂肪酸
抑胃肽	促进胰岛素分泌,抑制胃的运动和胃液分泌	脂肪酸、葡萄糖、氨基酸

胃肠激素的主要生理作用:①调节胃肠道运动和消化腺分泌;②营养作用,即促进消化道组织代谢和生长;③调节其他激素的释放。

此外,正常情况下,胃黏膜中的肥大细胞和肠嗜铬样细胞分泌的**组胺**,具有极强的刺激胃酸分泌的作用,其与壁细胞膜上 H_2 受体结合,引起胃酸的分泌。西咪替丁及其类似物可阻断组胺与 H_2 受体结合,从而

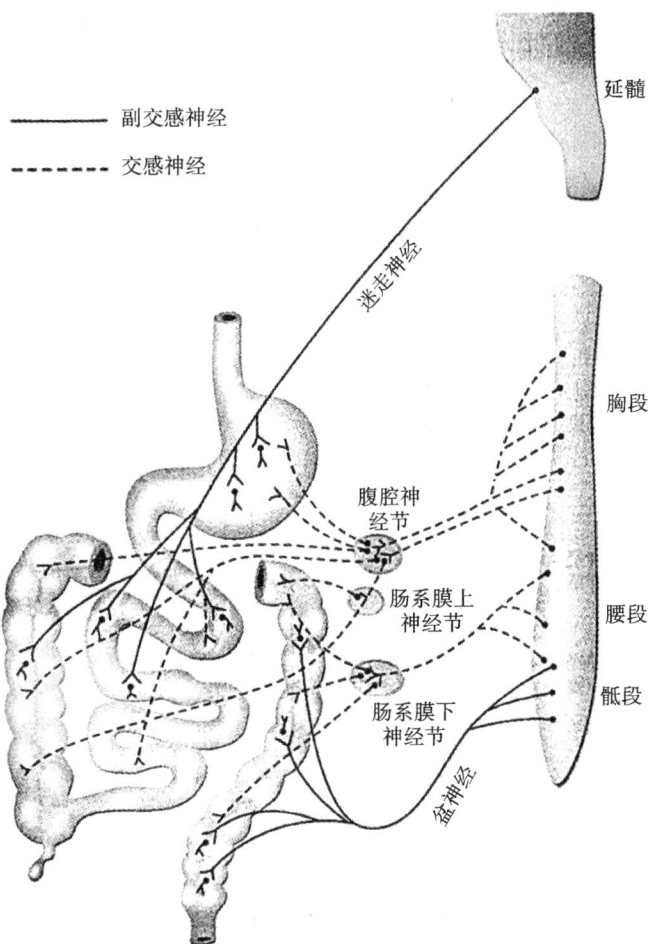

图 6-10　胃肠的神经支配示意图

抑制胃酸分泌，促进消化性溃疡的愈合。

思政园地

（1）介绍经典的条件反射，鼓励学生勇于提出质疑和设想，并努力去验证，这是每一门科学发展的必经之路。

（2）介绍幽门螺杆菌的发现过程，鼓励学生学习科学家们无畏困难、勇于探索真理的精神。

（3）介绍胆囊结石与不良饮食习惯的关系，促进学生健康饮食习惯的养成。

本章小结

消化器官的主要生理功能是对食物进行消化和吸收，为机体新陈代谢提供必需的物质和能量。消化是指食物在消化道内被分解加工的过程。有机械性消化和化学性消化两种方式。吸收是指食物经消化后，通过消化道黏膜进入血液和淋巴的过程。消化开始于口腔，食物在口腔内通过咀嚼后被吞咽，在唾液作用下，食物中少量淀粉进行化学分解。胃液的主要成分有盐酸、胃蛋白酶原、内因子、黏液和碳酸氢盐。胃的运动形式包括容受性舒张、紧张性收缩和蠕动。其中，容受性舒张是胃特有的运动形式。胃排空是指食糜由胃排入十二指肠的过程。小肠内的消化液有胰液、胆汁和小肠液三种。胰液是消化液中消化食物最全面、消化能力最强的一种。胆汁的主要成分是胆盐，参与脂肪的消化和吸收。小肠的运动形式有紧张性收缩、分节运动和蠕动。其中分节运动是小肠特有的运动形式。小肠是消化和吸收的主要部位。糖类主要以单糖的形式吸收,蛋白质主要以氨基酸的形式吸收,吸收后都直接进入血液,脂肪的分解产物吸收后大部分进入淋巴,小部分进入血液。副交感神经兴奋时消化功能增强,交感神经兴奋时消化功能减弱。胃肠激素主要有缩胆囊素、促胃液素、促胰液素、抑胃肽,主要调节胃肠道的运动和消化腺的分泌。

习题检测

一、名词解释

1. 消化
2. 吸收
3. 蠕动
4. 胃排空
5. 分节运动

扫码看答案

二、问答题

1. 试述胆盐的主要作用。
2. 简述盐酸的生理作用。
3. 简述胃肠激素的主要作用。
4. 为什么说小肠是吸收的主要部位?

选择题扫码
在线答题

(何永芳)

能量代谢和体温

(1)识记能量代谢;概括机体能量来源、转移、储存和利用,影响能量代谢的因素以及能量代谢率。

(2)识记基础代谢率;说出基础代谢率的计算方法;概括基础代谢率的临床意义。

(3)识记正常体温值;归纳体温变化的生理变动因素。

(4)说出机体产热的器官;叙述机体散热的方式;叙述发热患者的护理。

(5)概括机体体温调节的机制;知道温度感受器、体温调节中枢和体温调定点。

(6)归纳测量体温常用的方法和降温措施。

(7)学会合理健康饮食,保持健康体魄。

生命活动最基本的特征是新陈代谢。新陈代谢包括合成代谢和分解代谢,两者密不可分。物质在合成与分解过程中通常伴有能量的储存和释放,与人体的生理功能活动和体温的维持密切相关。

第一节　能量代谢

知识拓展

脂肪、热量、能量、燃脂

脂肪是一种油性物质,存在于人体和动物的皮下组织及植物体中。人体每时每刻都在消耗热量,能量由食物中的产热营养素提供。燃脂就是通过运动去增加人体的耗氧量,消耗身体的脂肪,从而达到减肥的目的。燃脂运动的方式有跳绳、跑步、力量瑜伽、游泳等。

通常把生物体内物质代谢过程中伴随发生的能量的释放、转移、储存和利用称为**能量代谢**。

一、机体能量的来源和利用

(一)能量的来源

机体所需的能量来源于食物中的糖类、脂肪、蛋白质三大营养物质中蕴藏的化学能。

1. 糖类　糖类的主要功能是供给机体生命活动所需的能量。一般情况下,人体所需能量主要由糖类的氧化分解提供。食物中的糖类经过消化被分解为单糖,主要是葡萄糖。葡萄糖转化供能的方式为有氧氧化和无氧糖酵解两种。

2. 脂肪　脂肪是人体内重要的储能和供能物质,脂肪的储存量可达体重的20%。人体所需的能量有20%～30%来自脂肪。脂肪被分解为甘油和脂肪酸后,在细胞内氧化释放能量。

3. 蛋白质　蛋白质是人体细胞的重要组成成分,是构成机体组织的原料,正常生理情况下不作为机体的主要能源物质。

人体主要利用体内的糖类和脂肪提供能量。糖类为主要的能源物质,人体所需的能量中70%以上由糖类的氧化分解提供,其余能量由脂肪提供。脑组织主要依靠葡萄糖的供能,当发生低血糖或缺氧时,可引起脑功能活动障碍,出现头晕等症状,重者可发生抽搐甚至昏迷。蛋白质一般不作为供能物质。只有在长期饥饿或极度消耗等特殊情况下,体内糖原和脂肪储备耗竭时,机体才会依靠分解组织蛋白质所产生的氨基酸提供能量和维持必需的生理活动。

知识拓展

合理控制饮食的方法

(1)饮食多样化。在饮食方面要粗细搭配,鱼、肉、蛋和豆制品以及蔬菜要合理搭配食用,不偏食。

(2)饮食因人而异。饮食要与人的生长发育的不同阶段和不同的生理状况相适应,比如老年人的饮食要以少而精为主。

(3)根据生活和劳动环境调节饮食。如在高温环境下应该供给较多无机盐、蛋白质等,在寒冷地区要适当供给脂肪、蛋白质和各种维生素。

(4)控制糖类、钠盐和脂肪的摄入量。糖类、钠盐和脂肪摄入过多会诱发各种疾病。

(5)养成吃早餐的习惯。吃早餐能增强一整天的记忆力。

(6)注意水的补充。每天需要摄取2000～2500 mL的水来维持人体水充足。

(7)膳食制度合理。饮食要一日三餐,定时定量,能量分配比例合适。

(8)合理的烹调加工。尽量减少营养成分的丢失,充分考虑营养和食品卫生健康。

(二)能量的转移、储存和利用

营养物质在氧化分解过程中,生成代谢终产物CO_2和H_2O,同时释放蕴含的化学能。其中有50%以上的能量迅速转化为热能,用于维持体温,其余部分则以化学能的形式储存于三磷酸腺苷(ATP)的高能磷酸键中。当ATP分解时,其高能磷酸键断裂,成为二磷酸腺苷(ADP),同时释放能量,供机体组织利用,完成各种生理活动。ATP广泛存在于人体的一切细胞内,既是机体的重要储能物质,又是直接的供能物质。除ATP外,机体还有另一种高能磷酸化合物——磷酸肌酸(CP)。当能量产生过剩时,ATP会将高能磷酸键转移给肌酸,生成CP,将能量储存起来;反之,当组织细胞耗能增加时,CP又将储存的能量转移给ADP,生成新的ATP,以补充ATP的消耗。CP是ATP的储存库(图7-1)。

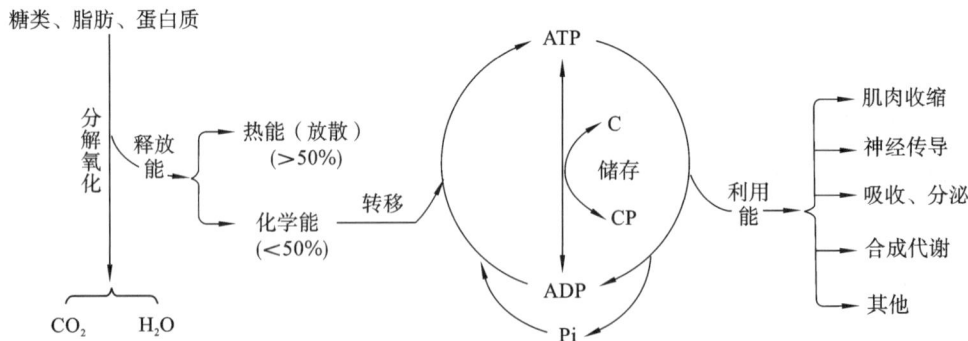

图7-1 体内能量的释放、转移、储存和利用示意图

注:图中C表示肌酸;Pi表示无机磷酸;CP表示磷酸肌酸。

(三)能量代谢的表示方法

根据能量守恒定律,体内食物氧化所释放的能量最终都将转化成热能,并散发到体外。因此,测定机体一定时间内所散发的总热量,就可以测出机体在一定时间内所消耗的能量。机体在单位时间内的产热量称为**能量代谢率**。通常以单位时间内每平方米体表面积的产热量为单位,用$kJ/(m^2 \cdot h)$或$kJ/(m^2 \cdot min)$表示。

案例思考

患者,女,37岁,近半年来常感心悸、焦躁、易怒、紧张失眠、手部颤抖,半年来饮食较以往明显增多,月经紊乱,体重下降明显,于当天晨起后出现双下肢不能活动,到医院就诊。体检:心率85次/分,脉压增大,甲状腺对称性、弥漫性肿大,血钾2.2 mmol/L。为完善相关检查和明确诊断,门诊拟"甲状腺功能亢进(甲亢)并发周期性瘫痪"收治入院。请思考以下问题:

(1)结合所学理论知识,阐述甲亢患者能量代谢率和产热量的变化特点。

(2)结合所学理论知识,列出甲亢患者的临床表现。

二、影响能量代谢的因素

能量代谢在各种因素的影响下经常发生变化。影响能量代谢的主要因素如下。

(一)肌肉活动

肌肉活动对能量代谢的影响最为显著。机体任何轻微的活动都会使能量代谢率明显提高,肌肉活动的强度越大,耗氧量越多,产热量越多。劳动或运动时的能量代谢率见表7-1。

表 7-1　机体不同状态下的能量代谢率　　　　　　单位:$kJ/(m^2 \cdot min)$

机体活动形式	静卧	开会	擦玻璃	洗衣服	扫地	打排球	打篮球	踢足球
平均产热量	2.73	3.40	8.30	9.89	11.37	17.50	24.22	24.98

(二)精神活动

人在平静思考问题时,对能量代谢率的影响不大,但当精神处于紧张状态,如烦恼、恐惧或精神激动时,能量代谢率显著增高。其原因之一是骨骼肌紧张性增强,使产热量增加;另一方面是交感-肾上腺髓质系统兴奋,甲状腺激素、肾上腺髓质激素分泌增多,促进细胞代谢,增加机体产热量。

(三)环境温度

人处于安静状态时,在20~30 ℃的环境中其能量代谢最为稳定。环境温度过低或过高均可使机体的能量代谢率增高。当环境温度低于20 ℃时,寒冷刺激会反射性引起寒战、肌紧张增强,致使能量代谢率增高;当环境温度高于30 ℃时,体内生化反应加速,呼吸、循环功能增强,也可使能量代谢率增高。

(四)食物的特殊动力效应

人在进食后的一段时间内,即使处于安静状态,机体的产热量也比进食前有所增加。食物引起机体额外增加产热量的现象称为食物的特殊动力效应。这种效应从进食后1 h开始增加,2~3 h达高峰,持续7~8 h。各种营养物质的特殊动力效应不同,蛋白质最为显著,可达30%;糖类和脂肪分别为6%和4%;混合性食物为10%。寒冷季节多食高蛋白质食物,可增加额外产热量,有利于御寒。

知识拓展

患者饮食能量

由于存在食物的特殊动力效应,食物能够为机体提供的能量因这种额外的消耗而减少了一部分。因此,在为患者配餐时,应考虑这部分额外的能量消耗,给予相应的能量补充。

三、基础代谢率

机体在不同的功能状态或环境条件下,能量代谢的效率不同,故通常把基础代谢率作为评估能量代谢率的标准。

(一)基础代谢率的概念

基础代谢是指人体在基础状态下的能量代谢。**基础代谢率(basal metabolism rate,BMR)**是指单位时间内的基础代谢。所谓基础状态,是指人体处于以下状态时。①清晨、清醒、静卧;②精神安宁;③室温保持在20~25 ℃;④空腹(禁食 12 h);⑤体温正常。基础状态排除了各种影响能量代谢的因素,人体的各种生理活动和新陈代谢都稳定在较低的水平,其能量消耗仅限于维持心跳、呼吸等一些基本的生命活动。基础代谢率不是人体最低的能量代谢率,熟睡时的能量代谢率更低,比安静时低 8%~10%,但做梦时可增高。

(二)基础代谢率的正常值及其临床意义

正常人基础代谢率的平均值随着性别、年龄的不同而有所差异(表 7-2)。在相同的条件下,男性的基础代谢率高于女性;性别相同的人群,儿童高于成人。

表 7-2　我国正常人基础代谢率平均值　　　　　　　　　　　单位:kJ/(m² · h)

年龄/岁	11~15	16~17	18~19	20~30	31~40	41~50	50 以上
男性	195.5	193.4	166.2	157.8	158.6	154.0	149.0
女性	172.5	181.7	154.0	146.5	146.9	142.4	138.6

在临床工作中,为了方便起见,基础代谢率通常用相对值来表示,其公式为:

$$基础代谢率 = \frac{实测值 - 正常平均值}{正常平均值} \times 100\%$$

将基础代谢率的实测值同正常平均值进行比较,相差在**±15%**之间者均属于正常;相差值超过**±20%**时,才有临床意义。

基础代谢率的测定是诊断甲状腺疾病的重要辅助手段。甲状腺功能亢进时,基础代谢率可比正常值高25%~80%;甲状腺功能低下时,基础代谢率可低于正常值的 20%~40%。其他疾病,如肾上腺皮质和脑垂体功能低下时,基础代谢率也可降低;发热时基础代谢率会升高,体温每升高 1 ℃,基础代谢率将升高 13%左右。糖尿病、肾上腺皮质功能亢进、白血病等患者,基础代谢率会增高;而肾病综合征、肾上腺皮质功能和脑垂体功能低下患者,基础代谢率则降低。

第二节　体　　温

在正常情况下,人和高等动物的体温是相对稳定的。体温是评估机体内环境的主要指标之一,体温相对稳定是人体新陈代谢和一切生命活动正常进行的必要条件。人体的温度分为体表温度和体核温度。**体表温度**又称为皮肤温度,易随环境温度的变化而变化。**体核温度**也称为深部温度,主要指心、脑、肺、腹腔脏器的温度,相对稳定。生理学上所说的**体温**,通常是指机体核心部分的平均温度。

📚 知识拓展

体温与新陈代谢

人体的新陈代谢以酶促反应为基础,而酶必须在适宜的温度条件下才具有较高的生物活性,体温过高或过低都会降低酶的生物活性。脑组织对温度的变化十分敏感,当体温升高,持续超过 41 ℃时,可出现神经系统功能障碍甚至永久性脑损伤;体温达 42~43 ℃时,将有生命危险;当体温降至 34 ℃时人体的体温调节功能发生障碍;体温低于 25 ℃时,心脏功能发生障碍而危及生命。因此,体温是人体的重要生命体征之一。

一、人体正常体温及其生理波动

(一)正常体温

机体核心部分器官的温度不容易被测量,临床上通常用直肠、口腔和腋窝的温度来代表体温。这些部位的正常温度值:①**直肠温度**为 36.9～37.9 ℃,接近体核温度,多用于昏迷患者或小儿体温的测量。②**口腔温度**为 36.7～37.7 ℃,应选择舌下测量,是广泛采用的测温部位。所测温度比较准确,测量比较方便。但对不能配合的患者,如哭闹的小儿及狂躁的患者,则不宜测口腔温度。③**腋窝温度**为 36.0～37.4 ℃,由于腋窝皮肤表面温度较低,不能准确反映体温,只有让被测者将上臂紧贴其胸廓,使腋窝紧闭形成人工体腔,机体内部的热量才能逐渐传导过来,使腋窝的温度逐渐升高至接近体核的温度水平。因此,测定腋窝温度至少需要 10 min,并且腋窝处还应保持干燥。

(二)体温的生理变化

在生理情况下,人的体温可随下列因素波动。

1.昼夜变化 正常成人体温随昼夜呈周期性波动,清晨 2—6 时体温最低,午后 1—6 时最高,但昼夜波动幅度一般不超过 1 ℃。体温的这种周期性昼夜变化称为昼夜节律或日节律。

2.性别 成年女性的体温平均比男性高 0.3 ℃,而且其体温随月经周期发生周期性改变(图 7-2)。月经期和排卵前期体温偏低,排卵日最低,排卵后期又逐渐升高,并超过排卵前期,直到下次月经来潮。这种变化规律是由女性体内孕激素水平的周期性变化所致。因此,连续测定基础体温,可以判定受试者有无排卵和排卵日期。

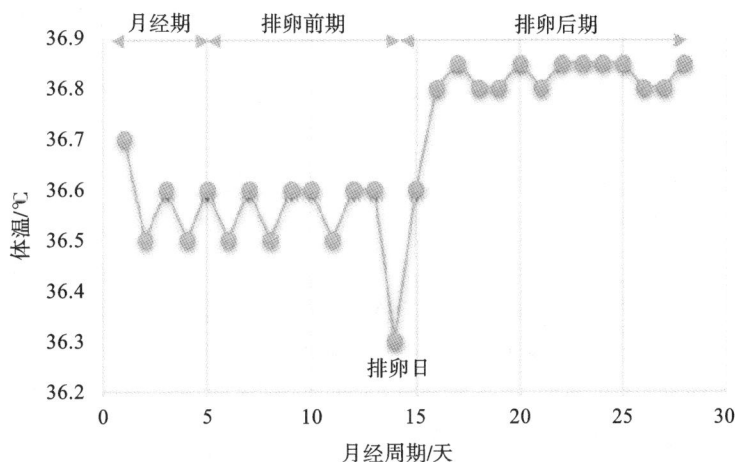

图 7-2　女性月经周期中基础体温的变化

3.年龄 不同年龄的人能量代谢水平不同,体温也不同。一般来说,儿童体温高于成人,而老年人又略低于成人。新生儿由于体温调节中枢尚未发育成熟,体温调节能力差,易受环境温度的影响而发生较大的波动。因此,在临床工作中,要特别重视老年人和新生儿的体温特点,注意保暖。

4.肌肉活动和精神因素 肌肉活动、精神紧张、情绪激动等情况都会使机体的代谢增强,产热量增加,导致体温升高。因此,应在安静状态下测体温。

5.其他因素 麻醉类药物能扩张皮肤血管,增强体热散发,从而降低机体对寒冷环境的适应能力。因此,对于手术麻醉患者,在术中与术后要特别注意保暖。

> 📖 **知识拓展**
>
> **红外测温仪**
>
> 　　红外测温仪的测温原理是将物体发射的红外线具有的辐射能转变成电信号,红外线辐射能的大小与物体本身的温度相对应,根据转变成的电信号大小,可以确定物体的温度。

在自然界中,一切温度高于绝对零度的物体都在不停地向周围空间发出红外线。物体红外线辐射能量的大小及其波长的分布与它的表面温度有着十分密切的关系。因此,通过测量物体自身辐射的红外能量能准确地测定其表面温度。

与水银温度计比较,红外测温仪具有简单、轻巧、单手可操作和非接触式的优势。

二、人体的产热与散热

在体温调节中枢的控制下,产热与散热两个生理过程保持动态平衡,维持体温相对稳定。

(一)人体的产热

机体的热量来自体内营养物质的分解代谢。各组织器官的功能状态和代谢水平不同,其产热量也各不相同。

机体主要的产热器官是内脏和骨骼肌。安静时以内脏产热为主,产热量约占全身产热量的56%,其中肝是体内代谢最旺盛的器官,产热量最多。劳动或运动时,骨骼肌是最主要的产热器官。此外,人体在寒冷环境中骨骼肌可发生寒战,因为不做外功,所以产热量很高,有利于维持机体在寒冷环境中的体热平衡;寒冷还可刺激机体某些激素(如甲状腺激素、肾上腺素等)的分泌,使机体的代谢增强,产热量增多。

(二)人体的散热

机体的热量除小部分随呼出气体、尿液、粪便等散发外,大部分是通过皮肤散发的。因此,皮肤是最主要的散热器官,其散热方式有以下几种。

1. 辐射散热 辐射散热是机体以热射线的形式将热量传给外界较冷物体的散热方式。其散热量的多少取决于皮肤与周围环境的温度差和有效辐射面积。皮肤与环境之间的温度差越大或有效辐射面积越大,则散热量越多。机体在安静状态下,辐射散热约占机体总散热量的60%,是环境温度低于皮肤温度时主要的散热方式。如果环境温度高于皮肤温度,机体不仅不能以辐射方式散热,而且会吸收周围物体的辐射热。

2. 传导散热 传导散热指机体将热量直接传给同它接触的较冷物体的散热方式。散热量的多少取决于皮肤与其接触物体之间的温度差、接触面积以及接触物体的导热性能。衣物是热的不良导体,故穿衣能起到隔热保暖的作用。水的导热性能好,衣服被浸湿后,传导散热量会大大增加。因此,临床上对高热患者使用冰帽、冰袋等降温措施,就是通过传导加速散热。

3. 对流散热 对流散热是通过气体的流动来交换热量的散热方式,它是传导散热的一种特殊形式。其散热量受风速影响很大,风速越大,散热量越多。例如,电风扇加快了空气流动,使空气与人体表面对流换热加强;同时由于人体表面存在湿源(汗、水等),吹风加快了湿源的蒸发速度,从而实现吸热降温的效果。

4. 蒸发散热 蒸发散热是指机体通过体表水的蒸发来散发热量的一种方式。体表每蒸发1 g水可散发2.43 kJ的热量。在环境温度接近或高于体表温度时,蒸发散热是机体唯一的散热方式。临床上对一些高热患者采用酒精擦浴,就是通过酒精的蒸发达到降温的目的。

蒸发散热分为两种形式:不感蒸发和可感蒸发。

(1)不感蒸发(不显汗):指机体的水透过皮肤和黏膜,在未形成水滴前就被蒸发掉的现象。这种蒸发不易被察觉,与汗腺的活动无关,即使在寒冷季节也依然存在。人体每日不感蒸发的水可达到1 L(经皮肤蒸发0.6~0.8 L,经呼吸道黏膜蒸发0.2~0.4 L)。

(2)可感蒸发(发汗):发汗指汗腺分泌汗液的活动。汗液在体表聚集成汗滴,可以被机体感受到,又称可感蒸发。汗腺的分泌量和发汗速度与多种因素有关,如劳动强度、环境温度和湿度、风速及机体对高温的适应程度等。人在安静状态下,环境温度达30 ℃时便开始发汗。环境湿度大时,汗液不易蒸发,体热不易散失,会反射性引起大量发汗。风速大时,汗液蒸发快,体热易于放散。因此,人在高温、高湿、通风差的环境中容易中暑。

汗 液

汗液是一种低渗液,水占 99% 以上,固体成分占比不到 1%,主要以 NaCl 为主,还有少量的 KCl 和尿素等。当机体大量出汗而造成脱水时,常表现为高渗性脱水,但如果大量出汗后只补充水而不同时补充 NaCl,往往又可导致低渗性脱水。人体大量出汗时,在补充水的同时还应注意补充 NaCl,以防止电解质平衡紊乱。

发汗是一种反射性活动,温热性刺激和精神紧张都能引起发汗,分别称为温热性发汗和精神性发汗。温热性发汗发生在全身各处,其生理意义在于蒸发散热,调节体温。精神性发汗主要见于手掌心、足底和腋窝等部位,与体温调节无关。这两种发汗经常以混合形式同时出现,不能截然分开。

热 射 病

热射病是指因高温引起人体体温调节功能失调、体内热量过度积蓄,从而引发神经器官受损的一种急性疾病,属重症中暑。该病通常发生在夏季高温同时伴有高湿的天气。遇到高温天气,患者一旦出现高热(体温达到 40 ℃以上)、皮肤干热无汗、口干、昏迷、血压升高、呼吸衰竭等现象,应立即将患者转移到阴凉通风处仰卧休息,解开衣扣、腰带,敞开上衣。可服十滴水、仁丹等防治中暑的药品。有条件者可以在澡盆中用温水浸泡下半身,并用湿毛巾擦浴上半身。如果患者出现意识不清或痉挛,应取昏迷体位。在通知急救中心的同时,应注意保证患者呼吸道畅通。

三、体温调节

外界环境温度发生变化时,人和其他恒温动物的体温仍能保持相对稳定,这是因为机体具有一套完善的体温调节机制。体温调节包括自主性体温调节和行为性体温调节两种,使机体的产热和散热过程处于动态平衡。

(一)自主性体温调节

自主性体温调节是在下丘脑体温调节中枢的控制下,通过增减皮肤血流量、发汗、寒战等生理反应,调节机体的产热和散热活动,使体温保持相对稳定的调节方式,是体温调节的基础。

1. 温度感受器 温度感受器是感受机体各处温度变化的特殊结构,可分为外周温度感受器和中枢温度感受器两大类。

(1)外周温度感受器:外周温度感受器是指位于中枢神经系统以外的温度感受器,广泛分布于皮肤、黏膜、内脏和肌肉等部位,分为冷感受器和热感受器,它们都是对温度变化敏感的游离神经末梢,分别感受相应部位的冷热变化,并将信息传入体温调节中枢,产生温度感觉,并能引起体温调节反应。

发热患者的日常护理

发热是疾病最常见的症状,是机体与疾病做斗争的一种防御反应。但如果高热患者的体温得不到及时有效的控制,任其发展下去,会对机体造成极大的危害。因而,对发热患者应做到:

(1)耐心、细心、全面地观察病情,注意患者诉说的各种症状,密切观察体温、脉搏、呼吸、血压的变化。根据病情 2~4 h 测量一次体温。

（2）在发热的不同阶段采取不同的护理措施：

①体温上升阶段：患者可出现畏寒、寒战、皮肤苍白等，此时应注意保暖。

②高热持续阶段：患者出现面色潮红，呼吸、脉搏加快等。首先采用物理降温措施，如头部放置冰袋、冰帽，用温水、酒精擦浴，内服冷饮等。在进行物理降温时要密切观察患者体温的变化。

③体温恢复阶段：汗腺分泌增多，患者大量出汗，此时，应及时更换汗湿的衣服、床单，防止患者受凉。

（3）在饮食方面，应选用营养高、易消化的流食或半流食，多吃水果和新鲜蔬菜，保持大便正常。

（2）中枢温度感受器：中枢温度感受器是指中枢神经系统内对温度敏感的神经元，分布于下丘脑、脑干网状结构和脊髓等部位，分为热敏神经元和冷敏神经元两种，分别感受局部组织温度升高和降低的变化，从而引起体温调节反应。

2. 体温调节中枢 从动物实验观察到，只要保留下丘脑及其以下神经结构的完整，动物就能够保持体温相对稳定；如果破坏下丘脑，则动物的体温不能维持稳定，这说明下丘脑在自主性体温调节中起重要作用。进一步的实验研究表明，下丘脑的**视前区-下丘脑前部（PO/AH）**的温度敏感神经元，不仅具有中枢温度感受器的作用，还能对其他部位传入的温度信息做整合处理，对散热和产热两个过程进行调节。因此，下丘脑的 PO/AH 是体温调节的基本中枢。

3. 体温调定点学说 体温调定点学说认为，体温的调节类似于恒温器的调节。PO/AH 的温度敏感神经元对温度的感受有一定的阈值，在体温调节中起调定点的作用。一般认为该阈值是 37 ℃，即调定点温度值。因此，调定点是指机体控制体温稳定的平衡点。

当体温为 37 ℃时，机体的产热与散热处于动态平衡状态。当体温超过 37 ℃时，PO/AH 的热敏神经元活动增强，产热活动减弱，散热活动增强，使体温回降到 37 ℃。反之，当体温低于 37 ℃时，冷敏神经元兴奋，产热活动增强，散热活动减弱，使体温回升到 37 ℃。机体的体温始终稳定在调定点水平，以保证机体各项生命活动和新陈代谢的正常进行。

（二）行为性体温调节

行为性体温调节指人体有意识地通过改变行为活动来维持体温的相对稳定。如根据环境温度增减衣物、使用电风扇和空调、人工改变气候等。行为性体温调节是自主性体温调节的补充。

知识链接

发热与中暑

机体的发热主要是由于致热原使热敏神经元的兴奋性降低，热敏神经元对温度感受的阈值升高，使调定点上移。例如，细菌感染时，在致热原的作用下调定点上移到 39 ℃，而实际体温还在 37 ℃，则冷敏神经元兴奋，引起恶寒、寒战等产热反应，直至体温升高到 39 ℃。只要致热原不消除，机体的产热和散热就会在新的调定点水平（如 39 ℃）维持动态平衡，使机体持续处于发热状态。某些解热药（如阿司匹林）可使被致热原升高的调定点降到正常水平而发挥解热作用。

人在高温、高湿、通风差的环境中，辐射、传导、对流和蒸发均难以实现，散热受阻，易发生中暑。中暑的主要症状为头痛、眩晕、烦躁不安、脉搏强而有力、呼吸有杂音、体温可能上升至 40 ℃以上和皮肤干燥泛红。中暑后应立即将患者移至阴凉通风处，解开衣服，安静休息。症状较轻者可给予清凉含盐饮料，病情较重者迅速送往医院处理。

思政园地

疟疾、青蒿素与屠呦呦

机体患疟疾时,内源性致热原与疟原虫代谢产物共同作用于下丘脑体温调节中枢而引起发热。我国科学家屠呦呦因发现青蒿素治疗疟疾的全新方法而获得 2015 年诺贝尔生理学或医学奖。艰难困苦的研发过程彰显了屠呦呦团队对科学研究的专注、执着和恒心,同时也体现了前辈科学家的奉献精神、团结合作和创新精神,这些都是现在科研工作者所应具备的品质。

本章小结

能量代谢是机体内物质代谢过程中所伴随的能量释放、转移、储存和利用的过程。机体的能量主要来自糖类、脂肪和蛋白质。影响能量代谢的因素有肌肉收缩、精神活动、环境温度和食物的特殊动力效应。基础状态下的能量代谢称为基础代谢。

体温是机体深部的平均温度。体温的测量部位和正常值:直肠 36.9～37.9 ℃,口腔 36.7～37.7 ℃,腋窝 36.0～37.4 ℃。皮肤散热方式有辐射、传导、对流和蒸发。人的体温恒定是体温调节中枢使机体产热和散热过程保持动态平衡的结果。安静时的主要产热器官是内脏;劳动或运动时的主要产热器官是骨骼肌。体温调节有行为性调节和自主性调节两种方式。下丘脑在生理性体温调节中起重要作用,视前区-下丘脑前部是体温调节的基本中枢。该中枢通过调控机体的产热和散热过程,使体温保持相对稳定。

习题检测

一、名词解释

1. 能量代谢
2. 基础代谢率
3. 体温
4. 体温调定点

扫码看答案

二、问答题

1. 简述影响能量代谢的因素。
2. 简述体温的测定部位及正常值和生理变异。

选择题扫码
在线答题

(张晓玲)

第八章

尿液的生成和排出

扫码看课件

学习要点引导

(1)识记正常尿量、少尿及无尿的概念;概括尿液的理化性质。

(2)说出尿液生成的三个基本过程;说出肾小球滤过的概念;描述和识记滤过膜的构成;理解并识记肾小球有效滤过压,识记肾小球滤过率的定义。

(3)归纳总结影响肾小球滤过的因素,能够举例说明。

(4)叙述和总结肾小管和集合管的重吸收特点;归纳总结 $NaCl$、HCO_3^-、K^+、葡萄糖和氨基酸等物质的重吸收特点。

(5)概括肾小管和集合管的分泌功能;归纳总结 H^+、NH_3 和 K^+ 的分泌过程。

(6)概括尿液生成的神经调节机制;叙述肾血流量的调节过程;识记渗透性利尿的概念并举例说明,识记球-管平衡的概念。

(7)叙述抗利尿激素(ADH)在尿液生成调节中的作用,能够结合生活和临床进行分析;概括总结肾素-血管紧张素-醛固酮系统在尿液生成调节中的作用。

(8)说出排尿反射的感受器和初级中枢;概括排尿反射初级中枢和高位中枢的功能关系。

(9)识记尿频、尿潴留和尿失禁的定义,以及引起排尿异常的各种原因。

肾脏是人体最重要的排泄器官,能将机体产生的代谢终产物(如尿素、尿酸、肌酐、胆色素等),体内过剩物质(如葡萄糖)和异物(如药物)以尿液的形式排出,调节机体水、电解质和酸碱平衡,从而维持机体内环境的稳定。肾脏还具有内分泌功能,能合成和释放肾素,参与动脉血压的调节;合成和释放促红细胞生成素,促进红细胞的生成;肾脏中的 1α-羟化酶可使 25-羟维生素 D_3 转化为 1,25-二羟维生素 D_3,调节钙的吸收和血钙水平等。

第一节　尿液的生成

一、尿量及尿液的理化性质

(一)尿量

正常成人 24 h 尿量为 1000～2000 mL,平均 1500 mL,尿量超过 2500 mL/d 称为**多尿**。尿量是肾脏功能检测的重要指标之一。尿量受机体功能状态、饮食和疾病影响而发生变化。尿量 100～500 mL/d 称为**少尿**,尿量小于 100 mL/d 称为**无尿**。正常人体每天约有 35 g 固体物质,需要溶解于至少 500 mL 水中才能随尿液排出。持续多尿时机体可因水的丢失而导致脱水,少尿或无尿则可导致代谢终产物在体内堆积。这些病理情况都会破坏内环境稳态,严重时会危及生命。

尿 毒 症

尿毒症不是一种独立的疾病,是肾功能衰竭晚期所发生的一组临床综合征。肾功能障碍时,机体出现一系列症状和代谢紊乱,临床表现为水、电解质紊乱和酸碱平衡失调,以及贫血、出血倾向、高血压等进一步加重,此外还可出现各器官系统功能障碍以及物质代谢障碍,全身系统都会受累,出现心力衰竭、精神异常、昏迷等严重情况,危及生命。

我国每年每百万人口中就有50～100人患尿毒症,其中不少是青少年。尿毒症患者多采取肾脏替代治疗,即透析治疗(包括血液透析和腹膜透析)。但透析无法替代肾脏的内分泌功能,因而肾移植是尿毒症患者最合理、最有效的治疗方法。

(二)尿液的理化性质

1.成分 尿液中的水占95％～97％,固体物质占3％～5％。固体物质包括有机物和无机物两大类,有机物主要为蛋白质分解代谢的产物,如尿素、尿酸和肌酐等;无机物主要包括Na^+、K^+、Cl^-、Ca^{2+}等无机离子以及磷酸盐和草酸盐等。尿液源自血浆,而血浆是人体内环境的重要组成部分,因此,测定尿量、检验尿液理化性质是发现机体某些病理变化的途径之一。

2.颜色 正常尿液为透明的淡黄色液体。尿液颜色主要受胆红素代谢产物的影响,还受饮食、药物和疾病的影响。大量饮水后尿液被稀释,颜色变淡;机体缺水时尿量减少,尿液浓缩,颜色变深。

3.气味 正常新鲜尿液有一定气味,这种气味来自其中的挥发性酸。久放的尿液,因其中尿素分解产生氨而出现氨臭味,如果刚排出的尿液就有氨臭味,常提示泌尿系统感染。

4.比重 尿比重一般在1.012～1.025之间,容易受饮食和机体功能状态的影响。长期缺水时尿比重可升高,而大量饮水后尿比重则降低。

5.酸碱度 尿液一般为弱酸性,pH 5.0～7.0。其酸碱度易受食物和代谢产物的影响,摄入较多富含蛋白质的食物时,尿液呈酸性;食用大量蔬果时尿液呈碱性。

尿液颜色的变化说明了什么?

尿液的颜色在生理或病理情况下可以发生改变。如食用大量胡萝卜或服用维生素B_2后,尿液呈亮黄色;患尿路结石、急性肾小球肾炎、肾肿瘤、肾结核等时可出现血尿;发生血型不合的输血反应、患蚕豆病等时尿液呈浓茶色或酱油色,称为血红蛋白尿;发生阻塞性黄疸及肝细胞性黄疸,尿液中含有大量胆红素时,尿液呈黄褐色,称为胆红素尿;丝虫病患者尿液呈乳白色,称为乳糜尿。

二、尿液生成的过程

尿液是在肾单位和集合管中生成的,尿液生成过程包括三个相互联系的环节:①肾小球的滤过;②肾小管和集合管的重吸收;③肾小管和集合管的分泌。

(一)肾小球的滤过

肾小球的滤过是指血液流经肾小球毛细血管时,血浆中除大分子血浆蛋白以外的水、无机盐、小分子有机物等,透过滤过膜进入肾小囊腔形成**原尿**的过程。肾小球的滤过是尿液生成的第一个环节。原尿中除蛋白质(含量极少)外,其余成分及浓度与血浆基本相同(表8-1)。

表 8-1　血浆、原尿和终尿成分比较

成　　分	血浆/(g/L)	原尿/(g/L)	终尿/(g/L)	重吸收率/(%)
Na$^+$	3.3	3.3	3.5	99
K$^+$	0.2	0.2	1.5	94
Cl$^-$	3.7	3.7	6.0	99
磷酸根	0.04	0.04	1.5	67
尿毒	0.3	0.3	20.0	45
尿酸	0.02	0.02	0.5	79
肌酐	0.01	0.01	1.5	
氨	0.001	0.001	0.4	
葡萄糖	1.0	1.0	极微量	近 100
蛋白质	60~80	0.3	微量	近 100
水	900	980	960	99

1. 滤过的结构基础——滤过膜

(1)滤过膜的结构:**滤过膜**由三层结构组成,从内向外依次为毛细血管内皮细胞、基膜和肾小囊脏层上皮细胞。每层结构上都存在不同直径的微孔,构成了滤过膜的**机械屏障**,限制血细胞和大分子血浆蛋白通过。除此之外,滤过膜上含有糖蛋白等带负电荷的物质,形成**电学屏障**,可阻碍带负电荷的蛋白质通过。两道屏障使滤过膜对血浆中物质的滤过具有高度选择性,对原尿的成分起着决定性作用。

(2)滤过膜的通透性:血浆中的物质能否通过滤过膜,主要取决于被滤过物质分子的大小。一般说来,分子有效半径小于 2.0 nm 的中性物质(如葡萄糖)可自由滤过;分子有效半径大于 4.2 nm 的物质不能滤过;而分子有效半径在 2.0~4.2 nm 之间的各种物质,随有效半径的增加,滤过量逐渐降低。然而分子有效半径约为 3.6 nm 的血浆白蛋白(分子量为 69000)很难滤过,因其带有负电荷,不能通过电学屏障,故原尿中几乎没有蛋白质。

(3)滤过膜的面积:正常成人两肾约有 200 万个肾单位处于活动状态,滤过膜的总面积约为 1.5 m^2,这样大的滤过面积有利于血浆的滤过。

2. 肾小球有效滤过压　肾小球有效滤过压是肾小球滤过的动力,与组织液的有效滤过压相似,是促进滤过的动力和对抗滤过的阻力之间的差值(图 8-1)。但由于肾小囊内原尿中几乎没有蛋白质,故其胶体渗透压可以忽略不计。肾小球有效滤过压可用下式表示:

肾小球有效滤过压＝肾小球毛细血管血压－(血浆胶体渗透压＋囊内压)

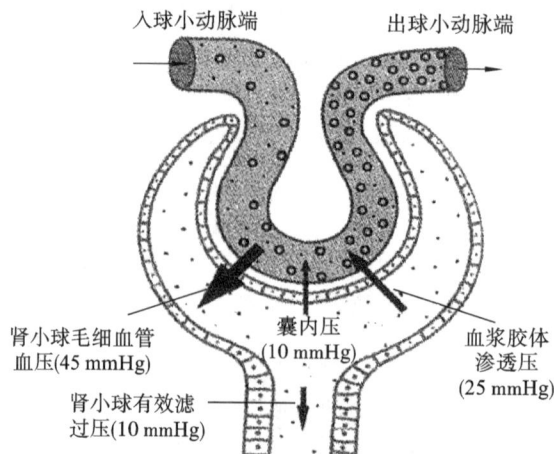

图 8-1　肾小球有效滤过压示意图

(1)肾小球毛细血管血压:肾小球毛细血管血压是肾小球有效滤过压中的**唯一动力**成分。由于肾动脉直接发自腹主动脉,并且入球小动脉较出球小动脉短而粗,故肾小球毛细血管血压较其他组织的毛细血管血压高,约为 45 mmHg。据测定,入球小动脉端和出球小动脉端肾小球毛细血管血压几乎相等。

(2)血浆胶体渗透压:血浆胶体渗透压是肾小球滤过的阻力。在血液从入球小动脉流向出球小动脉的过程中,随着水和小分子物质的不断滤过,血浆蛋白被浓缩,血浆胶体渗透压从 25 mmHg 逐渐升高为 35 mmHg。

(3)囊内压:囊内压是指肾小囊内原尿对囊壁的压力,也是肾小球滤过的阻力,一般情况下变化不大,约为 10 mmHg,因此:

$$入球小动脉端肾小球有效滤过压＝45－(25＋10)＝10(mmHg)$$
$$出球小动脉端肾小球有效滤过压＝45－(35＋10)＝0(mmHg)$$

实际上,血液尚未流到出球小动脉之前,血浆胶体渗透压已经升高到 35 mmHg,有效滤过压已经为 0。因此,并非肾小球毛细血管全长都有滤过作用,滤过作用只发生在有效滤过压为 0 之前的毛细血管部分。

3. 肾小球滤过率 单位时间(每分钟)内两肾生成的原尿量为**肾小球滤过率(GFR)**,正常成人安静时约为 125 mL/min,因其肾血流量为 660 mL/min,故每分钟流经肾的血流量约有 1/5 经肾小囊成为原尿。

4. 影响肾小球滤过的因素 上述与肾小球滤过有关的三个因素中的任何一个因素改变,都会对肾小球的滤过作用产生不同程度影响。

(1)滤过膜改变:滤过膜的面积和通透性影响肾小球的滤过功能。

①滤过膜的面积:机体患某些疾病(如急性肾小球肾炎)时,由于肾小球毛细血管上皮细胞增生、肿胀,毛细血管腔狭窄甚至完全阻塞,活动的肾小球数目减少,有效滤过面积减少,肾小球滤过率降低,导致少尿甚至无尿。

②滤过膜的通透性:病理情况下,滤过膜的通透性可因电学屏障或机械屏障作用的削弱而增大,使本来不能通过的蛋白质甚至红细胞滤出,出现蛋白尿或血尿。

(2)肾血流量改变:肾血流量每分钟为 1000～1200 mL,占心输出量的 20%～25%。肾血流量是肾小球滤过的前提。肾血流量对肾小球滤过率的影响是通过改变滤过平衡点而非有效滤过压实现的。肾血流量增大(如静脉输入大量的生理盐水)时,肾小球毛细血管内血浆胶体渗透压的上升速度减慢,可生成滤液的肾小管延长,肾小球滤过率升高;肾血流量减少(如机体发生休克)时,交感神经兴奋,致肾血管剧烈收缩,血浆胶体渗透压上升的速度加快,肾小球滤过减少。由于安静时肾血流量几乎达到最大值,所以肾血流量的改变主要表现为肾血流量的降低。

(3)肾小球有效滤过压:肾小球有效滤过压是肾小球滤过的动力,组成有效滤过压的三个因素中任何一个因素发生改变,都会影响肾小球的滤过。

①肾小球毛细血管血压:实验证明,当动脉血压在 70～180 mmHg 范围内变动时,肾通过自身调节使自身血流量保持相对稳定,因此肾小球毛细血管血压保持相对稳定,肾小球滤过率基本保持不变。当动脉血压低于 70 mmHg 时,肾小球毛细血管血压相应降低,肾小球滤过率降低,尿量减少;当动脉血压降到 40 mmHg 以下(如大失血等)时,肾血流量急剧减少,肾小球滤过率几乎为 0,可导致无尿。

②血浆胶体渗透压:血浆胶体渗透压一般情况下较为稳定。静脉输入大量生理盐水、严重的营养不良、肝肾疾病等均可使血浆蛋白浓度下降,血浆胶体渗透压降低,肾小球有效滤过压升高,肾小球滤过率增加。在临床上观察到,血浆蛋白浓度显著降低时,尿量并不明显增多,可能因为此时肾小球滤过膜的通透性也有所降低,且体循环毛细血管床组织液生成增多,因而在肝肾疾病引起低蛋白血症的患者,往往出现腹水或组织水肿。

③囊内压:正常情况下,囊内压变化不大。当肾盂或输尿管结石、肿瘤压迫或其他原因使尿路发生梗阻时,囊内压升高,有效滤过压降低,肾小球滤过率降低。

(二)肾小管和集合管的重吸收

原尿进入肾小管后,称为**小管液**。小管液在流经肾小管和集合管时,其中的水和绝大多数溶质被肾小管和集合管上皮细胞重新吸收入血的过程,称为**肾小管和集合管的重吸收**。以每分钟两肾生成的原尿量 125 mL 计算,正常成人每昼夜生成的原尿量约为 180 L,而每昼夜排出的终尿量一般为 1500 mL 左右。这表明原尿中约有99%的水被重吸收,同时其他物质也被不同程度重吸收(图8-2)。

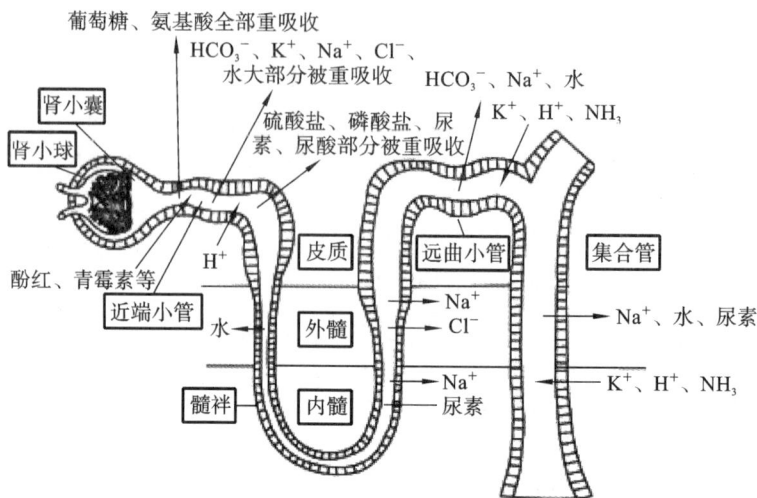

图 8-2 肾小管和集合管的重吸收及分泌示意图

1.重吸收的部位 肾小管各段和集合管都有重吸收的能力,但以**近端小管**的重吸收能力最强。正常情况下,小管液中的**葡萄糖、氨基酸**等营养物质,几乎全部在近端小管被重吸收,大部分的水、无机盐、尿素等也在此被重吸收。其他各段肾小管和集合管,重吸收的量虽少于近端小管,但与机体水、电解质和酸碱平衡的调节密切相关。

2.重吸收的特点

(1)选择性:肾小管和集合管对各种物质重吸收的能力和比例不同。对机体有用的物质,全部或大部分被肾小管和集合管上皮细胞重吸收,如葡萄糖、氨基酸、Na^+和水等;而有的物质则较少被重吸收,甚至完全不被重吸收。这说明肾小管和集合管上皮细胞对于物质的重吸收具有一定的选择性。这既可避免营养物质的流失,又能有效地清除机体代谢终产物、过剩的及有害的物质,从而净化血液。

(2)有限性:当小管液中某种物质的浓度过高,超过上皮细胞对其重吸收的极限时,则不能被全部重吸收,终尿中将会出现该物质,这是由于肾小管和集合管上皮细胞膜上转运该物质的蛋白质数量有限。如血浆中葡萄糖浓度升高,并使小管液中的葡萄糖浓度升高到超出近端小管上皮细胞的吸收限度时,增多的葡萄糖不能被全部重吸收,就会出现糖尿。尿液中刚开始出现葡萄糖时的血糖浓度被称为**肾糖阈**(renal glucose threshold),正常值为 $8.88\sim9.99$ mmol/L($1.6\sim1.8$ g/L)。血糖浓度超过肾糖阈后,随着血糖浓度的升高,尿液中的葡萄糖也增多。

3.几种主要物质的重吸收

(1)Na^+和Cl^-的重吸收:Na^+和Cl^-的重吸收率约为99%。绝大部分Na^+在近端小管经钠泵主动重吸收,Cl^-随之被动重吸收(图8-3)。

(2)K^+的重吸收:小管液中的K^+有 $65\%\sim70\%$ 在近端小管被重吸收,$25\%\sim30\%$在髓袢被重吸收,K^+在这些部位的重吸收比例相对比较固定。目前关于K^+重吸收的机制未完全明确。

(3)葡萄糖和氨基酸的重吸收:正常情况下,小管液在流经近端小管时,其中的葡萄糖和氨基酸几乎全部被重吸收入血,近端小管以后的小管液中葡萄糖和氨基酸的浓度接近零,因此终尿中几乎没有葡萄糖和氨基酸。如果近端小管以后的小管液中仍含有葡萄糖或氨基酸,则终尿中将会出现葡萄糖或氨基酸。葡萄糖的重吸收为继发性主动转运过程。小管液中葡萄糖和Na^+与管腔膜上的同向转运体结合后转运入细胞。在细胞内,Na^+、葡萄糖和转运体分离,Na^+被泵入组织液,葡萄糖则和管周膜上的载体结合,易化扩散至管周组织液后再入血。小管液中氨基酸的重吸收机制与葡萄糖相似,只是其通过的转运体结构不同(图8-4)。

(4)HCO_3^-的重吸收:小管液中99%的 HCO_3^- 以 CO_2 的形式被重吸收,其中80%以上在近端小管被重吸收,其余在髓袢、远端小管和集合管被重吸收。HCO_3^- 不易透过管腔膜,其重吸收与上皮细胞的 Na^+-

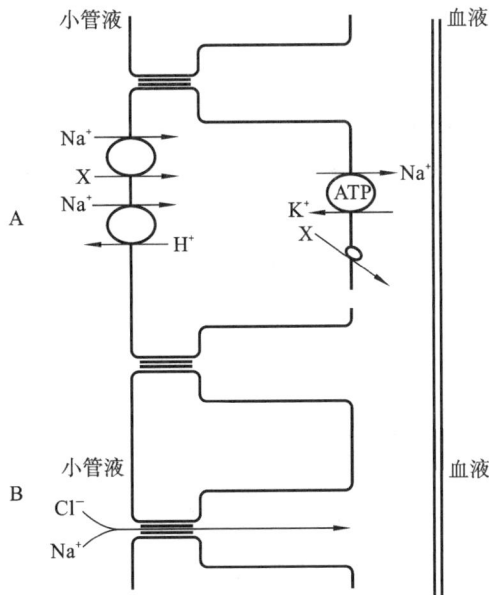

图 8-3 近端小管对 NaCl 的重吸收示意图

注:图中 A 为继发性主动转运;B 为跨细胞旁途径。

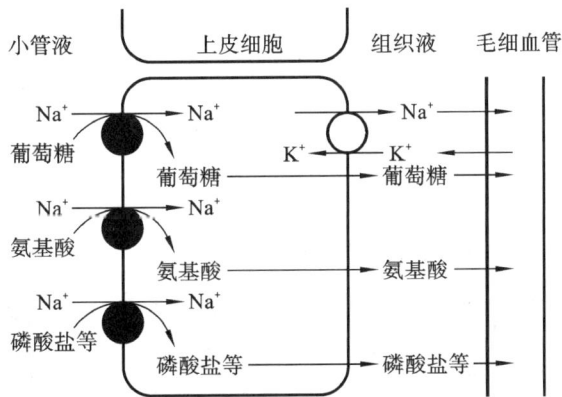

图 8-4 葡萄糖和氨基酸的重吸收示意图

H^+ 交换耦联进行。分泌入小管液中的 H^+ 与 HCO_3^- 结合生成 H_2CO_3,随后 H_2CO_3 分解为 CO_2 和水。CO_2 是高度脂溶性物质,可迅速通过管腔膜进入细胞内。在细胞内,CO_2 和水在碳酸酐酶的作用下重新结合生成 H_2CO_3,H_2CO_3 又解离成 H^+ 和 HCO_3^-。H^+ 经 Na^+-H^+ 交换再进入小管液,大部分 HCO_3^- 以 Na^+-HCO_3^- 同向转运的方式进入细胞间隙后再入血,小部分 HCO_3^- 则是以 Cl^--HCO_3^- 逆向转运的方式进入细胞间隙后再入血。由于 CO_2 通过管腔膜的速度更快,故 HCO_3^- 的重吸收常优先于 Cl^-。HCO_3^- 是**体内重要的碱储备**,其优先被重吸收,对于体内酸碱平衡的维持具有重要意义(图 8-5)。

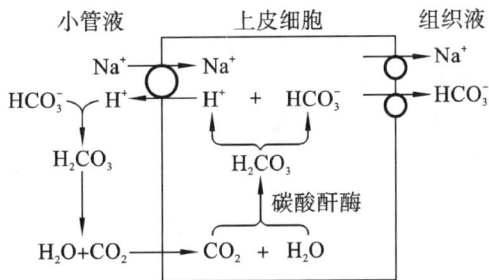

图 8-5 HCO_3^- 的重吸收示意图

(5)水的重吸收:水的重吸收率为99%,小管液中65%~70%的 Na^+、Cl^- 和水在近端小管被重吸收,约 20% 的 Na^+、Cl^- 和约 15% 的水在髓袢被重吸收,约 12% 的 Na^+、Cl^- 和不等量的水则在远曲小管和集合管被重吸收。水的重吸收是通过被动渗透方式进行的。

在近端小管,随着 Na^+、Cl^-、葡萄糖等各种溶质的重吸收,小管液中的水借助溶质重吸收形成的渗透压差进入上皮细胞。由于此段肾小管对水的重吸收伴随溶质的吸收,所以近端小管对水的重吸收量不因机体内水的状况而发生改变,属于**必需重吸收**。正常情况下对尿量没有明显影响。

远曲小管和集合管对水的重吸收率虽然不及近端小管,但其对水的重吸收量可根据机体对水的需求情况接受抗利尿激素的调节,属于**调节性重吸收**。由于水的重吸收率约为 99%,即终尿量只占原尿量的 1%,所以,只要重吸收减少 1%,尿量就会增加约一倍。正常情况下,调节性重吸收是影响终尿量的关键。

(三)肾小管和集合管的分泌

肾小管和集合管的分泌是指肾小管和集合管的上皮细胞将细胞内或血浆中的物质转运至小管液的过程。肾小管和集合管主要分泌 H^+、NH_3 和 K^+ 等。

1. H^+ 的分泌 肾小管各段和集合管的上皮细胞均有分泌 H^+ 的功能,**近端小管分泌 H^+ 的能力最强**。H^+ 的分泌是通过 H^+-Na^+ 交换实现的。由上皮细胞代谢产生或由小管液进入细胞的 CO_2 在碳酸酐酶的催化下与 H_2O 结合生成 H_2CO_3,进而解离成 HCO_3^- 和 H^+。H^+ 被分泌到小管液,HCO_3^- 留在上皮细胞内。H^+ 的分泌导致了小管内外的电位变化,Na^+ 被动转移到小管上皮细胞中,这种 H^+ 的分泌与 Na^+ 的重吸收耦联过程称为 H^+-Na^+ 交换。进入上皮细胞的 Na^+ 很快转移到血液中,HCO_3^- 随着 Na^+ 一起转移入血。这样,上皮细胞每分泌一个 H^+,就会重吸收一个 Na^+ 和一个 HCO_3^- 而形成 $NaHCO_3$(图 8-6)。

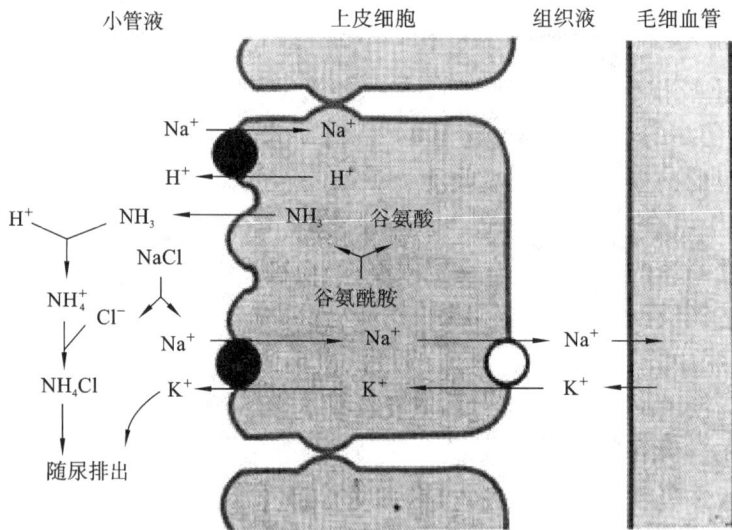

图 8-6 H^+、NH_3、K^+ 分泌关系示意图

注:图中 ● 表示转运体,○ 表示 Na^+ 泵

这一过程既排出了代谢过程产生的 H^+(酸),又保留了机体需要的 $NaHCO_3$(碱)。因此,H^+ 的分泌具有排酸保碱、维持体内酸碱平衡的重要作用。

2. NH_3 的分泌 NH_3 主要由**远曲小管和集合管**上皮细胞内的谷氨酰胺脱氨基产生。NH_3 是一种脂溶性物质,能通过细胞膜向 pH 值低的方向扩散,而 H^+ 的分泌降低了小管液的 pH 值,促进 NH_3 向小管液中分泌。NH_3 分泌到小管液以后,可与 H^+ 结合生成 NH_4^+,NH_4^+ 进一步与小管液中的 Cl^- 结合,生成 NH_4Cl,随尿液排出。

NH_3 的分泌可降低小管液中的 H^+ 浓度,促进 H^+ 的继续分泌。可见肾小管和集合管中,H^+ 的分泌和 NH_3 的分泌之间可以相互促进。故 NH_3 的分泌有着间接的排酸保碱、维持酸碱平衡的作用。

3. K⁺的分泌　尿液中的 K⁺ 主要由**远曲小管和集合管分泌**。K⁺ 的分泌是一种被动过程,与 Na⁺ 的主动重吸收密切相关。远曲小管和集合管上皮细胞对 Na⁺ 的主动重吸收,造成了管腔内的负电位,K⁺ 顺电位差从上皮细胞被动进入小管液。这种 K⁺ 的分泌与 Na⁺ 的重吸收的耦联过程,称为 K⁺-Na⁺ 交换。

由于 K⁺ 的分泌和 H⁺ 的分泌都与 Na⁺ 的重吸收耦联,故 K⁺-Na⁺ 交换和 H⁺-Na⁺ 交换具有竞争抑制作用,即当 H⁺-Na⁺ 交换增多时,K⁺-Na⁺ 交换减少;而 K⁺-Na⁺ 交换增多时,H⁺-Na⁺ 交换减少。在酸中毒情况下,H⁺-Na⁺ 交换增多,而 K⁺-Na⁺ 交换减少,机体排 K⁺ 减少,导致高血钾;相反,在碱中毒时,H⁺-Na⁺ 交换减少,而 K⁺-Na⁺ 交换增多,机体排 K⁺ 增多,导致低血钾。另外,K⁺ 的摄入量和排出量保持平衡,即"**多进多排、少进少排**"。但当食物中缺 K⁺ 或其他原因引起 K⁺ 不足时,尿液中仍排 K⁺,即"**不进也排**"。这种情况下,势必造成血钾浓度降低,应注意补充适量的钾。

第二节　尿液生成的调节

尿液生成包括三个过程,即肾小球的滤过及肾小管和集合管的重吸收、分泌,受神经、自身和体液因素的调节。影响肾小球滤过的因素前文已讨论,本文主要讨论神经、自身和体液因素在肾小管和集合管的重吸收和分泌中对尿液生成的调节。

一、神经调节

肾血管主要受**交感神经支配**。正常人在安静状态下,肾交感神经紧张性较低,对肾血流量无明显影响。肾交感神经兴奋时,入球小动脉收缩,使肾血流量减少,肾小球滤过率降低,以适应机体在紧急情况下血液重新分配的需要。例如,人体剧烈运动或环境温度升高可反射性地引起肾交感神经活动增强,使肾血管收缩,肾血流量减少,而肌肉和脑组织的血流量将增多,以保证整体功能活动的进行。

此外,肾交感神经还可通过以下两个方面来调节尿液的生成:①刺激球旁细胞释放肾素,使血管紧张素Ⅱ和醛固酮分泌增加,促进肾小管对 NaCl 和水的重吸收;②增加近端小管和髓袢对 Na⁺、Cl⁻ 和 H⁺ 的重吸收。

二、自身调节

(一)肾血流量的自身调节

实验表明,当动脉血压在 **80~180 mmHg** 范围内变动时,肾血流量总能保持基本不变,这种现象即使在去除肾神经或离体肾脏中仍然存在,说明这是一种**自身调节**。肾血流量的自身调节是通过肾血管舒缩来实现的。当动脉血压降低时,肾血管舒张,肾血流阻力减小,肾血流量不随动脉血压降低而减少;反之,动脉血压升高时,肾血管收缩,肾血流阻力增大,肾血流量不随动脉血压升高而增多。肾自身调节的意义主要是保证安静状态下肾泌尿活动正常进行。

📖 知识拓展

肾为什么需要如此大的血流量?

肾的重量仅占体重的 0.5%,但每分钟 1~1.2 L 的血流量占到了心输出量的 20%~25%,因此肾是机体血液供应丰富的器官之一。如此大的血流量远远超过肾本身代谢的需要。

按照成人的血量占体重的 7%~8% 计算,60 kg 左右的人,血量为 4.2~4.8 L。肾按照每分钟 1~1.2 L 的血流量,平均每 4 min 就将全身的血液过滤一次,每天过滤全身血液达 360 次之多。肾通过对血液反复的滤过和选择性重吸收,保留了有用的物质,清除了代谢废物,实现了对血液的净化处理,维持了内环境的相对稳定。

(二)小管液溶质浓度

小管液溶质浓度决定了小管液的渗透压,而小管液的渗透压是肾小管和集合管重吸收水的阻力。若小管液溶质浓度升高,小管液的渗透压随之升高,肾小管各段和集合管对水的重吸收减少,使尿量增加,这种利尿方式称为**渗透性利尿**。糖尿病患者出现多尿,就是由于血糖浓度超过肾糖阈,小管液中的葡萄糖不能被全部吸收,使小管液中的葡萄糖增多,小管液渗透压升高,从而使水的重吸收减少,导致尿量增加。临床上常采用能被肾小球滤过但不能被肾小管和集合管重吸收的药物(如甘露醇)等提高小管液中的溶质浓度,使水的重吸收减少,达到利尿消肿的目的,用来治疗脑水肿、青光眼等疾病。

(三)球-管平衡

实验表明,近端小管的重吸收率与肾小球滤过率之间存在一定的平衡关系,当肾小球滤过率增高时,近端小管中的 Na^+ 及水的重吸收率会相应增加;反之则降低。即无论肾小球滤过率有何变化,近端小管对 Na^+ 和水的重吸收率始终保持在滤过率的 **65%~70%**,这一现象称为**球-管平衡**。球-管平衡的生理意义在于保持尿量和尿钠的排出量不会因肾小球滤过率的增减而发生大幅度的变动。某些特殊情况下球-管平衡可被打破,如使用渗透性利尿剂后,由于小管液中溶质浓度升高,妨碍了水的重吸收,近端小管的重吸收率将明显低于 65%~70%,尿量增加。

三、体液调节

(一)抗利尿激素

1. 抗利尿激素的作用　抗利尿激素(ADH)在下丘脑视上核和室旁核的神经元胞体合成后,沿神经元的轴突运至神经垂体储存,并由此释放入血。ADH 的主要生理作用是增加**远曲小管和集合管**上皮细胞对水的通透性,促进水的重吸收,导致尿量减少。

2. 抗利尿激素分泌的调节　抗利尿激素(ADH)的释放主要受血浆晶体渗透压和循环血量的调节。

(1)血浆晶体渗透压:血浆晶体渗透压的变化是调节 ADH 合成和释放的重要生理因素。在下丘脑视上核和室旁核及其附近存在**渗透压感受器**,该渗透压感受器对血浆晶体渗透压的变化非常敏感。在大量出汗、严重腹泻或呕吐等情况下,体内水大量丢失,导致血浆晶体渗透压升高,引起渗透压感受器兴奋,ADH合成和释放增多,远曲小管和集合管对水的重吸收增加,尿量减少,以维持体内水平衡。相反,如果在短时间内大量饮清水,由于血液被稀释,血浆晶体渗透压降低,渗透压感受器受抑制,ADH 合成和释放减少,远曲小管和集合管对水的重吸收减少,尿量增多。这种大量饮水后引起 ADH 释放减少导致尿量增多的现象,称为**水利尿**。

(2)循环血量:左心房和胸腔大静脉管壁上存在**容量感受器**,在循环血量改变时可通过其反射性地调节 ADH 释放。如急性大失血、严重呕吐和腹泻等情况下,循环血量减少,对容量感受器的刺激减弱,ADH 的合成和释放增多,远曲小管和集合管对水的重吸收增加,尿量减少,有利于血容量的恢复(图 8-7)。相反,在大量饮水、输液时,循环血量增加,对容量感受器的刺激增强,ADH 的合成和释放减少,水的重吸收减少,尿量增加,以排出体内过剩的水。

由此可见,机体可通过调节 ADH 的分泌来维持血浆渗透压与循环血量的相对稳定。如果下丘脑-神经垂体病变引起 ADH 合成或释放障碍,导致肾小管重吸收水的功能下降而使尿量显著增加,每天达 4~10 L,称为**尿崩症**。

(3)其他因素:恶心、疼痛、窒息、应激刺激、低血糖和血管紧张素 Ⅱ 等均可刺激 ADH 分泌;某些药物(如烟碱和吗啡等)也能刺激 ADH 分泌。酒精则可抑制 ADH 分泌,故饮酒后尿量可增加。

(二)醛固酮

1. 醛固酮的作用　醛固酮是肾上腺皮质球状带细胞分泌的一种类固醇激素,其主要作用是促进**远曲小管和集合管**对 Na^+ 的主动重吸收和促进 K^+ 的分泌,Na^+ 重吸收的同时伴有 Cl^- 和水的重吸收,因此,醛固

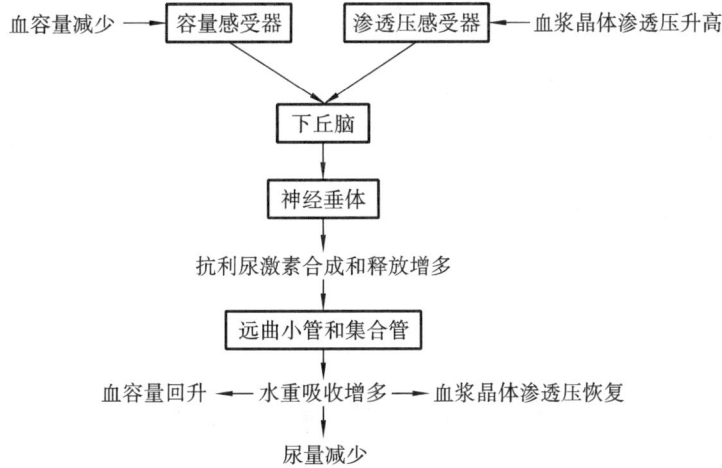

图 8-7 抗利尿激素分泌和释放调节示意图

酮具有**"排 K$^+$、保 Na$^+$ 和保水"**的作用,对保持体内 Na$^+$ 和 K$^+$ 正常浓度、维持血容量的相对稳定具有重要意义。

2.醛固酮分泌的调节 醛固酮的分泌主要受肾素-血管紧张素-醛固酮系统和血 K$^+$、血 Na$^+$ 浓度的调节。

(1)肾素-血管紧张素-醛固酮系统:**肾素**是一种蛋白水解酶,由球旁细胞合成、储存和分泌,可以催化血浆中的**血管紧张素原**转变为**血管紧张素 I**。血管紧张素 I 在血管紧张素转换酶作用下生成**血管紧张素 II**。血管紧张素 II 则可刺激肾上腺皮质球状带细胞合成和分泌醛固酮。肾素的分泌决定了血浆中血管紧张素的浓度,进而决定醛固酮水平,它们之间构成了一个彼此联系的功能系统,称为**肾素-血管紧张素-醛固酮系统**(图 8-8)。

(2)血 Na$^+$ 和血 K$^+$ 的浓度:当血 K$^+$ 浓度升高或血 Na$^+$ 浓度低时,可直接刺激肾上腺皮质球状带,使醛固酮分泌增加;促进机体保 Na$^+$ 排 K$^+$,以维持血 Na$^+$ 和血 K$^+$ 的正常浓度。

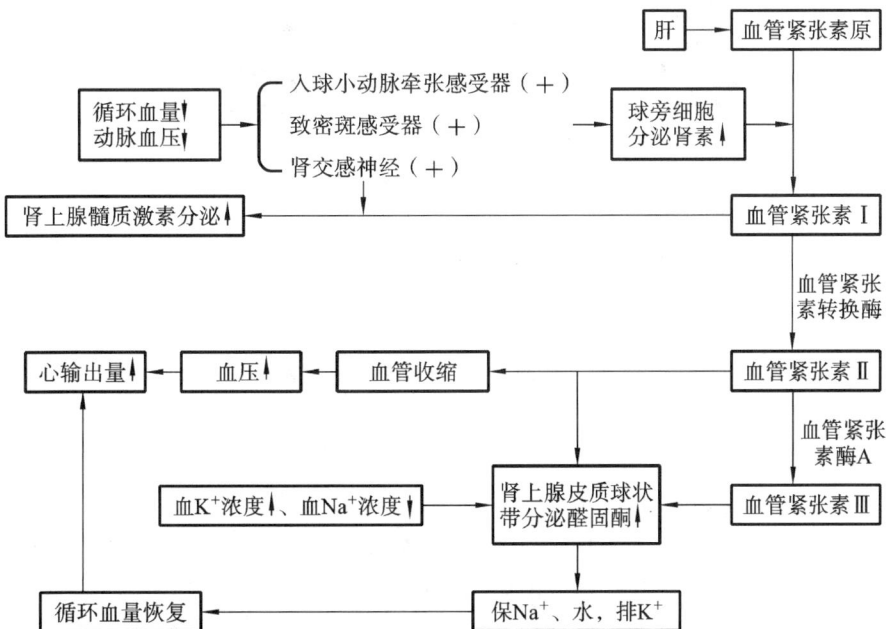

图 8-8 肾素-血管紧张素-醛固酮系统

第三节　尿液的排出

尿液不断地生成,经集合管、肾盏、肾盂和输尿管进入膀胱。尿液在膀胱内储存达一定量时,可引起反射性排尿动作,将尿液经尿道排出体外。

一、膀胱和尿道的神经支配

1.腹下神经　腹下神经兴奋可使膀胱逼尿肌松弛,尿道括约肌收缩,阻止排尿。

2.盆神经　盆神经兴奋可使膀胱逼尿肌收缩,尿道内括约肌松弛,促进排尿。

3.阴部神经　阴部神经兴奋可使尿道外括约肌收缩,阻止排尿,该作用受大脑意识控制(图8-9)。

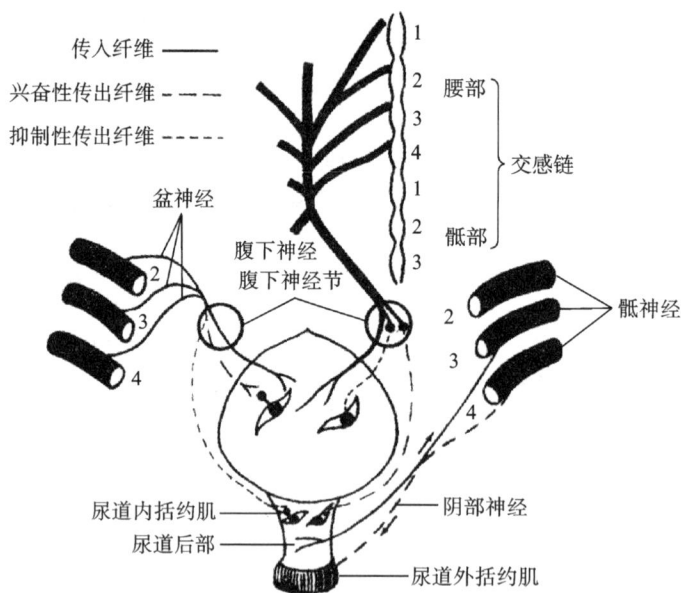

图8-9　膀胱和尿道的神经支配示意图

二、排尿反射

排尿反射是一种复杂的反射活动,其初级中枢位于**脊髓骶段**,并受大脑皮质的控制。当膀胱内尿量达400~500 mL时,膀胱内压升高,刺激膀胱壁上的**牵张感受器**,神经冲动沿盆神经传入,到达脊髓骶段的初级排尿中枢,进而上行到达大脑皮质高级排尿中枢,引起尿意。如果环境条件不许可,大脑皮质高级排尿中枢将发出抑制性神经冲动到达脊髓,使初级排尿中枢活动减弱,排尿反射则暂时中断。如环境条件许可,大脑皮质高级排尿中枢则发出兴奋性冲动到达脊髓,加强初级排尿中枢的活动,使盆神经兴奋,引起膀胱逼尿肌收缩,尿道内括约肌舒张;阴部神经抑制,使尿道外括约肌舒张,尿液排出。尿液流经后尿道时,刺激后尿道壁上的感受器,进一步反射性地加强脊髓初级排尿中枢的活动。这种**正反馈调节**使排尿反射不断加强,直至膀胱内尿液排完为止(图8-10)。

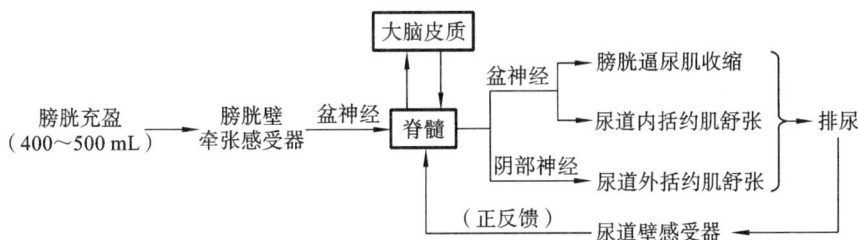

图8-10 排尿反射过程示意图

三、排尿异常

排尿反射的任何一个环节发生障碍,都将导致排尿异常,临床上常见的排尿异常有尿频、尿潴留和尿失禁等。

(一)尿频

尿频是指尿意频繁、排尿次数过多,常由膀胱炎症或机械刺激(如膀胱结石等)引起。上述病因在引起尿频的同时,还可伴有尿急、尿痛,称为**尿路刺激征**。

(二)尿潴留

膀胱内充满尿液但不能自行排出,称为尿潴留。多是由排尿反射的某个环节发生障碍,如脊髓腰骶段损伤、盆神经或阴部神经功能障碍(麻醉)等导致。

(三)尿失禁

尿失禁是指排尿失去意识控制,多见于脊髓腰骶段以上损伤或昏迷患者,由排尿反射的初级中枢与高级中枢联系中断而引起。婴幼儿时期由于大脑皮质发育不够完善,对初级排尿中枢的控制能力较差,因此排尿多为无意识活动。

知识拓展

世界肾脏日

据中国科学院国家空间科学中心公布的统计数字(2024年),全球有8.5亿人的肾脏存在不同程度的损害,每年有数百万人因慢性肾脏病引发心脑血管病而死亡。全球有150多万人依靠肾脏透析或肾脏移植维持生命。

慢性肾脏病初发时,患者一般没有不适症状,往往被忽略。然而,看似健康却患有慢性肾脏病的人死于心脑血管病的风险是正常人的十倍以上。如果发展到尿毒症,不仅会损害健康,甚至会危及患者生命。20%～30%的患者首次到医院就诊时,其肾功能损害已经发展至不可逆转的阶段。

国际肾脏病学会与国际肾脏基金联盟联合呼吁,每个人都应关爱自己"神奇"的肾脏,及早发现肾脏损害并接受必要治疗,以免引发严重病症;并倡议设立世界肾脏日,其目的在于提高人们对慢性肾脏病及与其相关的心血管疾病的高发病率和高死亡率的认识水平,让人们认识到早期检测和预防慢性肾脏病是全球急切需要解决的问题。

思政园地

（1）引入血液透析治疗的国家医保政策变化，培养学生感恩国家支持、崇尚科学、严谨治学、关爱生命、关注健康的良好职业素养。

（2）现如今中学生喜欢喝饮料，更有甚者以饮料代替水，而长期喝饮料会对身体造成严重危害。介绍长期喝饮料危害身体健康的案例，让学生养成良好生活习惯，从自己做起，树立健康生活观念。

本章小结

肾脏是人体最重要的排泄器官，在机体水盐代谢、酸碱平衡和血容量的调节中发挥重要作用，同时肾具有内分泌功能。尿液生成包括三个过程：肾小球的滤过及肾小管和集合管的重吸收、分泌。

肾小球滤过的结构基础是滤过膜，具有机械屏障和电学屏障作用。肾小球有效滤过压是肾小球滤过的动力，与肾小球毛细血管血压、血浆胶体渗透压和囊内压密切相关，单位时间内两肾生成的原尿量称为肾小球滤过率。影响肾小球滤过的因素主要是肾小球有效滤过压、肾小球滤过膜的面积和通透性、肾血流量。

水和绝大多数溶质被肾小管和集合管上皮细胞重吸收的过程称为肾小管和集合管的重吸收。肾小管各段和集合管都具有重吸收功能，但近端小管是各类物质重吸收的主要部位。重吸收具有选择性和有限性的特点，对机体有用的物质几乎全部或大部分被重吸收，但超过上皮细胞重吸收的极限时则不能被全部重吸收。肾糖阈正常值为 $8.88\sim9.99$ mmol/L。重吸收 HCO_3^- 对于体内酸碱平衡的维持具有重要意义。近端小管对水的重吸收属于必需重吸收，而远曲小管和集合管对水的重吸收可根据机体对水的需求情况接受抗利尿激素的调节，属于调节性重吸收。

肾小管和集合管主要分泌 H^+、NH_3、和 K^+。H^+ 的分泌具有排酸保碱、维持体内酸碱平衡的重要作用。NH_3 的分泌可降低小管液中的 H^+ 浓度，促进 H^+ 的分泌。K^+ 的分泌和 H^+ 的分泌都与 Na^+ 的重吸收耦联，故 K^+-Na^+ 交换和 H^+-Na^+ 交换具有竞争抑制作用。

神经调节和肾内自身调节在尿液生成的调节中发挥重要作用。远曲小管和集合管对 Na^+ 和水的重吸收，主要受 ADH、醛固酮的调节。下丘脑视上核和室旁核及其附近存在渗透压感受器，对血浆晶体渗透压的变化非常敏感；左心房和胸腔大静脉管壁上存在容量感受器，在循环血量改变时可通过其反射性地调节 ADH 释放。机体可通过调节 ADH 的分泌，来维持血浆渗透压与循环血量的相对稳定。此外，还存在着肾素-血管紧张素-醛固酮系统的调控机制。

排尿反射的初级中枢位于脊髓骶段，并受大脑皮质高级排尿中枢控制。正常成人 24 h 尿量为 1000～2000 mL，异常情况包括多尿、少尿和无尿。常见的排尿异常包括尿频、尿潴留和尿失禁。

习题检测

一、名词解释

1.肾小球滤过分数

2.肾小球有效滤过压

3.水利尿

4.肾血流量自身调节

扫码看答案

二、问答题

1. 机体大量出汗后，尿量会发生什么变化？为什么？

2.机体酸中毒时,血 K^+ 浓度会发生什么变化? 为什么?

3.循环血量减少时,醛固酮的分泌有何变化? 其生理意义是什么?

4. 循环血量减少时,抗利尿激素分泌有何变化? 其生理意义是什么?

选择题扫码
在线答题

(杨成竹)

感觉器官的功能

扫码看课件

(1)说出和解释感受器的生理特性。

(2)说出眼的折光系统;描述简化眼的成像过程。

(3)说出近点和远点的定义。

(4)描述晶状体、瞳孔和眼球会聚在视近物时的调节作用;识记瞳孔近反射、瞳孔对光反射和辐辏反射的定义。

(5)解释近视、远视和散光等的折光异常,说出相应的矫正方法。

(6)比较视杆细胞和视锥细胞;认识视网膜光化学反应;鉴别色弱和色盲。

(7)说出视力和视野的概念;说出明适应和暗适应的定义。

(8)概括外耳和中耳的传音功能;描述气传导和骨传导过程;认识听力障碍鉴别的检查方法。

(9)概括内耳的感音换能作用。

(10)概括前庭器官的平衡觉功能,说出内耳前庭反应的定义。

第一节　感受器和感觉器官

感觉是客观物质世界在脑的主观反映,是机体赖以生存的重要功能活动之一。感觉的产生是特定的感受器或感觉器官、神经传导通路和感觉中枢共同活动的结果。

一、感受器和感觉器官的概念

感受器是指分布在体表或组织内部的专门感受机体内、外环境变化的结构或装置,如感觉神经末梢、肌梭、视网膜上的感光细胞等。根据接受刺激来源的不同,感受器可分为内感受器和外感受器,分别感受体内、外环境的变化。外感受器分布在体表,感受外环境信息变化,如视觉、听觉、触觉、味觉感受器等;内感受器存在于体内器官组织中,感受内环境的各种变化,如颈动脉窦压力感受器、肺牵张感受器等。根据感受器接受刺激性质的不同,感受器也可分为机械感受器、化学感受器、温度感受器和光感受器等。

感觉器官由感受器及其附属器构成。人体最主要的感觉器官是视觉器官(眼)、听觉器官和前庭器官(耳)。

二、感受器的一般生理特性

感受器种类较多,功能也各不相同,但都具备下列共同生理特性。

(一)感受器的适宜刺激

一种感受器通常只对某种特定形式的刺激最敏感,这种形式的刺激称为该感受器的适宜刺激。例如视网膜感光细胞的适宜刺激是一定波长的电磁波,听觉感受器的适宜刺激是一定频率的声波。感受器并不只对适宜刺激有反应,对某些非适宜刺激也可产生一定的反应,但所需的刺激强度比适宜刺激大。

(二)感受器的换能作用

感受器是一种生物换能器,能将各种形式的刺激能量转换为传入神经的动作电位,以神经冲动的形式传入中枢,这种特性称为感受器的换能作用。

(三)感受器的编码功能

感受器在将外界刺激转换为传入神经动作电位时,不仅发生了能量的转换,也将刺激所包含的环境变化信息转移到了动作电位序列中,起到了信息转移作用,这就是感受器的编码功能。

(四)感受器的适应现象

当同一强度的刺激持续作用于同一感受器时,传入神经纤维上的动作电位的频率会逐渐降低,这一现象称为感受器的**适应现象**。适应现象是感受器的共同特性,但各种感受器适应过程有很大差别。有的感受器适应很快,有利于机体接受新的刺激,如嗅觉感受器、触觉感受器;有的感受器的适应过程发生较慢,如肌梭、痛觉感受器,这样有利于机体对某些功能状态进行持久而恒定的调节,达到保护机体的目的。

第二节 视 觉 器 官

视觉是人们从外部世界获得信息最主要的途径,至少有 70% 的外界信息来自视觉。眼是视觉器官,也是人体最重要的感觉器官,由折光系统和感光系统两大部分组成。人眼的适宜刺激是波长为 380~760 nm 的可见光。外界物体发出的光线经过眼的折光系统,在视网膜上形成物像,再由眼的感光换能系统将视网膜像所含的视觉信息转换为生物电信号,并在视网膜中对这些信号进行初步处理,然后由视神经传入中枢,最终形成视觉(图 9-1)。

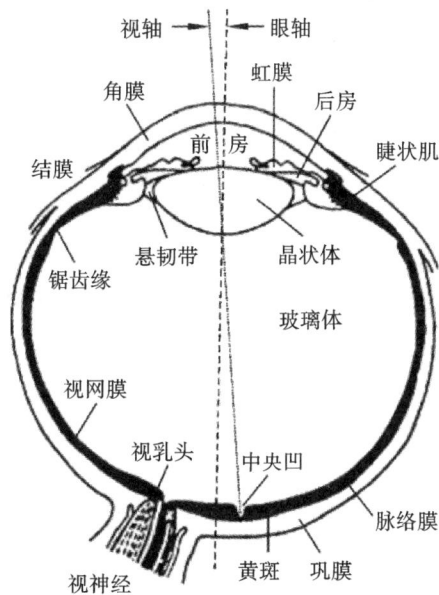

图 9-1 人右眼水平切面示意图

一、眼的折光功能及其调节

(一)眼的折光系统与成像

视觉的感光细胞在眼球的视网膜上,外界物体通过折光系统在视网膜上形成清晰的物像。**眼的折光系统**包括角膜、房水、晶状体和玻璃体。光线通过不同折光体发生多次折射,其中晶状体的折光力最大,且能改变凸度的大小,在眼成像中起着最重要的作用。眼折光成像的原理与凸透镜的成像原理基本相似,为便于理解,有人设计出一种与正常眼折光系统等效的简单模型,称为**简化眼**(图 9-2)。

简化眼由一个前后径为 20 mm 的单球面折光体所构成。外界光线进入眼时,仅球形界面折射一次,折射率为 1.333。折射界面的曲率半径为 5 mm,即节点在折射界面后方 5 mm 处,后主焦点恰好位于该折光体的后极,相当于人眼视网膜的位置。这个模型与生理安静状态下的人眼一样,正好能使平行光线聚焦在视网膜上,形成一个清晰的物像。

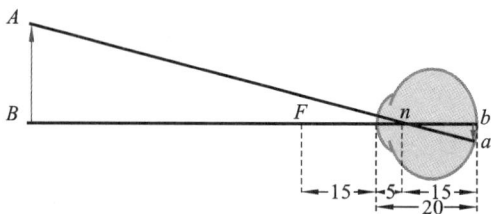

图 9-2　简化眼成像示意图

注:单位为 mm,n 为节点,△AnB 和 △anb 是相似三角形,如果物距已知,就可以由物体的大小($\overline{AB}$)计算出物像的大小($\overline{ab}$),也可计算出两三角形对视角的大小。

(二)眼的调节

眼在安静状态下看 6 m 以外的物体时,物体发出的光线近似平行光线,经折射后不需要做任何调节,即可在视网膜上形成清晰的图像。通常将人眼不做任何调节时能看清物体的最远距离称为**远点**。当眼看近物(6 m 以内)时,物体发出的光线呈辐散状,经折射后聚集在视网膜的后方,因此不能在视网膜上清晰成像,只能产生一个模糊的视觉形象。正常眼在看近物时也非常清楚,这是因为眼在看近物时已进行了调节,主要是晶状体变凸、瞳孔缩小和视轴会聚,这一系列调节称为**眼的近反射**。

1.晶状体变凸　晶状体呈双凸形,富有弹性,周边部位借睫状小带与睫状体相连。视远物(6 m 以外)时,不需要进行调节便可看清物体。视近物时,视网膜上形成的模糊物像信息传送到视觉中枢,反射性引起动眼神经中副交感纤维兴奋,睫状肌收缩,睫状小带松弛,晶状体由于自身的弹性而变凸,折光力增大,物像前移而成像于视网膜上(图 9-3)。

由于晶状体的弹性变形有一定限度,因此眼视近物的调节能力在一定范围内。晶状体的最大调节能力,可用眼能看清物体的最近距离来表示,这个距离称为**近点**。近点距眼越近,说明晶状体的弹性越好,即眼的调节能力越强。随着年龄的增长,晶状体的弹性逐渐减弱,导致眼的调节能力降低,近点逐渐远移。例如,10 岁儿童的近点平均约为 9 cm,20 岁左右的成人约为 11 cm,而 60 岁时可增大至 83 cm。老年人由于晶状体弹性减小,硬度增加,导致眼的调节能力降低,这种现象称为老视。老视眼看远物可以与正常眼无异,但看近物时需要用适当焦度的凸透镜矫正。

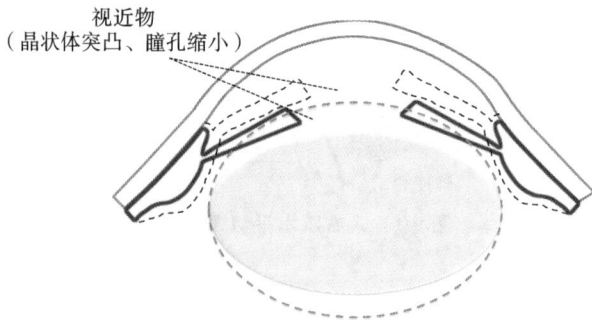

视近物
(晶状体突凸、瞳孔缩小)

图 9-3　视近物时晶状体的调节

2.瞳孔的调节　正常人眼的瞳孔直径可在 1.5～8.0 mm 之间变动。在生理状态下,引起瞳孔大小变化的情况有两种。一种是当视近物时,双眼瞳孔反射性地缩小,称为**瞳孔近反射**或**瞳孔调节反射**;另一种是强光照射人眼时,瞳孔缩小,而在光线变弱时散大。瞳孔这种随光线强弱而改变大小的反应称为**瞳孔对**

光反射,这是眼的一种适应功能。瞳孔对光反射的效应是双侧性的,即如果光照一侧眼,除被照眼出现瞳孔缩小外,未受光照的另一侧瞳孔同时也缩小,这种现象称为互感性对光反射。瞳孔对光反射的中枢位于中脑,因此临床上常将瞳孔对光反射的反应作为判断中枢神经系统病变部位、麻醉深度和病情危重程度的一个指标。

3. 辐辏反射 当双眼注视某一近物或被视物由远移近时,两眼视轴向鼻侧会聚的现象,称为辐辏反射或双眼球会聚,其意义在于两眼同时看一近物时,物像仍可落在两眼视网膜的对称点上,避免形成复视。

(三)眼的折光异常

若眼的折光功能异常或眼球形态异常,在安静状态下平行光线不能聚焦于视网膜上,这种现象称为屈光不正,包括**近视、远视和散光**(图 9-4)。

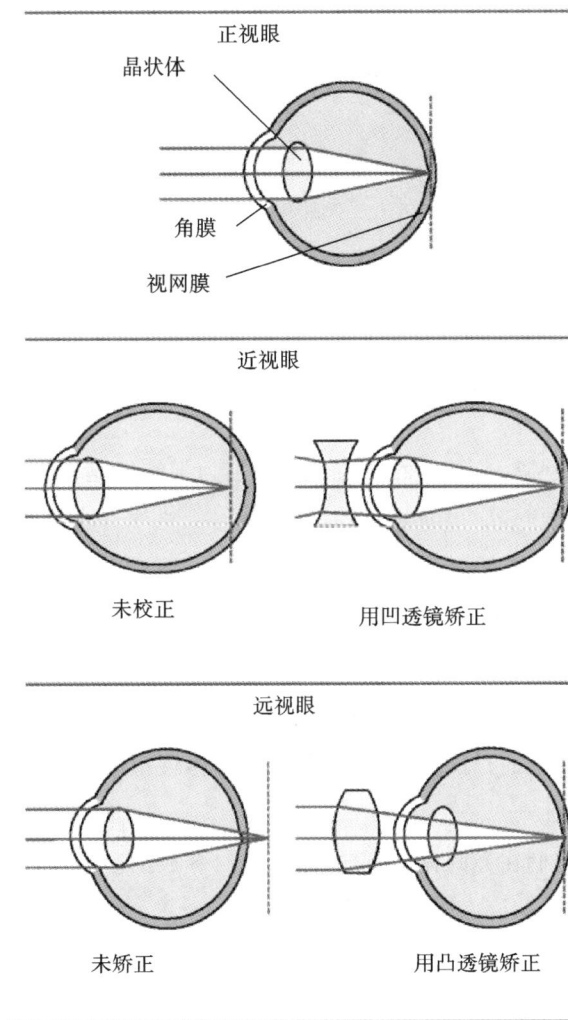

图 9-4 屈光不正和矫正

1. 近视 看远物不清楚,只有当物体距眼较近时才能被看清。这是由于眼的折光能力过强或眼球的前后径过长,使远处的平行光**成像于视网膜的前方**,所以在视网膜上成像是模糊的,可用**凹透镜进行矫正**。

2. 远视 由于眼的折光能力过弱或眼球的前后径过短,远处的平行光**成像于视网膜的后方**,看远处物体不清楚,可用**凸透镜进行矫正**。远视眼的特点是看远物时就需要调节,看近物时,需要做更大程度的调节才能看清。由于远视眼不论看远还是看近都需要进行调节,故易发生调节疲劳而导致头痛。

3. 散光 当人眼角膜不呈正球面(不同角度上球面半径不同)时,对不同角度的光线折射能力不同,导致平行光不能在同一个平面成像而视物不清,可用**柱面镜进行矫正**。

(四)房水和眼压

房水是充满于眼前、后房中的无色透明液体。房水来源于血浆,由睫状体脉络膜丛产生,从眼后房经瞳孔进入眼前房,然后在前房角处进入静脉。房水不断生成,又不断回流入静脉,保持动态平衡,称为**房水循环**。

房水的功能是营养角膜、晶状体和玻璃体,并维持一定的眼压。由于房水量及眼前、后房容积的相对恒定,眼压也保持相对稳定。房水循环障碍(如房水回流受阻)时会造成眼压增高,眼压的病理性升高称为青光眼,这时除眼的折光系统出现异常外,还可引起头痛、恶心等症状,严重时可导致角膜混浊、视力丧失。

案例思考

小明是一名七年级的学生,平时总喜欢用平板玩游戏,有时一盯就大半天,看书的时候也喜欢躺在床上看。最近,小明发现看黑板上的字越来越模糊,妈妈带他到医院检查,发现视力下降,诊断为近视眼。请思考以下问题:

(1)眼视近物时的调节包括哪些方面?

(2)眼的折光异常及纠正方法是什么?

二、眼的感光功能

(一)视网膜的结构与功能

1. 视网膜的感光细胞 视网膜上有两种感光细胞,分别为**视锥细胞**和**视杆细胞**。前者主要分布在视网膜的中央部位,尤其是中央凹;后者分布在视网膜的周边部位。在视乳头处无感光细胞,因而落在该处的光线不能被感知,故称为生理盲点。

2. 视网膜的感光换能系统 视网膜中有两种感光换能系统。

(1)**视锥系统**:又称昼光觉或明视觉系统,视锥细胞对光的敏感性较差,只有在强光条件下才能被激活,但视物时可辨别颜色,且对物体的细节及轮廓都具有很高的分辨能力。

(2)**视杆系统**:又称晚光觉或暗视觉系统,视杆细胞对光的敏感性较高,能在昏暗的环境中感受弱光刺激而引起暗视觉,但不能分辨颜色而只能辨别明暗,可看到物体较粗略的轮廓,分辨力低。

(二)视网膜的光化学反应

感光细胞含有感光色素,它们在光的作用下分解,分解时释放的能量使感光细胞发生电变化,进而使视神经兴奋,产生神经冲动,经视神经传入中枢,产生视觉。

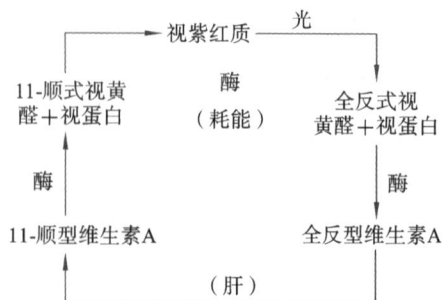

图 9-5 视紫红质的光化学反应

1. 视杆细胞的光化学反应 **视紫红质**是视杆细胞的感光色素,由视蛋白和视黄醛结合而成,视黄醛由维生素A在酶的作用下氧化而成。视紫红质的光化学反应是可逆的,即光亮时分解,黑暗时合成(图 9-5)。光照时视紫红质迅速分解为视蛋白和视黄醛,与此同时,视杆细胞出现感受器电位,引起其他视网膜细胞的活动。血液中维生素A不足时,影响视紫红质的再生和光化学反应的正常进行,出现暗光下视物障碍,称为夜盲症。

2. 视锥细胞与色素 视锥细胞中含有三种不同的感光色素,各自存在于不同视锥细胞中,分别对红、绿、蓝光敏感,其光化学反应与视杆细胞中的光化学反应基本相似。当不同波长的光线作用于视网膜时,会使三种视锥细胞以一定的比例兴奋,信息经视神经传至视觉中枢,便可产生不同的色觉。

色觉障碍有色盲和色弱两种形式。对全部或某种颜色缺乏分辨能力的色觉障碍,称为**色盲**,分为全色盲和部分色盲。全色盲极少见,部分色盲又可分为红色盲、绿色盲及蓝色盲,其中以红色盲和绿色盲多见。**色弱患者**并非缺乏某种视锥细胞,而是因为某种视锥细胞的反应能力弱,患者对某种颜色的识别能力较差。色盲多由遗传因素引起,而色弱多由后天因素引起。

(三)与视觉有关的几种生理现象

1. 视力 也称为视敏度,指眼对物体细微结构的分辨能力,亦指眼能分辨物体上两点间最小距离的能力。视力的好坏通常以视角的大小作为衡量标准。视角是指物体上两点发出的光线射入眼球后,在节点上相交所形成的夹角。同一距离,视角越小,表示视力越好。一般正常眼能分辨的视角约为 1 分(1/60 度),视力为 1.0(1/1 分角)。视力表就是根据这个原理设计的。

2. 视野 用单眼注视正前方一点不动时,该眼所能看见的空间范围称为**视野**。视野的大小可受所视物体颜色的影响,在同一光照条件下,白色视野最大,蓝色、红色、绿色视野依次递减(图 9-6)。另外,视野也受面部结构影响,鼻侧和上侧视野较小,颞侧和下侧视野较大。临床上通过视野检查,可帮助诊断视网膜或视觉传导通路的病变。

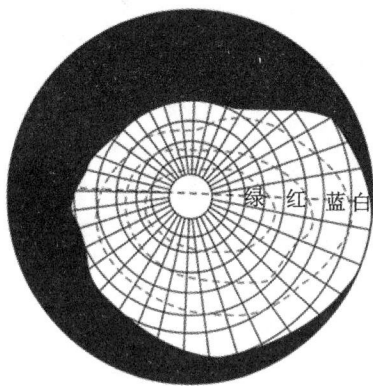

图 9-6 人右眼视野图

3. 暗适应和明适应

(1)暗适应:从明亮处突然进入暗处时,最初看不清任何东西,经过一定时间后,视觉敏感度逐渐提高,在暗处的视觉逐渐恢复,这种现象称为**暗适应**。整个暗适应过程大概要经历 30 min。暗适应的产生是由于在亮处视杆细胞中的视紫红质大量分解而减少,进入暗处后对光的敏感性下降,一定时间后,随着视紫红质合成增加,机体在暗处的视觉逐渐恢复。

(2)明适应:从暗处突然进入明亮处时,最初感到耀眼的光亮,也看不清物体,需一段时间后才能恢复视觉,这种现象称为**明适应**。明适应进程很快,通常在几秒钟内即可完成。明适应的产生是由于在暗处时视杆细胞内蓄积的大量视紫红质在明亮处遇强光迅速分解而产生耀眼的光感。当视紫红质大量分解而减少后,对光较不敏感的视锥细胞才能在亮处感光而恢复视觉。

知识拓展

如何避免使用手机带来的眼睛疲劳

(1)保持合适的距离:手机屏幕离眼睛的距离不宜过近,最好保持在 30 cm 以上。

(2)调节屏幕亮度:根据环境的明暗程度来调节手机屏幕的亮度,屏幕的亮度应该与周围环境保持一致。

(3)控制使用时间:合理控制使用手机的时间,定期让眼睛休息。

(4)使用护眼模式:降低屏幕的蓝光发射量,减少蓝光对眼睛的刺激。

(5)做眼保健操:一种有效的眼部锻炼方法,可缓解眼部疲劳,增强眼睛的调节能力。

(6)定期做眼部检查:通过检查视力和眼部健康状况来及时发现并处理眼睛问题。如果发现视力下降或其他眼部疾病,及时接受治疗是避免眼睛疲劳的关键。

第三节　听觉器官

耳是听觉器官，也是平衡觉器官。耳分为外耳、中耳和内耳三部分。内耳又称为迷路，由耳蜗和前庭器官构成（图9-7）。内耳的耳蜗是感音系统；前庭器官是头部空间位置和运动的感受器，是人体维持平衡的位置觉器官之一。

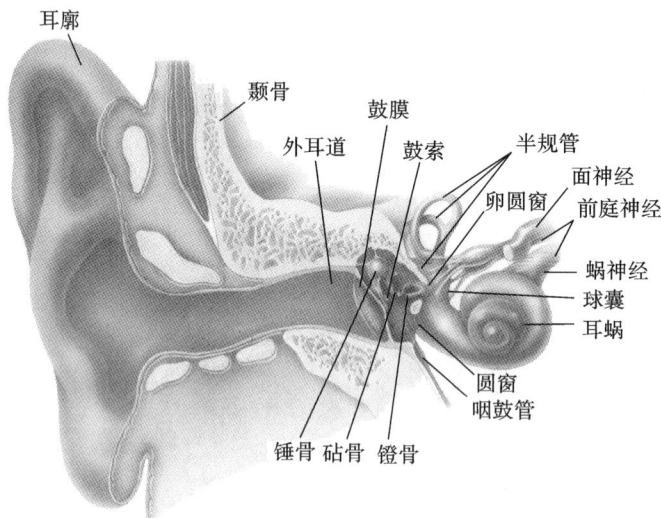

图9-7　耳的组成

一、外耳和中耳的传音功能

外耳和中耳组成耳的传音系统。由声源振动引起空气产生的疏密波即声波，通过外耳和中耳组成的传音系统传到内耳耳蜗，经耳蜗的感音换能作用，声波的机械能转变成听神经纤维上的神经冲动，传输到大脑皮质听觉中枢，产生听觉。

（一）外耳的功能

外耳由耳廓和外耳道组成。耳廓的形状有利于收集声波，还可以通过头部的转动来判断声源的方向。外耳道是声波传导的通道，同时还具有共鸣作用，通过与声波共振提高声音的强度。

（二）中耳的功能

中耳由鼓膜、听骨链、鼓室和咽鼓管等结构组成。鼓膜、听骨链和内耳前庭窗（卵圆窗）之间的联系，构成了声波从外耳传向内耳的有效通路。中耳的主要功能是将声波振动能量高效地传给内耳，其中鼓膜和听骨链在声音传递过程中还起到增压作用。

1.鼓膜　为椭圆形半透明薄膜，呈漏斗状，为外耳道与中耳的交界，将外耳道和中耳隔开。鼓膜能随声波同步振动，没有余振，将声波如实地传递给听骨链。

2.听骨链　由外向内分别由锤骨、砧骨和镫骨三块听小骨依次连接而成。三块听小骨形成一个固定角度的杠杆，能通过杠杆作用把鼓膜高振幅低压强的振动转换为低振幅高压强的振动，传向卵圆窗。听骨链的声波传导既有增压作用，又可避免对内耳的损伤。

3.咽鼓管　为连接鼓室与鼻咽部的通道，其鼻咽部的开口常处于闭合状态，在吞咽、打哈欠时开放。空气经咽鼓管进入鼓室，使鼓室内气压与外界大气压相同，以维持鼓膜的正常位置和功能。当鼻咽部炎症导致咽鼓管阻塞后，外界空气不能进入鼓室，鼓室内的空气被吸收而使压力降低，引起鼓膜内陷，并导致疼痛、耳鸣、听力下降。当人体快速大幅度地升降（飞机起落、电梯升降），咽鼓管不能及时开放时，会形成鼓室内外巨大压力差而导致鼓膜剧烈疼痛，严重时可造成鼓膜破裂。

(三)声波传入内耳的途径

声波通过气传导和骨传导两种途径传入内耳,正常情况下以气传导为主。

1. 气传导 声波经外耳道引起鼓膜振动,再经听骨链和卵圆窗进入耳蜗,这种传导途径称为**气传导**,是声波传导的**主要途径**。另外,鼓膜的振动也可引起鼓室内空气的振动,再经蜗窗(圆窗)传入耳蜗,这一途径也属气传导,但在正常情况下并不重要,只在听骨链病变时才发挥一定作用,此时的听力较正常时显著降低。

2. 骨传导 声波直接作用于颅骨,经颅骨和耳蜗骨壁传入耳蜗,这种传导途径称为**骨传导**。骨传导的效能比气传导低得多,因此在引起正常听觉中作用极小。

临床工作中,常用音叉检查患者气传导和骨传导的情况,帮助判断听觉障碍的病变部位和原因。当鼓膜或中耳发生病变时,引起传音性耳聋,此时气传导的作用减弱,而骨传导的作用不受影响甚至相对增强。当耳蜗病变引起感音性耳聋时,气传导和骨传导的作用都减弱。

二、内耳的感音功能

内耳又称迷路,由耳蜗和前庭器官构成。其中感受声音的装置位于耳蜗,内耳的感音功能主要是指耳蜗的功能。耳蜗为听觉器官,前庭器官为平衡觉器官。

(一)耳蜗的基本结构

耳蜗为形似蜗牛壳的骨管,内被前庭膜和基底膜分隔为三个腔,分别称为前庭阶、蜗管和鼓阶(图 9-8),三个管腔中充满淋巴液。前庭阶与鼓阶内充满外淋巴液,在耳蜗顶部通过蜗孔相通,前庭阶底端有卵圆窗,鼓阶底端有蜗窗,各有膜与中耳鼓室相隔;蜗管是一个盲管,其中充满内淋巴液。基底膜上有声音感受器,称为螺旋器或柯蒂器。螺旋器由内、外毛细胞和支持细胞等组成。毛细胞表面有纤毛,称为听毛。听毛上方为盖膜,盖膜悬浮于内淋巴液中。毛细胞的底部有丰富的听神经末梢。

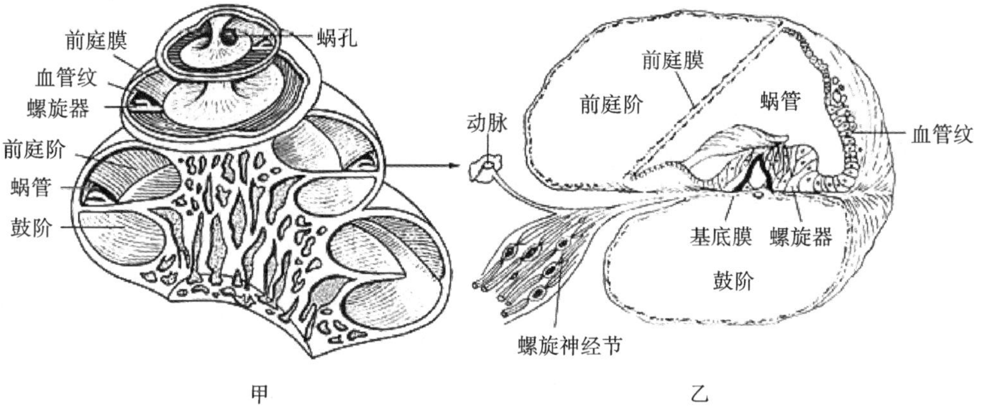

图 9-8 耳蜗纵行剖面和耳蜗管横断面

(二)耳蜗的感音换能机制

声波经卵圆窗或蜗窗传入内耳,通过外、内淋巴液的振动引起基底膜的振动,毛细胞与盖膜发生相切运动,毛细胞听毛弯曲变形而兴奋,将声波振动的机械能转变为微音器电位。当微音器电位总和达到阈电位时,激发与其相连的蜗神经产生动作电位,传入大脑颞叶,引起听觉。

(三)耳蜗对声音的初步分析

人类能听到的声波的频率范围是 **20～20000 Hz**。高频声波推动耳蜗底部基底膜振动,中频声波在基底膜中段振幅最大,低频声波在基底膜蜗顶处振幅最大。当最大振幅部位的毛细胞受到相应频率的声波最大刺激而兴奋后产生动作电位,经相应的听神经纤维传入大脑皮质听觉中枢的不同部位,就可产生不同音调的感觉。

认识助听器

　　助听器是一种微小型扩声设备。其可通过接收、放大、处理和抑制噪音等步骤将外界的声音放大到听力损失患者需要的程度。助听器利用听力损失患者的残余听力补偿其听力不足，使听力损失患者能和正常听力者一样能听到声音，是目前帮助听力损失患者有效改善听力的设备。为了确保助听器的效果达到最佳，听力损失患者需要前往专业的听力中心进行验配。专业验配流程包括听力测试、助听器选择、试戴评估以及后续调整等步骤。专业验配流程可以确保患者配戴最合适的助听器，并且能够正确使用和维护。

第四节　前庭器官

　　内耳的前庭器官由半规管、椭圆囊和球囊组成。它们在结构上属于内耳的一部分，但在功能上不属于听觉器官。它们的主要功能是感受机体姿势和运动状态（运动觉）以及头部在空间的位置（位置觉），运动觉和位置觉合称为平衡觉。

一、前庭器官的平衡觉功能

（一）壶腹嵴的平衡觉功能

　　两侧内耳各有三条相互垂直的半规管，分别代表空间的三个平面。每条半规管一端有一个膨大的部位，称为壶腹，内有壶腹嵴，壶腹嵴中含有感受性毛细胞，其顶部的纤毛埋植在一种胶质性的圆顶形终帽之中，毛细胞的底部与前庭神经末梢相连。**壶腹嵴能感受头部的旋转变速运动的刺激。**当身体或头部做旋转变速运动时，半规管壶腹中毛细胞因管腔内淋巴的惯性运动而受到冲击，顶部纤毛向某一方向弯曲；旋转结束时，又因为惯性作用，顶部纤毛向相反方向弯曲。这些信息经前庭神经进入中枢，可产生旋转运动的感觉，同时引起眼震颤和姿势反射，以调整姿势，维持身体平衡。

（二）椭圆囊斑和球囊斑的平衡觉功能

　　椭圆囊和球囊为膜质小囊，其内各有一囊斑，囊斑上有感受性毛细胞，其纤毛埋植在耳石膜内，毛细胞的基底部有前庭神经分布。**囊斑是头部位置及直线变速运动的感受器。**当人体头部位置改变或做直线变速运动时，由于惯性及重力作用，耳石膜与毛细胞的相对位置会发生改变，使纤毛发生弯曲，倒向某一方向，其神经冲动经前庭神经传入中枢，产生头部空间位置或直线变速运动的感觉，同时引起姿势反射，以维持身体平衡。

二、前庭反应

　　前庭器官受到刺激而兴奋时，其传入冲动到达有关神经中枢后，除引起一定的位置觉和运动觉外，还可引起各种姿势调节反射、自主性神经反应和眼震颤，这些现象统称为**前庭反应**。例如，当人被突然上抬时，常头前倾，四肢屈曲；上抬停止时，则头后仰，四肢伸直。这些动作属于前庭器官的姿势反射，其意义在于使机体尽可能保持在原有空间位置上，以维持机体一定的姿势和保持身体平衡。对前庭器官的刺激过强或刺激时间较长，可导致皮肤苍白、恶心、呕吐、出汗、血压下降和呼吸加快等症状，称为前庭自主神经反应。前庭感受器过度敏感的人，一般的前庭刺激也会引起前庭自主神经反应，易出现晕车、晕船等现象。前庭反应中最特殊的是躯体旋转运动时引起的眼球不自主的节律性运动，称为眼震颤。临床上常用检查眼震颤的方法来判断前庭功能是否正常。

知识拓展

味觉和嗅觉

嗅觉是人和高等动物对有气味物质的一种感觉,嗅觉感受器位于上鼻道和鼻中隔后上部的嗅上皮中。嗅觉感受器的适宜刺激是空气中有气味的化学物质,即嗅质。嗅觉的一个明显特点是适应较快,当一种气味出现时,可引起明显的嗅觉,但如果这种气味持续存在,感觉便很快减弱甚至消失,所谓"入芝兰之室,久而不闻其香"就是嗅觉适应的典型例子。

味觉是人和动物对有味道物质的一种感觉。味觉的感受器是味蕾,主要分布在舌背部的表面和舌缘,少数散在于口腔和咽部黏膜表面。味蕾是一种快适应感受器,长时间接受某种味觉刺激时,对该刺激的敏感度可降低,但此时对其他味觉的敏感度并无影响。

思政园地

(1)认识中国现代耳鼻喉科学的奠基人胡懋廉,学习胡懋廉潜心医道、严谨治学、勇于探索和通达为人的精神。

(2)认识中国呼吸系统疾病诊治领军人物钟南山,学习他无私无畏、实事求是、坚持真理、勇担重任及鞠躬尽瘁的奉献精神。

(3)通过理论联系临床实践,了解医学,认识疾病,逐步树立职业道德,形成正确的人生观、世界观和价值观,成为重责任、有大爱的医学人才。

本章小结

感觉器官由感受器及其附属结构组成,眼和耳是主要的感觉器官。

眼的功能包括折光系统的成像和感光细胞的感光换能功能。视远物时,远处物体的光线经过折光系统的折射在视网膜上形成清晰的物像。视近物时,通过瞳孔、晶状体和双眼球会聚等调节作用,物体在视网膜上清晰成像。眼的折光异常包括近视、远视和散光。视网膜上的感光细胞有两种,分别为视锥细胞和视杆细胞。感光细胞可以感受光的刺激,并把光能转化为视觉神经冲动。

耳分为外耳、中耳和内耳三部分,是听觉器官,同时也是平衡觉器官。耳的听觉功能包括外耳、中耳的传音功能和内耳的感音功能。声波传入内耳有气传导和骨传导两条途径,以气传导为主。内耳的前庭器官的主要功能是感受机体姿势和运动状态(运动觉)以及头部在空间的位置(位置觉),运动觉和位置觉合称为平衡觉。

习题检测

一、名词解释

1. 感受器
2. 适宜刺激
3. 瞳孔对光反射
4. 视力
5. 前庭反应

扫码看答案

二、简答题

1.简述感受器的一般生理特性。

2.简述视锥细胞和视杆细胞的分布及其功能。

3.眼的折光功能异常包括近视、远视和散光,简述其机制及矫正方法。

选择题扫码
在线答题

(邹小娟)

第十章

神经系统的功能

扫码看课件

学习要点引导

(1)叙述神经元的结构和功能;说出神经纤维和神经冲动的定义;识记神经纤维传导兴奋的特征。

(2)识记突触的概念,描述突触的基本结构;叙述并比较兴奋性突触后电位(EPSP)和抑制性突触后电位(IPSP)。

(3)识记神经递质的定义,归纳神经递质的分类;说出受体和配体的概念。

(4)归纳总结乙酰胆碱及其受体的生理作用;识记受体阻断剂。

(5)归纳总结去甲肾上腺素、肾上腺素及其受体的生理作用,识记受体阻断剂。

(6)叙述中枢神经元间的联系方式;概括中枢抑制和中枢易化的概念;识记中枢兴奋传递的特征。

(7)概括脊髓、脑干和丘脑的感觉功能;比较特异性投射系统和非特异性投射系统。

(8)识记大脑皮层各种感觉功能定位区;描述第一躯体感觉区的投射特点。

(9)比较快痛和慢痛;归纳总结内脏痛的特点;识记牵涉痛的概念,归纳常见内脏牵涉痛的部位。

(10)识记牵张反射的概念和种类;概括脊休克的概念和表现,分析脊休克的机制。

(11)概括去大脑僵直的概念和表现;依据脑干易化区和抑制区作用及特点,分析去大脑僵直的机制。

(12)识记小脑的分部,叙述小脑的生理功能。

(13)概括基底神经节的运动调节功能,认识帕金森病和舞蹈病。

(14)描述大脑皮层第一躯体运动区的特征;说出运动传导通路的名称及作用。

(15)比较交感神经和副交感神经的结构特点、功能差异;理解自主神经的功能特点。

(16)概括脊髓、脑干、下丘脑及大脑皮层对内脏活动的调节。

(17)概括脑的高级功能;认识学习和记忆的类型;叙述语言中枢和优势半球;说出第一信号系统和第二信号系统。

(18)认识正常脑电图的基本波形,说出脑电图的临床应用。

神经系统分为中枢神经系统和周围神经系统两个部分,中枢神经系统包括脑和脊髓,周围神经系统包括与中枢相连的脑神经和脊神经。神经系统的结构和功能极为复杂,在机体生理功能活动调节中发挥着主导作用。神经系统除了完成感觉分析、躯体运动和内脏活动的调控以外,还与人的语言分析、学习和记忆、觉醒和睡眠、情绪行为和心理活动等功能密切相关。

第一节 神经系统功能活动的基本规律

一、神经元和神经纤维

(一)神经元

神经元和神经胶质细胞是构成中枢神经系统的主要细胞,人类中枢神经系统约有 10^{11} 个神经元,神经

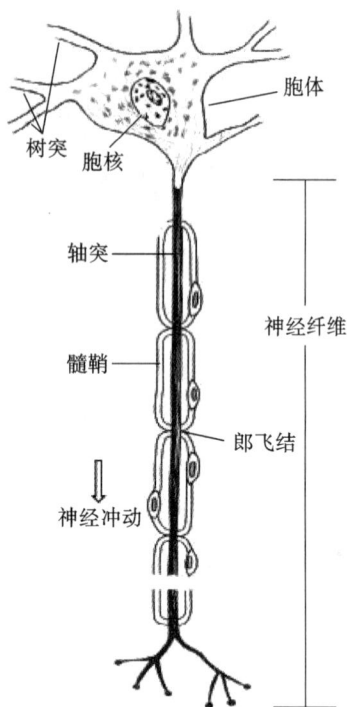

图 10-1　神经元结构示意图

胶质细胞的数量是神经元的 10～50 倍。**神经元**是神经系统的基本结构和功能单位,而**神经胶质细胞**主要发挥支持、营养、绝缘、修复和屏障等功能。神经系统内有多种类型的神经元,具有不同的形态和功能。神经元在结构上主要由胞体和突起两部分构成(图 10-1)。

1.神经元的胞体　与一般细胞相比,神经元胞体内含有尼氏体和神经原纤维两种特有的结构。**尼氏体**的主要功能是合成神经递质和蛋白质等物质,**神经原纤维**的主要功能是参与物质运输和构成细胞骨架。

2.神经元的突起　为胞体向外发出的结构,包括**树突**和**轴突**两种类型,通常神经元的树突可以有一条或多条,而轴突只有一条。神经元的突起是分类的依据之一,也是神经元发挥生理功能的重要结构。

(1)轴突:为胞体发出的细长突起,往往较长,末梢部形成多个分支,形成神经末梢。轴突的主要功能是将胞体发出的信息传递给其他神经元或效应细胞。

(2)树突:为胞体发出的树枝状突起,位于胞体附近,一般较短。树突的主要功能是接受来自其他神经元发出的信息。

(二)神经纤维

神经纤维是神经元的长突起,包括运动神经元的轴突和感觉神经元的周围突,分为有髓神经纤维和无髓神经纤维两类。**神经纤维**的主要生理功能是传导动作电位,在神经纤维上传导动作电位的过程称为**神经冲动**。神经纤维传导动作电位具有四个方面的特征。

1.生理完整性　传导动作电位的神经纤维在结构和功能上完整。

2.双向性　在神经纤维的某一部位发生的动作电位可向两端同时传递。

3.绝缘性　处于一条神经干内的多条神经纤维传导动作电位时相互隔绝、互不干扰。

4.相对不疲劳性　神经纤维可连续数小时传导动作电位。

知识拓展

神经的营养作用

神经影响其所支配的组织器官功能活动,其神经末梢经常释放"营养因子"。这些营养因子会持续影响所支配组织器官的代谢活动,进而影响其结构和功能。此类作用被称为神经的营养作用。临床上,神经损伤患者随着病程的发展,损伤神经所支配的肌肉萎缩,如脊髓灰质炎患者出现肌肉萎缩等,这主要是因为肌肉失去了神经的营养作用。若将损伤的神经进行修复,则发生病变的肌肉的功能将逐渐恢复。

二、神经元之间的信息传递

神经元的轴突末梢与其他神经元或效应细胞之间是通过突触进行信息传递的。突触是相邻的两个细胞膜间的特化部位,根据神经元之间传递信息结构的不同,分为轴突-胞体突触、轴突-树突突触和轴突-轴突突触三种(图 10-2)。根据细胞间信息传递方式的不同,突触可分为通过电流传递信息的**电突触**和通过化学物质传递信息的**化学性突触**两类。其中,化学性突触在机体内最为普遍,是经典的突触传递方式,以下主要介绍化学性突触的结构和信息传递过程。

(一)化学性突触的结构

化学性突触通过神经递质进行信息的传递,由**突触前膜**、**突触间隙**和**突触后膜**三部分构成,分别对应突

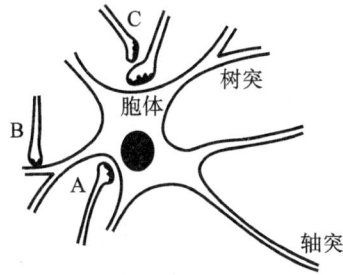

图 10-2　突触的类型

注:图中 A 表示轴突-胞体突触,B 表示轴突-树突突触,C 表示轴突-轴突突触。

触前神经元和突触后神经元(图 10-3)。在电镜下观察,突触前神经元的轴突末梢形成多个分支,各分支末端膨大部称为**突触小体**,内含许多**突触小泡**,小泡内含有参与信息传递的神经递质。不同神经元的突触小泡数量和所含神经递质不同。突触小体和突触后神经元间的相对面为突触前膜和突触后膜。突触后膜上分布着与相应神经递质结合的特异性受体。突触间隙的宽度为 20~40 nm,尚未发现特异性结构。

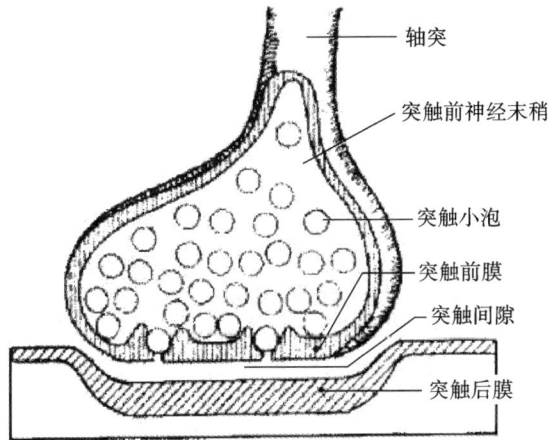

图 10-3　化学性突触结构示意图

(二)化学性突触的信息传递过程

化学性突触的信息传递过程依靠动作电位的传导和神经递质的释放。**基本过程**:突触前神经元产生兴奋,动作电位沿轴突到达神经末梢,突触前膜去极化后引起 **Ca^{2+} 内流**,促使突触小泡与突触前膜融合,最终神经递质以胞吐的方式释放至突触间隙。神经递质能与突触后膜上特异性受体结合,使突触后膜对离子的通透性发生改变,进而发生去极化或超极化的膜电位变化,称为**突触后电位**。突触后电位使突触后神经元产生兴奋或抑制的生理效应,引起何种生理效应取决于突触前神经元释放的神经递质种类。

1. 兴奋性突触后电位　突触前神经元的神经末梢释放兴奋性神经递质,经突触间隙扩散并与突触后膜上的特异性受体结合,突触后膜 Na^+ 通道开放、通透性升高,**Na^+ 内流**引起突触后膜发生去极化,称为**兴奋性突触后电位**(excitatory postsynaptic potential,EPSP)(图 10-4),最终使突触后神经元发生兴奋效应。

2. 抑制性突触后电位　突触前神经元的神经末梢释放抑制性神经递质,与突触后膜上特异性受体结合后,突触后膜 Cl^- 通道开放、通透性升高,**Cl^- 内流**引起突触后膜发生超极化,称为**抑制性突触后电位**(inhibitory postsynaptic potential,IPSP)(图 10-5),突触后神经元表现为抑制性生理效应。

在神经系统的信息传递中,通常一个突触前神经元轴突末梢的分支能与多个突触后神经元或效应细胞建立突触联系;而一个突触后神经元可与多个神经末梢建立突触联系,有的是产生 EPSP 生理效应的突触,有的是产生 IPSP 生理效应的突触,因此突触后神经元的最终生理效应是两种突触后电位的对抗结果(表 10-1)。

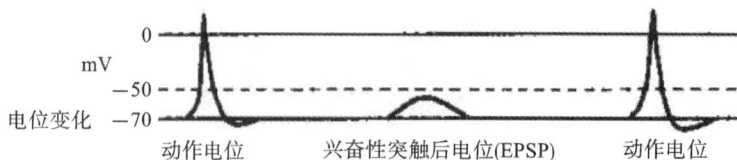

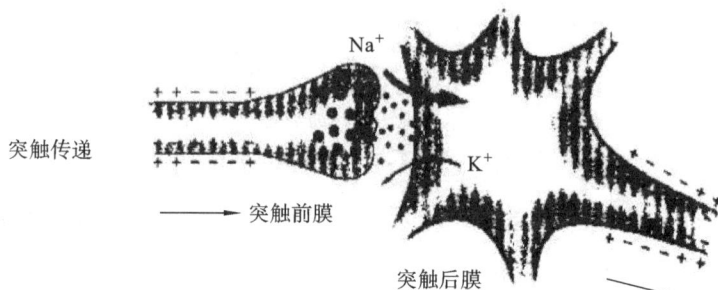

图 10-4　兴奋性突触后电位产生示意图

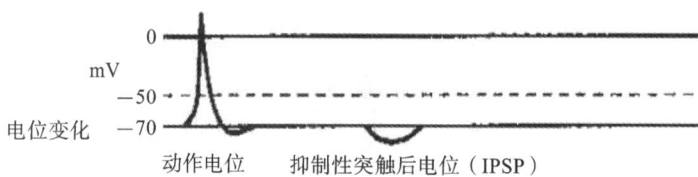

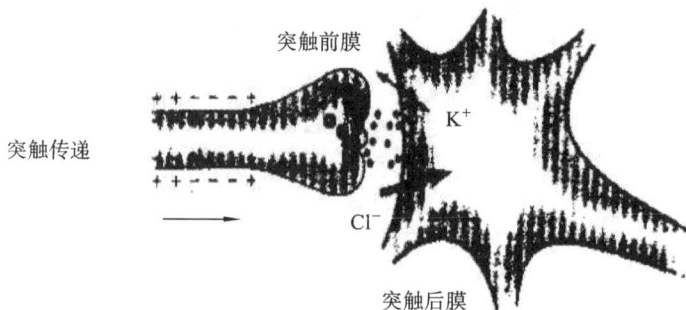

图 10-5　抑制性突触后电位产生示意图

表 10-1　EPSP 和 IPSP 差异比较

项　目	兴奋性突触后电位（EPSP）	抑制性突触后电位（IPSP）
突触前膜	释放兴奋性神经递质	释放抑制性神经递质
突触后膜	Na^+内流，发生去极化	Cl^-内流，发生超极化
突触后神经元	兴奋效应	抑制效应

🌾 历史回顾

卡哈尔和高尔基——神经科学的开拓者

19世纪后叶，科学家对神经组织的结构和功能进行了广泛的研究和讨论，逐渐形成了两种学派。其中一派以意大利学者卡米洛·高尔基等科学家为代表，他们认为神经组织是一种复杂的网状结构，神经元并非是神经组织的独立单位，这便是神经网学说；而另一派以西班牙学者拉蒙·卡哈尔等科学家为代表，他们认为神经元是神经组织的基本结构单位，神经元之间并无原生质的联系，这便是神经元学说。20世纪中叶以来,科学家们利用电子显微镜技术等进行研究观察,逐一证实了拉蒙·卡哈尔的观点,确认相邻神经元之间没有结构上的联系,突触前膜和突触后膜之间存在20～40 nm宽的突触间隙。此后,神经元学说得到了广泛认可。为表彰高尔基和卡哈尔在神经科学研究中的杰出贡献,两位科学家共享了1906年的诺贝尔生理学或医学奖。就神经组织研究领域的成果和贡献而言,卡哈尔占有绝对的优势,而高尔基的一些观点和理论甚至是错误的。但高尔基对医学研究的贡献是巨大的,如他发明的高尔基浸染法对神经组织的研究具有重大意义,他还发现了高尔基复合体、腱器官等结构。

三、神经递质和受体

(一)神经递质的概念和分类

神经递质是由突触前神经元合成的一种生物活性物质,在神经末梢处的突触前膜释放,经突触间隙扩散后与突触后膜上的特异性受体结合,进而引发相应的生理效应。目前在哺乳动物中已发现100余种神经递质,依据其存在的部位分为中枢神经递质和周围神经系统神经递质,依据神经递质的化学成分又可分为多种类型。**中枢神经递质**种类较多(表10-2),作用复杂。**周围神经系统神经递质**主要有乙酰胆碱(acetylcholine,ACh)和去甲肾上腺素(noradrenaline,NE)。

表 10-2 中枢神经递质的重要类型

化学结构类型	代表性神经递质
脂类	神经活性类固醇、花生四烯酸及其衍生物
肽类	下丘脑调节肽、血管升压素、降钙素、缩宫素、脑-肠肽、钠尿肽、阿片肽
胺类	肾上腺素、去甲肾上腺素、组胺、5-羟色胺、多巴胺
氨基酸类	甘氨酸、谷氨酸、门冬氨酸、γ-氨基丁酸
胆碱类	乙酰胆碱

(二)受体和配体

受体是指能与某些生物活性物质特异性结合并引起相应生理效应的特殊生物分子,受体的本质是蛋白质,多数受体位于细胞膜。与受体特异性结合的物质称为**配体**,其中能产生生物效应的配体称为**激动剂**,与受体结合但不产生生物效应的配体称为**阻断剂**。本章主要讨论神经递质作为激动剂,与受体特异性结合后引起的生理效应。

(三)重要的神经递质和受体

神经递质和受体的种类繁多,某些神经递质、受体及其阻断剂的研究已经较为成熟,并充分应用于临床实践。下面主要介绍以乙酰胆碱和去甲肾上腺素为典型代表的周围神经系统神经递质、受体及其阻断剂的相关知识。

1. 乙酰胆碱及其受体

(1)乙酰胆碱:能释放乙酰胆碱的神经纤维称为**胆碱能纤维**,在周围神经系统主要有躯体运动神经纤维,交感神经和副交感神经的节前纤维,多数副交感神经的节后纤维,以及部分交感神经的节后纤维(支配骨骼肌舒血管和汗腺分泌)等。

(2)胆碱能受体:胆碱能纤维释放的乙酰胆碱发挥何种生理效应取决于受体的类型,一般根据药理学特点将胆碱能受体分为**毒蕈碱受体**和**烟碱受体**两种。

①毒蕈碱受体:又称为**M受体**,广泛分布于副交感神经节后纤维和一些交感神经节后纤维所支配的效应器官上。乙酰胆碱与M受体结合后引起一系列胆碱能纤维兴奋的生理效应,称为**毒蕈碱样作用**或**M样作用**,表现为副交感神经节后纤维支配的心脏活动受到抑制,消化腺分泌增多,平滑肌(支气管平滑肌、胃肠道平滑肌、膀胱逼尿肌、瞳孔括约肌等)收缩,以及交感神经节后纤维支配的汗腺分泌和骨骼肌血管舒张等

生理效应。**阿托品**是临床常用的 M 受体阻断剂,通过竞争性阻断乙酰胆碱与 M 受体结合发挥作用。阿托品可通过解除内脏平滑肌痉挛缓解胃肠绞痛,还可加快心率而应用于某些缓慢型心律失常。

②烟碱受体:又称为 **N 受体**,分为神经元型的 **N_1 受体**和肌肉型的 **N_2 受体**两种亚型。乙酰胆碱与 N 受体结合后产生兴奋性突触后电位,称为烟碱样作用或 N 样作用。其中 N_1 受体主要分布于自主神经节突触后膜上,乙酰胆碱与 N_1 受体结合可使自主神经节的节后神经元兴奋;N_2 受体主要分布于神经肌接头处运动终板膜上,乙酰胆碱与 N_2 受体结合可使骨骼肌收缩(形成终板电位)。**六烃季铵、美加明**等是 N_1 受体阻断剂,能阻断交感神经节而引发血管扩张、外周阻力和血压下降等效应;临床上美加明作为辅助性用药应用于特定情境下的血压控制。**十烃季铵、琥珀胆碱**等是 N_2 受体阻断剂。**筒箭毒碱**可阻断 N_1 和 N_2 受体。琥珀胆碱和筒箭毒碱可抑制终板电位而用作骨骼肌松弛药。

2. 去甲肾上腺素及其受体

(1)去甲肾上腺素:能释放去甲肾上腺素的神经纤维称为**肾上腺素能纤维**。在周围神经系统中,多数交感神经节后纤维的神经末梢释放**去甲肾上腺素**作为神经递质。目前研究所知,合成和释放**肾上腺素**的神经元和神经纤维只存在于中枢神经系统,中枢神经系统以外的肾上腺素由肾上腺髓质合成和分泌。

(2)肾上腺素能受体:能与去甲肾上腺素和肾上腺素结合的受体称为**肾上腺素能受体**,分为 **α 受体**和 **β 受体**两种类型。在周围神经系统中,肾上腺素能受体分布在多数交感神经节后纤维所支配的效应器官的细胞膜上。

①α 受体:分为 **α_1** 和 **α_2** 两种亚型,广泛分布在胃肠道、肾和皮肤的血管平滑肌。通常去甲肾上腺素和肾上腺素与 α_1 受体结合,主要产生兴奋效应(如血管平滑肌收缩),与 α_2 受体结合后产生抑制效应(如小肠平滑肌舒张)。**酚妥拉明**是 α 受体阻断剂,对 α_1 和 α_2 两种亚型都起阻断作用,能发挥扩张血管、降低外周阻力和降低血压等药理作用;**哌唑嗪**能选择性地阻断 α_1 受体,应用于高血压等疾病的治疗。

②β 受体:分为 **β_1**、**β_2** 和 **β_3** 三种亚型,其中 β_1 受体主要分布在心肌细胞,β_2 受体主要分布在骨骼肌和肝脏的血管平滑肌以及支气管、胃肠道和子宫平滑肌等处,β_3 受体主要分布在脂肪组织。去甲肾上腺素和肾上腺素与心肌 β_1 受体结合后可产生心率加快、心肌收缩力增强等兴奋效应,与 β_2 受体结合后主要产生血管和气管平滑肌舒张的抑制效应,与 β_3 受体结合后可促进脂肪分解。β 受体阻断剂种类较多,**普萘洛尔**(心得安)对 β_1 和 β_2 两种亚型都起阻断作用;**阿替洛尔**(心得宁)和**美托洛尔**等能选择性阻断 β_1 受体;**丁氧胺**(心得乐)能选择性阻断 β_2 受体。临床上 β 受体阻断剂主要应用于高血压、心绞痛、心肌梗死和心律失常等疾病的治疗。

临床延伸

去甲肾上腺素和肾上腺素的临床应用

实验研究表明,α 受体和 β 受体在同一效应器官上的数量和作用不尽相同,有的效应器官只存在其中一种受体,而有的效应器官则分布有两种受体。例如,心肌细胞膜上分布有 α 受体和 β_1 受体,在生理效应上 β_1 受体兴奋心肌的作用强于 α 受体。去甲肾上腺素和肾上腺素对两类受体的作用既有相似之处,也存在差异。

在周围神经系统中,去甲肾上腺素对 α 受体的作用较强,而对 β 受体的作用较弱。去甲肾上腺素通过与 α 受体结合发挥强大的缩血管作用,对皮肤和黏膜的血管尤为显著。临床上,去甲肾上腺因能收缩血管和升高血压而应用于休克等导致的低血压。

肾上腺髓质分泌的肾上腺素对 α 受体和 β 受体的作用都较强,其发挥的生理效应主要取决于效应器官上受体亚型的分布情况和受体密度。临床上,肾上腺素通过与心肌 β_1 受体结合而发挥较强的心肌兴奋作用(增强心肌收缩力、加快心率等),因而应用于各种原因导致的心搏骤停。此外,肾上腺素还是治疗过敏性休克的首选药物。

四、反射活动的一般规律

反射是机体在中枢神经系统的参与下,经反射弧完成的对刺激的规律性应答,是神经调节最基本的方式,包括条件反射和非条件反射。在反射活动中,如果传入神经元和传出神经元在中枢神经系统只经过一次突触信息传递,称为**单突触反射**,腱反射是体内唯一的单突触反射;如果传入神经元和传出神经元在中枢神经系统经过多次突触信息传递,称为**多突触反射**,机体多数的反射活动属于多突触反射类型。

(一)中枢神经元间的联系方式

中枢神经系统依赖数量庞大的神经元完成信息的传递、分析和整合,神经元之间的信息传递方式多样而复杂,主要有以下几种联系方式(图10-6)。

1. 辐散式联系 一个神经元与多个突触后神经元建立的突触联系称为**辐散式联系**。若一个突触前神经元只与一个突触后神经元建立突触联系,则称为**单线式联系**。

2. 聚合式联系 多个神经元与一个突触后神经元之间建立的突触联系称为**聚合式联系**。

3. 链锁式联系 辐散式和聚合式同时并存的联系方式称为**链锁式联系**。

4. 环路式联系 在信息传递中,下一级神经元直接或间接地作用于上一级神经元的联系方式,称为**环路式联系**。

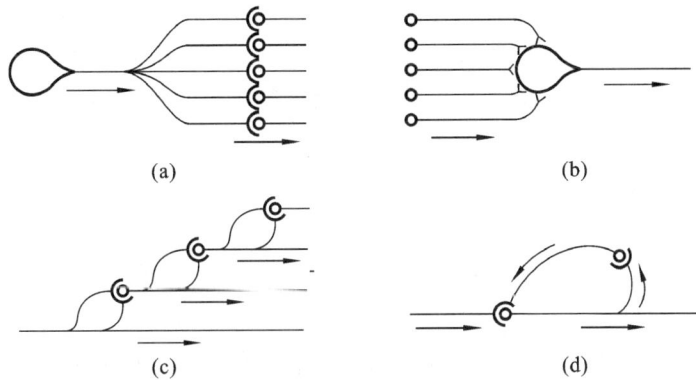

图 10-6　中枢神经元间的联系方式

注:(a)辐散式联系,(b)聚合式联系,(c)链锁式联系,(d)环路式联系。

(二)中枢抑制和中枢易化

中枢抑制属于神经系统基本的活动方式,其特征是神经冲动的减少或停止。中枢抑制主要发生在突触,分为突触前抑制和突触后抑制。**突触前抑制**是突触前神经元受到其他神经元的作用,进而降低了其对突触后神经元产生兴奋性突触后电位的效应,此种抑制作用在感觉传导的调节中具有重要意义。**突触后抑制**是由抑制性中间神经元神经末梢释放抑制性神经递质,导致突触后膜产生抑制性突触后电位的现象,突触后抑制在拮抗肌间的协调控制中发挥重要作用。

中枢易化包括突触前易化和突触后易化,两者的作用是增强兴奋性突触后电位。中枢抑制和中枢易化在平衡和协调反射活动中具有重要作用。

(三)中枢兴奋传递的特征

兴奋在中枢的传递需要经过多次突触传递,中枢兴奋传递的特征也就是突触传递的特征,中枢兴奋传递(突触传递)主要有以下特征。

1. 单向传递 兴奋只能由突触前神经元向突触后神经元传递,这是由化学性突触的结构特点所决定的。

2. 兴奋的总和 一个突触前神经元的单次突触传递在突触后膜上通常只能产生局部电位变化,如果单个突触前神经元连续产生多次神经冲动或者由多个突触前神经元同时传递神经冲动,突触后神经元产生的局部电位的总和达到阈电位水平后就能使突触后神经元发生兴奋。

3. 兴奋节律的改变 在反射活动中,兴奋传递经过中枢后,传出神经的放电频率与传入神经往往不相同。

4. 后放电 在反射活动中,当刺激停止后,传出神经元仍可发放神经冲动,使反射活动能够持续一段时间。

5. 中枢延搁 在反射活动中,由于突触传递的各个步骤都需要一定的时间,特别是突触前膜释放神经递质的过程较为耗时。

6. 敏感性和易疲劳性 突触传递对内环境变化较为敏感,如 pH 值变化、缺血、缺氧等。此外,突触是反射活动中最容易发生疲劳的部位,这既是突触传递的特点也是神经系统的一种保护机制。

第二节　神经系统的感觉功能

躯体和内脏的感觉系统通过将各种刺激作用于感受器,经换能作用后转换为神经冲动,经感觉传导通路最终传递到脑的特定部位。各种感觉信息经过中枢神经系统的整合后最终形成感觉。

一、脊髓和脑干的感觉传导功能

躯体感觉包括浅感觉、深感觉(本体感觉)、精细触觉、粗略触觉和压觉等。绝大多数感觉传导通常需要经过三级神经元完成,称为换元。躯干和四肢感觉传导的第一级神经元位于脊神经节,头面部浅感觉传导的第一级神经元位于三叉神经节;第二级神经元位于脊髓或脑干;第三级神经元多位于丘脑。在脊髓和脑干内,各感觉传导通路形成相应的上行纤维束来传递信息。

二、丘脑的感觉投射系统

丘脑是最重要的感觉传导换元部位,除嗅觉外的各种感觉传导通路都需在丘脑更换神经元。同时,丘脑具有对各种感觉信息进行粗略分析的功能。丘脑内部神经核团依据其功能可分为特异感觉接替核、非特异投射核和联络核三类。由丘脑相应的神经核发出神经纤维经内囊到达大脑形成的神经通路,称为丘脑的**感觉投射系统**。依据投射系统的功能,丘脑的**感觉投射系统**分为**特异性投射系统和非特异性投射系统**(图 10-7)。

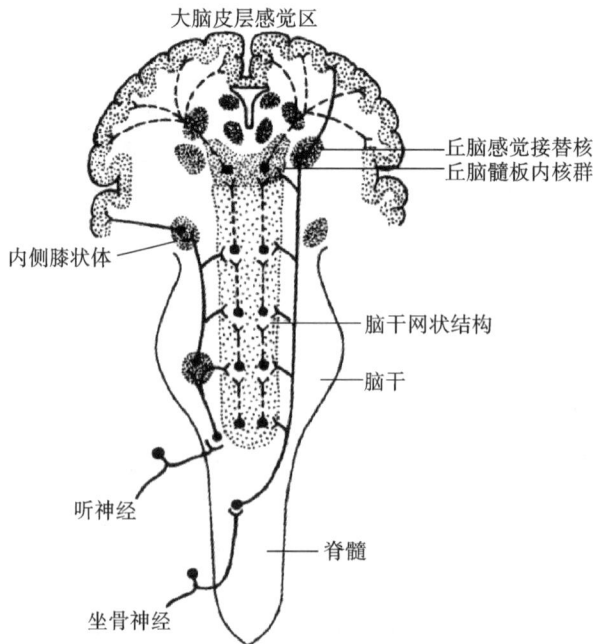

图 10-7　丘脑的感觉投射系统示意图

(一)特异性投射系统

机体的各种感觉信息通过相应传导通路经脊髓和(或)脑干到达丘脑,在丘脑换元后形成投射纤维,再经内囊传递到大脑特定区域。特异性投射系统的主要功能是通过感觉信息的定点传递,**产生特定的感觉**。

(二)非特异性投射系统

特异性投射系统在经过脑干传递时,神经纤维通过侧支与脑干网状结构的神经元形成突触联系和多次换元,信息到达丘脑后经非特异投射核到达大脑皮层的广泛区域。该投射系统不产生特定的感觉,其功能主要是**维持大脑皮层的兴奋状态**,使大脑保持觉醒。

特异性投射系统和非特异性投射系统在功能特点上有显著的区别(表 10-3),但特异性投射系统和非特异性投射系统并非是完全独立的两个传导系统。实验研究表明,非特异性投射系统虽不能产生特定的感觉,却是特异性投射系统产生特定感觉的基础,因为特定感觉的产生需要大脑皮层保持兴奋状态。因此,两个投射系统在功能上相互联系、相互配合。

表 10-3 特异性投射系统和非特异性投射系统的区别

项 目	特异性投射系统	非特异性投射系统
功能	产生特定的感觉	维持大脑皮层的兴奋状态
换元	一般为三级神经元	多次换元
传导通路	各种感觉有特定的传导通路	无特异的传导通路
投射部位	大脑皮层特定区域	大脑皮层广泛区域
特点	点对点投射	广泛投射

三、大脑皮层的感觉分析功能

大脑是最高级的中枢部位,大脑皮层则是其发挥功能活动的结构基础。机体各种感觉信息经特异性投射系统传递到大脑皮层相应区域,通过分析和综合后产生特定感觉。

(一)躯体感觉区

中央后回大脑皮层是躯体感觉的主要部位,称为**第一躯体感觉区**,定位准确、感觉清晰。第一躯体感觉区自上而下对应着躯体各部,而由前向后则分布着不同性质的感觉。实验研究发现,第一躯体感觉区有以下几个方面的规律和特征(图 10-8)。

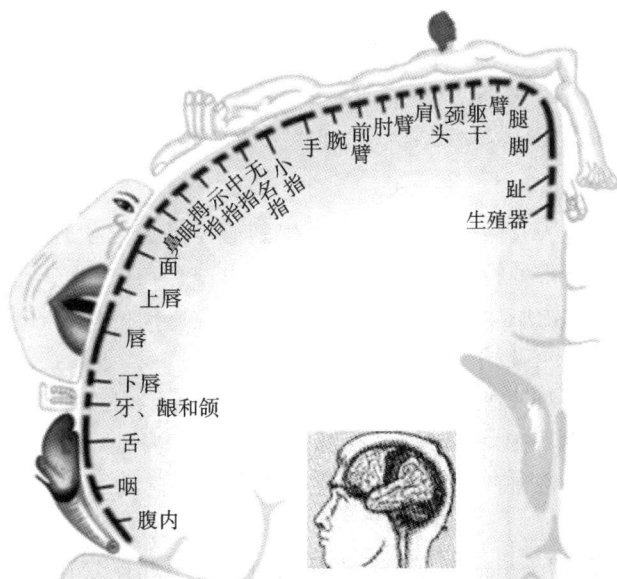

图 10-8 大脑皮层体表感觉区

1. 交叉性投射 一侧躯干和四肢的感觉信息投射至对侧中央后回的大脑皮层，但头面部的感觉投射则是双侧性的。

2. 倒置排列 躯体感觉信息在中央后回上投射的区域呈现出自上而下倒置的排列方式，即下肢的感觉信息投射在中央后回皮层的上部，上肢的感觉信息投射在中央后回皮层的中部，而头面部的感觉信息投射于中央后回皮层的底端。但头面部的具体排列是正立的。

3. 感觉精细程度决定投射区域的大小 躯体感觉在中央后回皮层上的投射区域大小与对应的躯体各部面积无关，而是取决于感觉的精细程度。如手指、舌、口唇等部位的投射区域比躯干投射区域大。

在中央前回和中央后回底部与岛叶之间，还存在着**第二躯体感觉区**，该区面积小且感觉分析功能较为粗糙，定位不清晰，为双侧性投射，躯体感觉投射在排列上是正立的，该区与痛觉密切相关。

(二)视觉投射区

视觉投射区位于大脑半球内侧面**距状沟上、下**的枕叶皮层。一侧视区接受同侧眼颞侧和对侧眼鼻侧的视觉投射。

(三)听觉投射区

听觉投射区位于**颞横回和颞上回**，一侧听区同时接受两侧听觉投射。

(四)嗅觉投射区和味觉投射区

嗅觉投射区位于**大脑边缘叶**的前底部、海马旁回钩的内侧部及其周围。味觉投射区位于中央后回头面部感觉区的下部，即舌代表区的附近。

四、痛觉

痛觉是机体受到伤害性刺激时产生的不适感觉，痛觉既是一种防御性反应，又是疾病较为常见的一种临床症状。因此，掌握痛觉的特征和规律对提高临床思维能力具有重要意义。

(一)痛觉感受器

痛觉感受器是游离神经末梢，其本质是一种化学感受器，广泛分布于机体各器官和组织。组织损伤后释放的组胺、5-羟色胺、缓激肽、K^+、H^+等物质可刺激游离神经末梢发生去极化，神经冲动经感觉传导通路传递到大脑皮层感觉区而引起痛觉。躯体的痛觉通过特异性投射系统向大脑皮层躯体感觉区投射的同时，也经非特异投射系统将信息传递到大脑皮层的广泛区域。

(二)皮肤痛觉

皮肤受到伤害性刺激后，会相继出现两种类型的痛觉(包括快痛和慢痛，首先引起快痛，随后产生慢痛)。**快痛**具有快速发生和伤害性刺激消失后快速消退的特点，是一种针刺样、刀割样痛觉，通常感觉清晰、定位准确。**慢痛**常在快痛发生后出现，是一种烧灼样痛觉，与快痛相比，慢痛具有持续时间长、定位不清晰的特点。慢痛常常会伴有情绪反应以及心血管活动和呼吸活动的变化。

(三)内脏痛与牵涉痛

内脏感觉经自主神经纤维传入脊髓或脑干后，主要伴随躯体感觉传导通路进行传导。内脏感觉在大脑皮层的投射区域存在分散而不集中的特点，且与躯体感觉区重叠存在，主要分布在第一躯体感觉区、第二躯体感觉区以及边缘系统等部位。内脏感觉主要是**内脏痛**，引起内脏痛的伤害性刺激多为缺血、炎症、平滑肌痉挛以及机械牵拉等，内脏痛主要有以下几个方面的特点。

1. 对刺激的敏感程度不同 对缺血、炎症、痉挛及机械牵拉敏感，而对切割和烧灼等刺激不敏感。

2. 定位不准确 由于内脏感觉在大脑皮层的投射区域分散等，内脏痛定位不准确、分辨能力低。

3. 缓慢发生 内脏痛发生缓慢，持续时间长，可伴有多个系统的功能活动变化(如心率和血压的变化、胃肠道反应等)以及情绪反应。

内脏痛常伴有牵涉痛，**牵涉痛**是指内脏器官发生病变时常常引起体表特定部位发生疼痛或痛觉过敏的现象。牵涉痛定位准确，常出现在内脏痛之前。因此，掌握各系统内脏器官病变引起的牵涉痛部位(表10-4)，有助于临床疾病的早发现、早诊断和早治疗。

表 10-4　常见内脏病变牵涉痛部位

器　官	牵涉痛部位
阑尾	上腹部、脐周围
胃、胰腺	左上腹、肩胛间区
肝、胆囊	右肩部、右上腹部
心	心前区、左肩部、左上臂尺侧
肾、输尿管	腹股沟区、腰部

第三节　神经系统对躯体运动的调节功能

躯体运动包括随意运动、节律性活动、反射和姿势活动等,是由神经系统控制的骨骼肌收缩和舒张活动。随意运动的指令主要由大脑皮层发起,在脑干、小脑、基底神经核、脊髓以及肌肉的参与下完成。

一、脊髓对躯体运动的调节功能

在运动调节系统中脊髓属于低位中枢,主要通过骨骼肌的反射活动来执行和完成高位中枢的指令。脊髓灰质的前角含有参与躯体运动调节的神经元(运动神经元),主要是 α 运动神经元和 γ 运动神经元。**α 运动神经元**需要接受高位中枢的运动指令,同时还接受皮肤、肌肉和关节等处感受器的信息,发出的神经纤维支配骨骼肌的梭外肌部分。**γ 运动神经元**散在分布于 α 运动神经元之间,主要接受高位中枢的指令,发出的神经纤维支配骨骼肌的梭内肌部分,进而调节肌梭的敏感性。

(一)牵张反射

骨骼肌受到外力牵拉时,能反射性地引起受牵拉肌肉的收缩反射,称为**牵张反射**。脊髓对躯体运动的调节主要通过牵张反射来实现,牵张反射的感受器是肌梭。

肌梭是感受肌肉长度变化的感受器,位于肌纤维之间,呈梭形,与肌纤维平行排列,外层为结缔组织囊,囊内有 6~12 根肌纤维。**梭外肌**是指肌梭外的肌纤维,**梭内肌**是肌梭结缔组织囊内的肌纤维。梭内肌两端为收缩结构,中央为感受装置(图 10-9)。

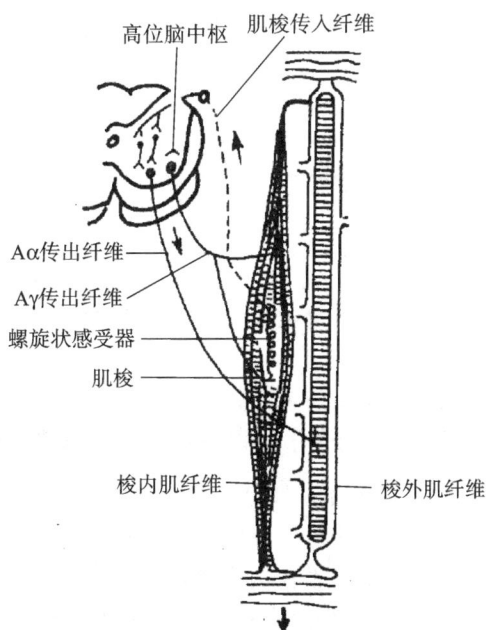

图 10-9　牵张反射弧

牵张反射包括**腱反射**和**肌紧张**两种类型。

1.腱反射 快速牵拉肌腱时发生的牵张反射称为**腱反射**,表现为被牵拉肌肉快速而明显的收缩活动,进行一次腱反射的时间约为 0.7 ms,是一种单突触反射活动。腱反射检查是临床体格检查中重要的组成部分,主要目的是了解神经系统的功能,如膝反射、跟腱反射、肱二头肌反射和肱三头肌反射等。

2.肌紧张 缓慢而持续地牵拉肌腱时,被牵拉的肌肉表现为缓慢而持久的轻度收缩,称为**肌紧张**。与腱反射相比,肌紧张没有明显的肌肉运动表现,肌紧张属于多突触反射活动。肌紧张是维持姿势最基本的反射活动。

(二)屈肌反射与对侧伸肌反射

机体皮肤受到伤害性刺激时,受刺激一侧肢体的屈肌收缩,称为**屈肌反射**。屈肌反射的目的是使机体避开伤害性刺激,是机体的一种保护机制。在发生屈肌反射的同时,对侧肢体的伸肌收缩,称为**对侧伸肌反射**,是一种基本的姿势反射。在屈肌反射的基础上发生对侧伸肌反射,其意义是使机体保持平衡,防止跌倒。

(三)脊休克

在研究脊髓功能的动物实验中,人为将脊髓与高位中枢进行手术离断(常选择动物的第 5 颈髓节段水平以下切断脊髓)。离断手术后,动物表现为断面以下脊髓暂时丧失了反射活动的能力,进入一种无反应状态,这种现象称为**脊休克**。脊休克主要表现为断面以下骨骼肌紧张性消失,粪便、尿液潴留,外周血管扩张,血压下降,发汗反射抑制等。但这些表现只是暂时的,随着时间的推移,脊髓的一些反射活动将逐渐恢复。在脊休克动物实验中,不同动物恢复的时间长短不同,高等动物恢复时间较低等动物长,人类恢复得最慢。脊休克后首先恢复的是一些简单的反射功能(如屈肌反射、腱反射等),相对复杂的反射功能(如对侧伸肌反射、排尿反射、排便反射等)恢复较晚。恢复后的反射功能与正常未离断动物相比存在差异,如排尿和排便反射减弱,伸肌反射通常会减弱而屈肌反射通常增强等。脊髓与高位中枢离断后,断面以下躯体感觉和随意运动将永久丧失,称为截瘫。脊休克的产生并非因为脊髓离断的直接损伤刺激导致,主要原因在于断面以下的脊髓突然失去了高位中枢的调控而进入无反应状态。

二、脑干对躯体运动的调节功能

脑干对躯体运动的调节主要通过对肌紧张的调节作用实现。脑干还参与机体姿势反射的调节。

(一)脑干对肌紧张的调节

实验研究发现,脑干网状结构中存在着调节肌紧张的功能区(图 10-10)。在脑干网状结构中,能加强肌紧张和运动的区域称为**易化区**,反之对肌紧张和运动发挥抑制作用的区域称为**抑制区**。

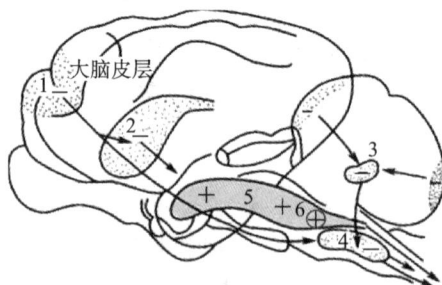

图 10-10 脑干网状结构易化区和抑制区

注:图中 1 为大脑皮层,2 为尾状核,3 为小脑,4 为脑干网状结构抑制区,5 和 6 为脑干网状结构易化区。

1.易化区 主要分布在脑干的中央区域,范围较广,集中分布在延髓、脑桥和中脑。因此,易化区的活动较强,在肌紧张的调节中占优势。易化区通过下行纤维束与脊髓前角 γ 运动神经元发生联系,通过加强梭内肌的收缩来增强肌紧张。易化区的作用主要表现为伸肌的肌紧张加强。

2.抑制区 范围相对较小,集中分布在延髓网状结构腹内侧部。抑制区通过抑制脊髓前角 γ 运动神经元的活动来抑制肌紧张。

在脑干以外的高位中枢也分布有调节肌紧张的区域,如大脑皮层、小脑等处,主要作用是通过加强或抑制脑干网状结构易化区和抑制区的功能来调节肌紧张。易化区和抑制区相互协调是调节肌紧张、维持正常肌张力的重要调节机制。

3. 去大脑僵直 在动物实验中,选择在动物中脑的上丘和下丘之间切断脑干后,动物呈现角弓反张状态,表现为四肢伸直、坚硬如柱,头尾昂起,以及脊柱后挺等(图 10-11),这一现象称为**去大脑僵直**。其产生的主要机制是脑干网状结构易化区和抑制区失去了高位中枢的调控作用,导致脑干网状结构易化区活动增强而抑制区作用减弱,使得伸肌的肌紧张明显增强。

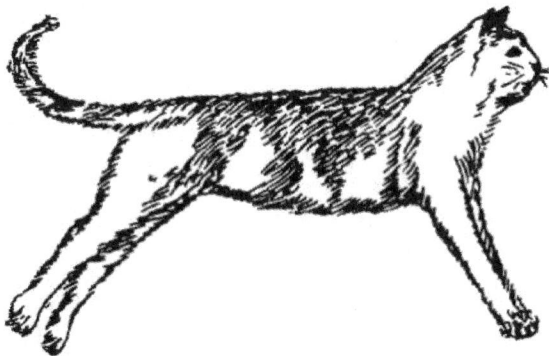

图 10-11 去大脑僵直的表现

(二)脑干对姿势反射的调节

神经系统通过对肌紧张的调节,使机体肌群间能够协调完成相应的运动,以此来保持或改变姿势,称为**姿势反射**。动物实验研究表明,脑干是调节机体姿势反射的重要中枢部位。

三、小脑对躯体运动的调节功能

小脑是调节躯体运动的重要中枢部位,小脑的主要功能是**维持身体的平衡**、**调节肌紧张**和**协调随意运动**。根据小脑的神经纤维联络关系和功能,小脑可分为前庭小脑(原小脑)、脊髓小脑(旧小脑)和皮层小脑(新小脑)三部分。

(一)前庭小脑的功能

前庭小脑的主要功能是**维持身体的平衡**。前庭小脑与前庭器官的功能密切相关,切除前庭小脑结构的动物或前庭小脑结构受损的患者平衡功能障碍,表现为不能保持身体平衡,站立不稳、步态蹒跚和容易跌倒等。

(二)脊髓小脑的功能

脊髓小脑的主要功能是**调节肌紧张**。小脑对脑干网状结构易化区和抑制区均有调节作用,其中以肌紧张的易化作用更为明显。脊髓小脑与脊髓和脑干神经纤维联系密切,脊髓小脑损伤患者出现协调运动障碍,表现为不能控制肌肉运动的力量、方向、速度和限度,不能完成精巧动作,行走时步态蹒跚,跨步过大时容易倾倒;不能完成拮抗肌轮替的快速重复动作;肌肉在运动过程中会出现震颤表现,特别是在运动的终末震颤明显,称为**意向性震颤**,但在静止状态不发生震颤。小脑损伤后表现出的各种协调运动障碍,称为**小脑性共济失调**。

(三)皮层小脑的功能

皮层小脑的主要功能是**协调随意运动**。皮层小脑与大脑皮层的运动区、感觉区、联络区以及基底神经节之间联系紧密,通过共同完成运动的策划和运动程序的编制,对骨骼肌随意运动和完成精细动作具有重要的调节作用。

四、基底神经节对躯体运动的调节功能

基底神经节是埋于端脑髓质深部的神经核团,包括尾状核、壳核和苍白球。此外,由于中脑的黑质和丘

脑底核的功能与基底神经节关系密切,也被列入基底神经节的范畴。基底神经节对随意运动和肌紧张具有重要的调节功能,参与运动的策划和运动程序的编制。基底神经节损伤后主要表现为运动过少而肌紧张过强(如**帕金森病**),或运动过多而肌紧张减弱(如**舞蹈病**)。

临床延伸

帕金森病和舞蹈病

帕金森病又称为震颤麻痹,1817 年由英国医生 James Parkinson 首次提出。帕金森病的病理机制主要是中脑黑质多巴胺能神经元发生变性,合成和释放的神经递质(多巴胺)减少。正常情况下,由黑质合成的多巴胺神经递质经神经末梢作用于尾状核和壳核,进而抑制尾状核和壳核内乙酰胆碱递质系统的活动。帕金森病患者因这种抑制作用减弱,导致尾状核和壳核内乙酰胆碱递质系统功能亢进,进而出现帕金森病的一系列临床症状,表现为肌紧张增强、随意运动减少、动作迟缓以及静止性震颤等。临床应用左旋多巴(多巴胺前体物质)增加多巴胺的合成量,以及应用 M 受体阻断剂来治疗帕金森病。

舞蹈病又称为亨廷顿病,其病变部位在尾状核和壳核。据研究,新纹状体病变后所释放的神经递质减少,对苍白球外段的抑制作用减弱,导致丘脑底核对大脑运动皮层的抑制作用减弱,大脑运动皮层活动增强。舞蹈病主要表现为运动过多和肌张力降低。与帕金森病相反,尾状核和壳核的病变使得其对黑质的抑制作用减弱,多巴胺含量正常或相对增多。临床应用利血平消耗多巴胺来缓解症状。

五、大脑皮层对躯体运动的调节功能

大脑皮层是躯体运动调节的最高级中枢部位,大脑皮层的运动调控功能是通过锥体系和锥体外系等下行传导通路来完成的。

(一)大脑皮层运动区

大脑皮层运动区主要位于中央前回,即**第一躯体运动区**,此区大脑皮层对躯体运动的调节具有以下几个方面的特征(图 10-12)。

1. 交叉性支配 一侧皮层运动区支配对侧肢体的骨骼肌运动,但头面部肌肉多为双侧支配。

2. 倒置排列 与体表感觉区相似,躯体运动区呈倒置排列,但头面部代表区的安排则是正立分布。

3. 运动的精细程度决定运动区大小 机体各部位运动区所占大脑皮层范围大小取决于其功能的重要性和复杂程度,与机体各部的形体大小无关。如手的代表区相当于整个下肢所占代表区的范围大小。

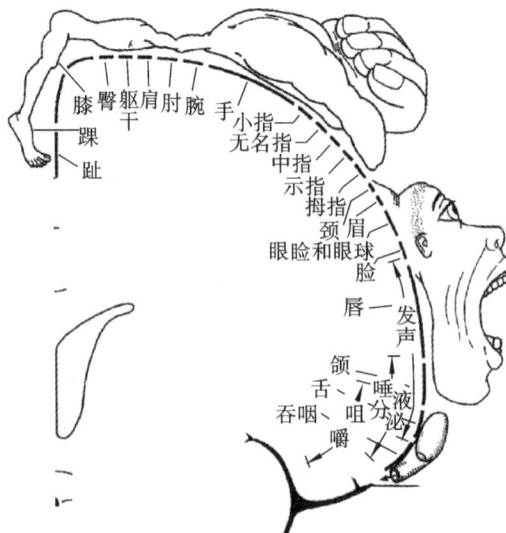

图 10-12 大脑皮层运动区示意图

大脑皮层运动功能的研究

科学家对大脑皮层运动功能的实验研究可追溯到 19 世纪后叶,Fritsch 和 Hitzig 通过电刺激动物一侧大脑皮层观察到动物对侧肢体的运动。我国著名的神经生理学家张香桐院士在 20 世纪 40 年代以猕猴为对象,探索和研究大脑皮层运动区与肌肉运动的关系,发现支配不同肌肉运动的大脑皮层控制点相互邻近,各肌肉都有一个中心点,同时又存在一个边缘区,各肌肉的皮层代表区中心点之间有一定的间隔,但边缘区有一定程度的重叠,这些发现在以后的实验研究中得到证实。

加拿大神经外科医生 Penfield 等利用为癫痫患者手术的机会,通过刺激清醒患者的大脑皮层运动区来观察患者的表现和询问患者的感受,如刺激一侧中央前回可引起对侧肢体运动。患者受到刺激后所产生的随意运动通常并不是患者当时想进行的运动,而是大脑皮层受到刺激的结果。根据 100 多例患者的测试和结果观察,Penfield 等绘制了"皮质小人"(或称为"运动小人"),展示了大脑皮层不同区域受刺激时引起机体运动的部位,以及机体各部位在大脑皮层上所占的区域大小。

(二)运动传导通路

大脑皮层对运动功能的调控依赖于各种下行传导通路,主要包括**锥体系**和**锥体外系**。

1. 锥体系 传导通路由两级神经元完成,位于第一躯体运动区的锥体细胞为上运动神经元,下运动神经元则为位于脊髓前角的运动神经元和脑干内部脑神经躯体运动核中的神经元。上运动神经元发出的神经纤维经内囊和脑干,下行至脊髓前角,称为**皮质脊髓束**。上运动神经元发出的神经纤维经内囊下行到达脑干,多数神经纤维终止于双侧脑神经运动核,称为**皮质核束**。锥体系的主要功能是发动随意运动,调节躯干、四肢和头面部的骨骼肌运动。锥体系任何部位的损伤将导致所支配区域的随意运动障碍,即瘫痪。

2. 锥体外系 锥体系以外影响和控制躯体运动的所有传导路径,由于下行纤维不经过延髓锥体,因此称为锥体外系。锥体外系起源广泛,可起自大脑皮层或是皮层下结构(如黑质、红核、尾状核、壳核和苍白球等),也可由锥体束侧支至皮层下神经核团换元后形成。锥体外系的主要功能是协调肌群的运动和调节肌紧张。

案例思考

患者,男,56 岁,外伤后不能站立行走,被家属送到医院就诊。经体格检查和全脊柱 CT 检查等,急诊以"第 7 胸椎骨折并脊髓损伤"收住入院治疗。患者入院时脐平面以下感觉和运动功能障碍,膝反射和跟腱反射消失,病理反射未引出,存在尿潴留和粪潴留。

患者自入院后第 6 周开始,排尿和排便功能在一定程度上得到恢复,出现腱反射亢进、肌张力增高等表现,巴宾斯基征阳性。请思考以下问题:

(1)结合脊休克的理论知识,解释患者治疗前后的表现。

(2)结合高位中枢与脊髓的功能联系,叙述它们在运动调节中的作用。

第四节 神经系统对内脏功能的调节

内脏的运动功能和感觉功能由内脏神经系统管理和支配,其中内脏运动神经负责调控内脏平滑肌和心肌的活动,以及腺体的分泌活动,内脏运动神经系统不受意识控制,又称为**自主神经系统**;内脏感觉神经与躯体感觉神经相似,其初级神经元分别位于脊神经节和脑神经节,周围突分布于内脏和心血管等处,经中枢突传递感觉信息到中枢部位。

一、自主神经系统的结构和功能

(一)自主神经系统的结构特点

自主神经系统的主要功能是调节内脏活动,包括**交感神经系统**和**副交感神经系统**。首先,与躯体运动神经相比较,自主神经在初级中枢、神经元的组成以及支配范围等方面都有显著差异(图 10-13)。其次,交感神经系统和副交感神经系统在结构和生理功能上也存在差异(表 10-5)。

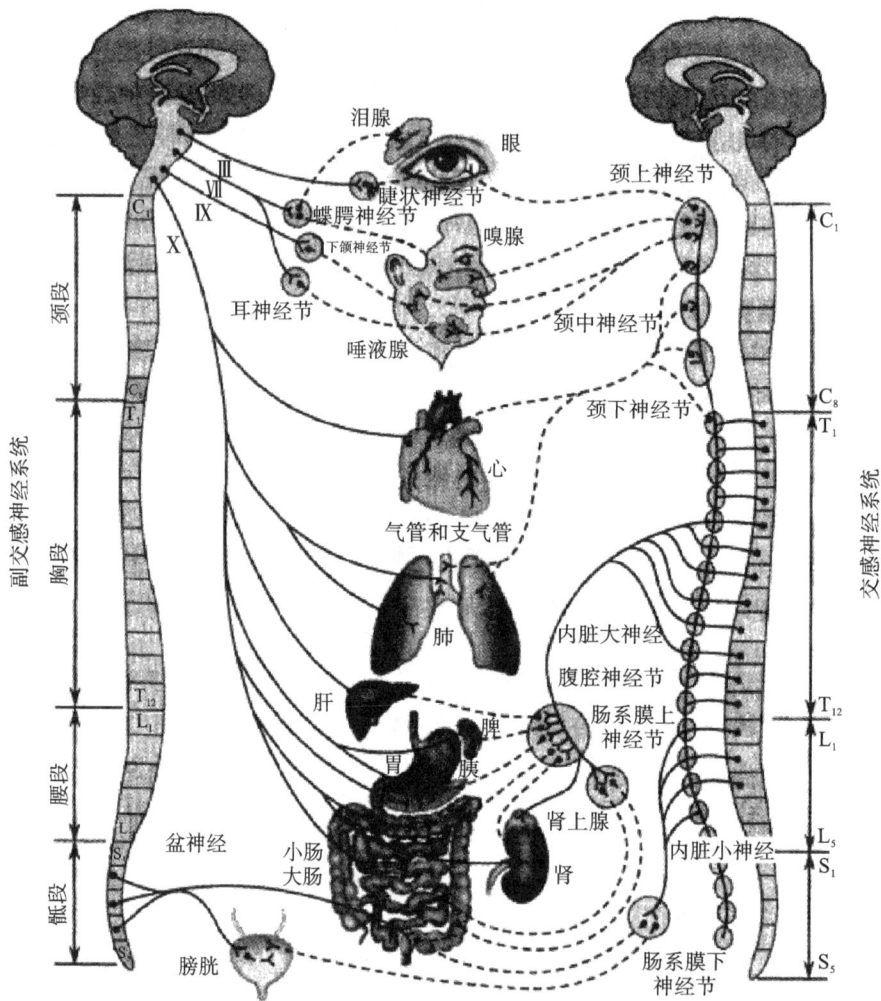

图 10-13　自主神经系统的分布

表 10-5　交感神经系统和副交感神经系统的差异性比较

项　目	交感神经系统	副交感神经系统
初级中枢部位 (节前神经元)	脊髓(T1~L3)灰质侧角交感神经元	脊髓(S1~S4)骶副交感核副交感神经元;脑干副交感核(Ⅲ、Ⅶ、Ⅸ、Ⅹ)
神经节 (节后神经元)	椎前节、椎旁节	器官旁节、器官内节
神经纤维	节前纤维短,节后纤维长	节前纤维长,节后纤维短
支配范围	广泛	局限

(二)自主神经系统的功能及其特点

1.自主神经系统的功能 自主神经系统通过调控平滑肌、心肌和腺体的功能活动,促进机体维持内环境的稳态。交感神经和副交感神经的生理功能见表10-6。

表 10-6 交感神经和副交感神经的生理功能

器 官	交 感 神 经	副 交 感 神 经
循环系统器官	心:心率加快,心肌收缩力增强 血管:腹腔内脏、皮肤、外生殖器及唾液腺的血管收缩;肌肉血管收缩(释放去甲肾上腺素)或舒张(释放乙酰胆碱)	心:心率减慢,心肌收缩力减弱 血管:部分血管(软脑膜动脉、外生殖器血管)舒张
呼吸系统器官	支气管平滑肌舒张	支气管平滑肌收缩
消化系统器官	平滑肌:胃肠运动减弱,括约肌收缩,胆囊舒张 消化腺:消化液分泌减少,分泌黏稠唾液	平滑肌:胃肠运动增强,括约肌舒张,胆囊收缩 消化腺:消化液分泌增多,分泌稀薄唾液
泌尿生殖系统器官	肾:肾素分泌增多,肾小管重吸收增多 平滑肌:膀胱逼尿肌舒张,尿道内括约肌收缩;未孕子宫舒张,有孕子宫收缩	膀胱逼尿肌收缩,尿道内括约肌舒张
感觉器官	视器:瞳孔扩大 皮肤:竖毛肌收缩,汗腺分泌	视器:瞳孔缩小
内分泌	促进肾上腺髓质分泌	
物质代谢	促进糖原分解	促进胰岛素分泌

2.自主神经系统的功能特点 交感神经系统和副交感神经系统在神经来源、组成和结构、支配范围以及生理功能上有着明显的差异。它们的功能特点如下。

(1)双重支配:机体多数器官同时接受交感神经系统和副交感神经系统的**双重支配**。

(2)相互拮抗:交感神经系统和副交感神经系统对同一器官的生理作用通常是**相互拮抗**的,有时也有其一致性。这种双重神经支配和相互拮抗机制,使得器官的功能活动能够根据机体的需要做出调整。

(3)紧张性作用:自主神经系统会持续地发放一定频率的冲动,使效应器官处于一定的活动状态,称为**紧张性作用**。在动物实验中,切断心交感神经后,心率随之减慢;切断心迷走神经(副交感神经)后,心率会随之加快。

(4)作用受效应器官功能状态的影响:自主神经系统的生理功能受所支配的效应器官所处功能状态的影响。例如,子宫在不同功能状态下由于受体类型的差异,自主神经系统对其产生的效应也不同。

(三)自主神经系统的生理意义

交感神经系统的活动一般比较广泛,其主要作用是提高机体生理功能和调动器官潜能来适应环境的变化。此外,交感神经系统兴奋也直接影响到所支配的肾上腺髓质的分泌功能,形成**交感-肾上腺髓质系统**,进一步提高机体的适应能力,此适应性反应称为**应急反应**。副交感神经系统的活动比较局限,其功能活动的主要作用是保护机体、恢复休整、促进消化、积蓄能量以及加强排泄和生殖功能等。

二、中枢对内脏活动的调节

(一)脊髓对内脏活动的调节

脊髓是交感神经系统和部分副交感神经系统的**初级中枢**部位。脊髓能参与完成一些内脏反射活动,如排尿反射、排便反射、发汗反射、勃起反射以及血管张力反射等。临床上,脊髓高位离断患者在脊休克后,以脊髓作为初级中枢的一些内脏反射活动能够在一定程度上得到恢复,只是由于失去了高位中枢的整合与管理,反射活动不能很好地满足机体生理功能的需要。

（二）脑干对内脏活动的调节

脑干是部分副交感神经系统的**初级中枢**部位，脑干网状结构与许多内脏活动密切相关。脑干延髓部是完成心血管反射活动和呼吸运动的初级中枢，因此延髓被称为**生命的基本中枢**。此外，脑干脑桥部是**呼吸调整中枢**和**角膜反射中枢**，脑干中脑部是**瞳孔对光反射中枢**。

（三）下丘脑对内脏活动的调节

下丘脑是调节内脏活动较高级的中枢部位。下丘脑能将内脏活动和其他生理活动联系起来，在体温调节、摄食、水盐平衡、神经内分泌调节、情绪反应等生理活动中发挥重要作用。下丘脑的主要生理功能如下。

1. 调节水盐平衡　包括对机体饮水和排水的调节。

2. 调节体温　体温调节中枢位于下丘脑。

3. 调节摄食行为　摄食中枢位于下丘脑。

4. 调节神经内分泌　包括对腺垂体和其他内分泌活动的调节。

5. 调节情绪反应　情绪反应与下丘脑关系密切。

6. 其他　下丘脑参与调节应激反应和控制生物节律。

（四）大脑皮层对内脏活动的调节

脑的**边缘系统**是调节内脏活动的最高级中枢，有**内脏脑**之称。边缘系统由大脑半球内侧面的边缘叶、大脑皮层和皮层下结构组成。边缘系统除参与内脏活动的调节外，还参与情绪、学习记忆、性行为等多种复杂行为的调节。此外，大脑新皮层也是调节内脏活动的高级中枢。**新皮层**是指分化程度最高、出现较晚的大脑半球外侧面。动物实验研究表明，大脑新皮层除了与感觉和躯体运动功能有关外，还参与血压、排尿、体温等的调节。

第五节　脑的高级功能

人类神经系统是在生物进化过程中最为复杂的部分，数十亿个神经元和胶质细胞与机体运动、感觉、思维、意识、语言、学习和记忆等生理功能密切相关。大脑皮层作为最高调控中心，除了完成对感觉和运动的分析整合与协调控制外，还具有更为复杂的功能。

一、学习和记忆

学习是人和动物从外界获得新信息的过程，记忆则是大脑对获得的信息进行编码、储存和提取的过程。心理学家 Bruner 认为学习是新知识的获得、转化和评价的过程，其实质是学习者积极主动地形成自己的认知结构。

（一）学习的分类

根据学习的形式，其通常分为**非联合型学习**和**联合型学习**两种类型。联合学习理论认为，学习是在刺激和反应之间的联合过程。

1. 非联合型学习　一种简单的学习形式。此种学习类型的特点是刺激和反应之间无明确的联系，包括对不同类型刺激产生的习惯化和敏感化反应。习惯化反应使机体对重复的非伤害性刺激的反应逐渐减弱。敏感化反应使机体对有害刺激的敏感性增强，并使机体对有害刺激的防御性反应能力提高。

2. 联合型学习　人类主要的学习方式，是在刺激和反应之间建立起联合关系的过程，如经典性条件反射和操作性条件反射。在有关经典性条件反射的动物实验中，研究者将某种无关刺激（如铃声）与非条件刺激（食物）结合起来并多次重复，观察动物唾液分泌情况，从而判断条件反射的形成。而操作性条件反射则是在完成一定的操作基础上建立起来的条件反射。

(二)记忆的分类

记忆有多种分类,根据记忆保存的时间长短可分为**短时记忆**和**长时记忆**,学习中获得的新信息首先进入短时记忆系统,再转移到长时记忆系统。根据信息储存和回忆的方式,记忆又可分为**陈述性记忆**和**非陈述性记忆**,陈述性记忆可以借助语言对过去的事件进行描述;非陈述性记忆又称为反射性记忆,是在多次重复练习中逐渐形成的,主要表现为对操作能力或技巧的不断改善,如骑自行车、演奏乐器等。

知识拓展

遗忘和遗忘症

心理学将记忆的内容不能再认和回忆,或者再认和回忆时发生错误称为遗忘。遗忘是一种不可避免的生理现象。心理学家 Ebbinghaus 认为遗忘在学习之后立即开始,表现为先快后慢的负加速规律。研究表明,要提升学习效果和加强记忆,应遵循"及时复习"和"间隔复习"的原则,并且分散式复习的效果要比集中式复习的效果好。

遗忘症是由脑部疾病引起的记忆障碍,临床上帕金森病、舞蹈病以及阿尔茨海默病等神经和精神系统的疾病常常伴有记忆功能障碍的表现。临床上将记忆障碍分为顺行性遗忘症和逆行性遗忘症两类,顺行性遗忘症表现为患者发生脑损伤后不能形成新的记忆(脑损伤前的记忆不受影响);逆行性遗忘症表现为患者对损伤之前一段时期内的记忆丧失,如脑震荡患者在清醒后不能说出受伤时的情况和经过。

二、大脑皮层的语言中枢和优势半球

(一)语言中枢

人类能够通过语言进行表达和交流并具有思维和意识,这些高级神经活动都依赖于大脑皮层的功能,这是人和动物的本质区别。大脑皮层的语言中枢功能定位区包括运动性语言区、书写区、听觉性语言区和视觉性语言区,相应功能区损伤后可发生语言功能障碍,包括失语症、失写症、感觉性失语症和失读症。

(二)优势半球

大量研究表明,人类左、右两侧大脑半球的功能具有不对称性。语言中枢主要分布在左侧大脑半球,左侧大脑半球是语言的优势半球,在意识、语言和数学分析等方面占优势。右侧大脑半球在非语言信息的认知能力上占优势,如音乐、图形图像和空间辨认能力等。需要强调的是,两侧大脑半球的功能不是绝对分裂的,而是各有侧重、相互配合和相互协调的关系。

三、条件反射的信号系统

经典性条件反射的建立需要刺激信号的作用。刺激信号可分为两类:一是具体的和现实的刺激信号,如可直接感知的声音、光线、气味等,称为第一信号,与之发生反应的大脑皮层称为**第一信号系统**,是人和动物共有的信号系统;二是抽象的刺激信号,主要以抽象的语言文字作为第二信号,对应的大脑皮层称为**第二信号系统**,是人类特有的信号系统,也是人类区别于动物的主要特征。

四、脑电活动

脑电活动是指大脑皮层神经元的电活动,包括自发脑电活动和皮层诱发电位两种形式。在无明显刺激诱因情况下,由大脑皮层自发产生的节律性电位变化称为**自发脑电活动**,感觉传入系统或脑的某一部位受到刺激时引发的电位变化称为**皮层诱发电位**。临床应用脑电图仪在头皮表面记录的大脑自发脑电活动,称为脑电图(electroencephalogram,EEG)。根据脑电图的频率和波幅等特征,正常脑电图的波形可分为 α、β、θ 和 δ 四种(图 10-14)(表 10-7)。

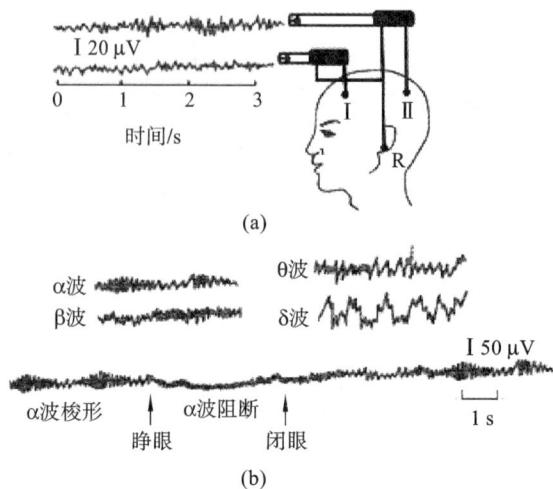

图 10-14　正常脑电图的描记和基本波形

表 10-7　正常脑电图的基本波形

波　形	频　率	波　幅	出　现　条　件
α	8～13 Hz	20～100 μV	安静、清醒、闭目
β	14～30 Hz	5～20 μV	活动状态
θ	4～7 Hz	100～150 μV	成人困倦时；深度麻醉；儿童正常脑电波
δ	0.5～3 Hz	20～200 μV	成人睡眠时；婴幼儿正常脑电波

脑电图可直接反映大脑的功能状态。临床上脑电图检查是一种无创检查方法，对诊断癫痫等特定疾病有重要的价值，也用于监测和判断脑死亡、昏迷等状态下患者的脑功能。

知识拓展

睡眠与觉醒

大量科学研究表明，中枢神经系统内存在诱发睡眠和促进觉醒的两个系统，两个系统由众多的神经核和神经递质构成，它们形成了相互作用和相互制约的神经网络。在睡眠状态下，机体多个系统都发生着一定的生理变化，如内分泌系统激素分泌水平的变化、免疫系统的功能变化、呼吸幅度和频率的变化等。总之，良好的睡眠对机体的生理功能是非常有益的，对促进机体生理状态的稳定和生长发育有重要意义。2017 年，诺贝尔生理学或医学奖授予了 Jeffrey C. Hall、Michael Rosbash 和 Michael W. Young 三位科学家，以表彰他们研究发现了"调控昼夜节律的分子机制"。他们通过果蝇的实验研究，找到了控制生物节律的基因及其编码的蛋白质，为进一步研究和认识人类的生物节律打开了科学的大门。

思政园地

(1)认识"糖丸爷爷"顾方舟，以此引导学生培养爱国主义精神，树立严谨治学、求真务实和勇于探索的精神，学习顾方舟无私奉献、国家至上的家国情怀。

(2)认识树突生理功能研究的先驱者张香桐院士，树立热爱祖国、严谨治学、勇攀高峰的精神。

(3)通过理论联系临床实践，重温医学生誓言，弘扬关爱生命、无私奉献的南丁格尔精神。

→ **本章小结**

神经系统在调节机体生理功能活动中起主导作用。神经元是神经系统的基本单位,突触是神经元之间传递信息的部位。突触传递的结果是形成突触后电位,包括 EPSP 和 IPSP 两种。神经递质由突触前神经元合成和释放,能与突触后膜上的受体特异性结合。胆碱能纤维释放乙酰胆碱,与 M 受体结合后引起毒蕈碱样作用,可被阿托品等阻断;乙酰胆碱与 N 受体结合后引起烟碱样作用,可被六烃季铵等阻断。肾上腺素能神经纤维末梢释放去甲肾上腺素,可与 α 受体和 β 受体结合,酚妥拉明是 α 受体阻断剂,普萘洛尔是 β 受体阻断剂。中枢抑制主要发生在突触,分为突触前抑制和突触后抑制;中枢易化包括突触前易化和突触后易化。中枢兴奋传递(突触传递)的主要特征包括单向传递、兴奋的总和、兴奋节律的改变、后放电、中枢延搁、敏感性和易疲劳性等。

丘脑是最重要的感觉传导换元部位,特异性投射系统的主要功能是产生特定的感觉,非特异性投射系统的主要功能是维持大脑皮层的兴奋状态。第一躯体感觉区在中央后回大脑皮层,具有交叉性投射、倒置排列和感觉精细程度决定投射区域的大小等特征。视觉投射区在距状沟上、下的枕叶皮质。听觉投射区位于颞横回和颞上回。皮肤受到伤害性刺激后,可引起快痛,随后产生慢痛。内脏感觉主要是内脏痛,内脏痛常伴牵涉痛。

骨骼肌受到外力牵拉时能反射性地引起受牵拉肌肉的收缩反射,称为牵张反射,包括腱反射和肌紧张。脊休克是指脊髓手术离断后的动物自断面以下暂时丧失了反射活动的能力。脑干对躯体运动的调节包括肌紧张和姿势反射的调节。小脑的主要功能是维持身体的平衡、调节肌紧张和协调随意运动。基底神经节损伤后主要表现为运动过少而肌紧张过强(如帕金森病),或运动过多而肌紧张减弱(如舞蹈病)。第一躯体运动区在中央前回,其特征是交叉性支配、倒置排列以及运动的精细程度决定运动区大小。运动传导通路包括锥体系和锥体外系。自主神经系统包括交感神经系统和副交感神经系统。延髓为生命的基本中枢,脑干脑桥部是呼吸调整中枢和角膜反射中枢,脑干中脑部是瞳孔对光反射中枢。下丘脑是重要的内脏活动调节部位,在水盐平衡、体温、摄食、神经内分泌和情绪反应等功能活动的调节中发挥重要作用。脑的边缘系统是调节内脏活动的最高级中枢,有内脏脑之称。脑的高级功能包括学习、记忆和语言等。脑电图反映大脑的自发脑电活动,有 α、β、θ 和 δ 四种常见波形。脑电图对癫痫等特定临床疾病有重要的诊断价值。

→ **习题检测**

一、名词解释

1. 突触
2. EPSP
3. 神经递质
4. 牵涉痛
5. 腱反射
6. 脊休克
7. 去大脑僵直
8. 应急反应
9. 胆碱能纤维
10. M 样作用
11. 肾上腺素能纤维
12. 牵张反射
13. 肌紧张
14. 自主神经系统

扫码看答案

15.第二信号系统

二、问答题

1.EPSP 和 IPSP 有何差异？

2.比较特异性投射系统和非特异性投射系统。

3.简述第一躯体感觉区的部位和特点。

4.简述自主神经系统的生理意义。

5.何为胆碱能纤维？简述胆碱能受体的种类和作用。

6.何谓肾上腺素能纤维？简述肾上腺素能受体的种类和作用。

7.简述化学性突触传递的基本过程。

8.简述中枢兴奋传递的特征。

9.何谓脊休克？简述其主要表现和机制。

10.简述小脑的功能。

11.简述自主神经系统的功能特点。

选择题扫码
在线答题

（周建文）

内分泌

学习要点引导

（1）认识内分泌及内分泌系统的组成；识记激素的概念，归纳激素的分类和作用机制，解释并举例说明激素的作用特征。

（2）概括下丘脑与垂体之间的关系；认识下丘脑的内分泌功能。

（3）说出腺垂体分泌的激素；概括生长激素、3种促靶腺激素、催乳素的生理作用；简要说明侏儒症、巨人症和肢端肥大症的原因和表现；说出神经垂体储存和释放的激素；概括总结抗利尿激素及催产素的生理作用。

（4）说出甲状腺分泌的激素；说出甲状腺激素的合成原料及其在血液中的存在形式；叙述甲状腺激素的生理作用；了解降钙素的生理作用；简要说明克汀病、单纯性甲状腺肿的原因及表现。

（5）说出肾上腺的分部及其分泌的激素；叙述糖皮质激素的生理作用和临床应用；概括糖皮质激素分泌过多的表现；解释和比较"应激反应"和"应急反应"；比较肾上腺素和去甲肾上腺素生理作用的异同，简要总结两者的临床应用。

（6）说出胰岛分泌的激素，概括总结胰岛素、胰高血糖素的生理作用和机制；概括总结胰高血糖素的生理作用和机制。

外分泌是指腺细胞分泌的分泌物经导管排到体腔外的过程（如汗腺、唾液腺分泌等），**内分泌**则是指腺细胞（即内分泌细胞）分泌的生物活性物质不经过导管直接进入血液或其他体液的过程。

第一节　概　　述

内分泌系统由内分泌腺和散在分布于某些器官组织中的内分泌细胞组成（图 11-1）。**内分泌腺**是指内分泌细胞集中分布的特殊器官，人体内主要的内分泌腺包括垂体、松果体、甲状腺、甲状旁腺、肾上腺等；**内分泌组织**包括卵巢内的卵泡和黄体、胰腺内的胰岛等；**内分泌细胞**则散在分布于下丘脑、心房、肺、肾、胎盘和消化道黏膜等器官组织中。

由内分泌腺、内分泌组织或内分泌细胞分泌的，具有传递调节信息作用的生物活性物质，称为**激素**（hormone）。通常把某种激素作用的器官、组织或细胞分别称为该激素的**靶器官**、**靶组织**或**靶细胞**。激素的作用方式主要有以下几种：①**远距分泌**，指激素经血液循环运送到远处的靶组织或者靶细胞发挥作用的方式；②**旁分泌**，指激素通过组织液扩散至邻近细胞发挥作用的方式；③**自分泌**，指内分泌细胞分泌的激素在局部扩散后，又返回作用于该内分泌细胞；④**神经分泌**，指人体内具有内分泌功能的神经细胞（如下丘脑视上核、室旁核等）的分泌方式。激素通过上述的传递方式对机体的基本生命活动（如新陈代谢、生长发育、生殖等过程）发挥长期性调节作用（图 11-2）。

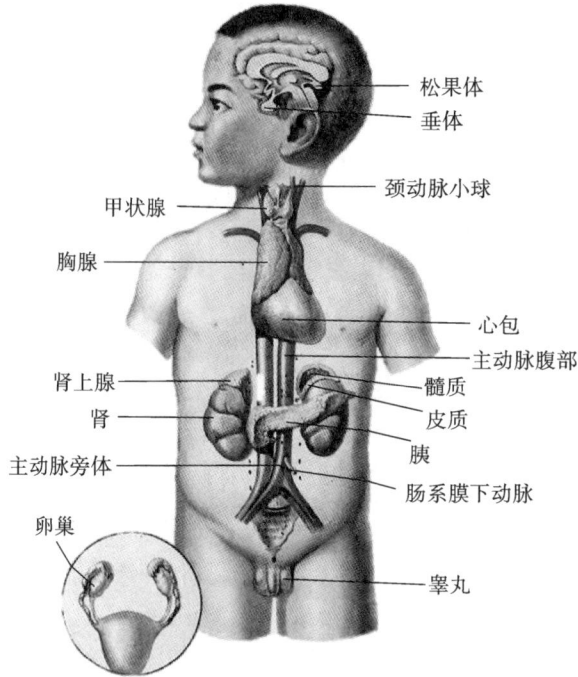

图 11-1 人体内分泌分布器官示意图

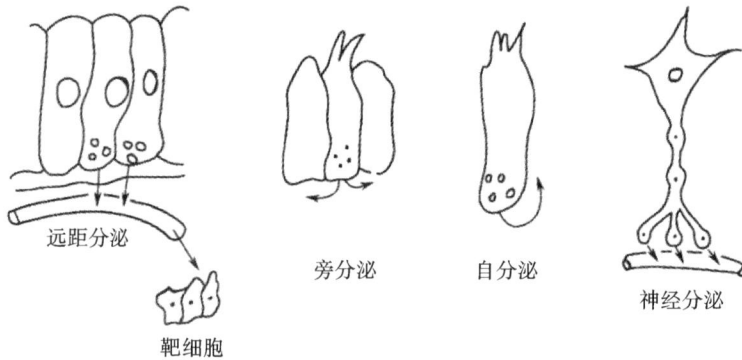

图 11-2 激素的作用方式

一、激素的分类及作用特征

(一)激素的分类

人体内的激素种类繁多,根据其化学性质的不同,主要分为两大类(表 11-1)。

1. 含氮激素 **氨基酸**是此类激素的主要合成原料,包括蛋白质激素(如胰岛素、甲状旁腺激素和腺垂体激素等),肽类激素(如下丘脑调节肽、神经垂体激素等)和胺类激素(如甲状腺激素、去甲肾上腺素和肾上腺素等)。含氮激素易被胃肠道内的消化液分解破坏,因此作为药物使用时,一般需注射给药。

2. 类固醇激素 类固醇激素的合成以**胆固醇**为前体,脂溶性强,不易被胃肠道内的消化液分解破坏。因此,作为药物使用时可以口服给药,如肾上腺皮质激素和性腺激素等。

(二)激素的作用特征

人体内的激素在发挥调节作用的过程中,具有以下几种共同的特征。

1. 激素的传递信息作用 内分泌细胞分泌的激素,通过血液或其他体液运送至靶细胞,使靶细胞原有的

表 11-1 激素的分类

化 学 性 质	激 素 名 称	来 源
含氮激素	3 肽 促甲状腺激素释放激素(TRH)	下丘脑
	41 肽 促肾上腺皮质激素释放激素(CRH)	
	10 肽 促性腺激素释放激素(GnRH)	
	44 肽 生长激素释放激素(GHRH)	
	14 肽 生长激素释放抑制激素(GHRIH)	
	31 肽 催乳素释放肽(PrRP)	
	多巴胺 催乳素释放抑制激素(PIH)	
	肽 促黑素细胞激素释放因子(MRF)	
	肽 促黑素细胞激素释放抑制因子(MIF)	
	9 肽 血管升压素(VP)	
	9 肽 缩宫素	
	39 肽 促肾上腺皮质激素(ACTH)	腺垂体
	18 肽 促黑素细胞激素(MSH)	
	糖蛋白 促甲状腺激素(TSH)	
	糖蛋白 卵泡刺激素(FSH)	
	糖蛋白 黄体生成素(LH)	
	糖蛋白 生长激素(GH)	
	蛋白质 催乳素(PRL)	
	蛋白质 甲状旁腺激素(PTH)	甲状旁腺
	糖蛋白 人绒毛膜促性腺激素	胎盘
	蛋白质 胰岛素	胰岛
	蛋白质 胰高血糖素	
	32 肽 降钙素(CT)	甲状腺
	胺类 甲状腺激素(T_3、T_4)	
	胺类 肾上腺素(E)	肾上腺髓质
	胺类 去甲肾上腺素(NE)	
	胺类 褪黑素	松果体
类固醇激素	类固醇 糖皮质激素	肾上腺皮质
	类固醇 盐皮质激素	
	类固醇 雄激素	睾丸
	类固醇 雌激素、孕激素	卵巢、胎盘

的生理活动发生适应性改变。因此,激素是内分泌细胞与靶细胞之间的"信使",具有**传递信息的作用**。

2. 激素作用的特异性 激素被释放入血后,可随血液运输至全身各处,与全身组织细胞广泛接触,但其仅选择性地作用于某些靶器官或靶细胞,产生特定的生物学效应,称为**激素作用的特异性**。激素作用的特异性是由于激素能与靶细胞上的特异性受体相互识别,并发生特异性结合。

3. 激素的高效能作用 激素在血液或体液中的含量极微,一般在纳摩尔(nmol/L)或皮摩尔(pmol/L)水平,却具有显著的生物学作用,还可以产生**生物放大效应**。例如,0.1 mg 促肾上腺皮质激素释放激素作用于腺垂体使其释放 1 mg 促肾上腺皮质激素,后者再引起肾上腺皮质分泌 40 mg 糖皮质激素,使生物效能放大了400倍。临床上某内分泌腺分泌的激素稍增多或减少时,便可引起该激素所调节的组织器官出现明显的功能异常而产生疾病,称为该内分泌腺功能亢进或功能减退。

4.激素的相互作用 激素的作用可以相互影响,主要表现为四个方面。①**拮抗作用**:指两种激素的某些作用相反,如胰高血糖素能升高血糖,而胰岛素则降低血糖。②**协同作用**:指两种或两种以上的激素,它们某一方面的作用一致,如肾上腺素、糖皮质激素、生长激素等均能升高血糖。③**允许作用**:指有些激素本身并不能直接对某些器官、组织的细胞产生生理效应,它们的存在是另一种激素发挥作用的必要基础。例如糖皮质激素没有收缩血管的作用,但它是去甲肾上腺素发挥缩血管作用的必要基础;再如生长激素只有在甲状腺激素存在的情况下才能发挥促生长作用。

二、激素的作用机制

激素与靶细胞膜受体或细胞内受体结合后,进行信息传递并最终产生生物效应。含氮激素常与靶细胞膜受体结合,而类固醇激素多与靶细胞内受体结合。激素对靶细胞的调节过程至少包括三个基本环节:靶细胞受体对激素的识别与结合、激素-受体复合物的信号转导、转导的信号引起靶细胞的生物效应等。

(一)含氮激素的作用机制——第二信使学说

第二信使学说认为,携带调节信息的含氮激素是**第一信使**,能激活胞质中蛋白激酶系统的环磷酸腺苷(cAMP)则被称为**第二信使**。

内分泌细胞分泌的含氮激素(第一信使)被运送至靶细胞,与膜受体特异性结合后,先激活细胞膜上的鸟苷酸调节蛋白(G蛋白),后激活腺苷酸环化酶(AC),在Mg^{2+}的参与下,激活的腺苷酸环化酶促使细胞内的三磷酸腺苷(ATP)转化为环磷酸腺苷(cAMP),cAMP作为第二信使,激活细胞内蛋白激酶,此酶催化细胞内多种蛋白质发生磷酸化反应,进而引起细胞内特有的生理效应。如细胞膜通透性改变、膜电位改变、腺细胞分泌或肌细胞收缩等。cAMP发挥作用后被磷酸二酯酶降解为$5'$-AMP而失活(图11-3)。

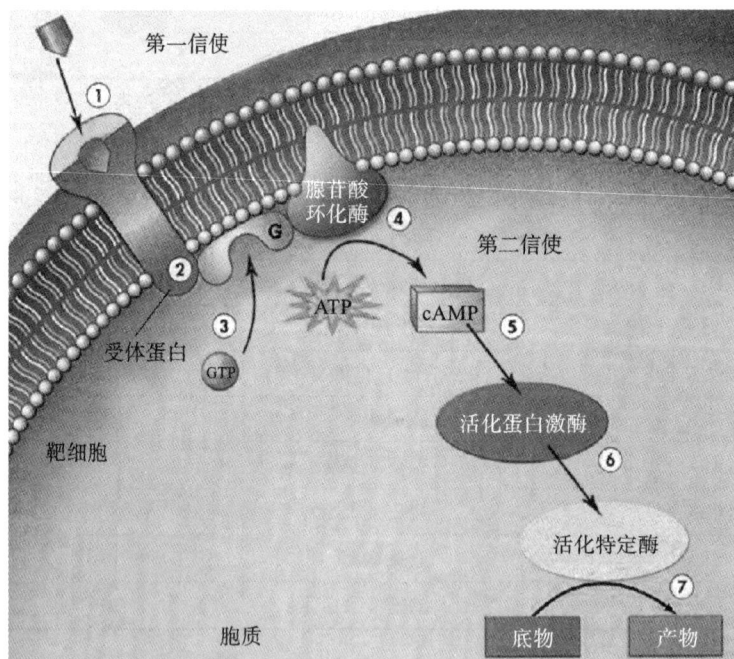

图11-3 含氮激素作用机制示意图

(二)类固醇激素的作用机制——基因表达学说

类固醇激素属于小分子脂溶性激素,常跨越细胞膜进入细胞,与胞质受体结合,形成**激素-胞质受体复合物**,并获得进入细胞核的能力,进入细胞核内与核内受体结合,转变成**激素-核受体复合物**,从而作用于DNA的转录过程,启动或抑制该部位的DNA转录,促进或抑制mRNA的合成,诱导新蛋白质的合成而产生生理效应(图11-4)。

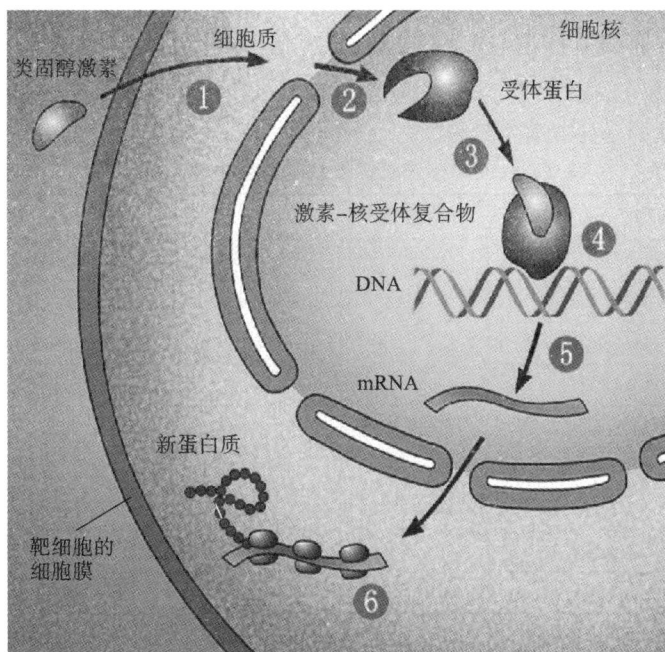

图 11-4　类固醇激素作用机制示意图

第二节　下丘脑与垂体

　　下丘脑与垂体借助垂体柄相连。垂体按结构与功能不同，分为腺垂体和神经垂体两部分。下丘脑与腺垂体及神经垂体分别形成**下丘脑-腺垂体系统**和**下丘脑-神经垂体系统**(图 11-5)。

扫码看彩图

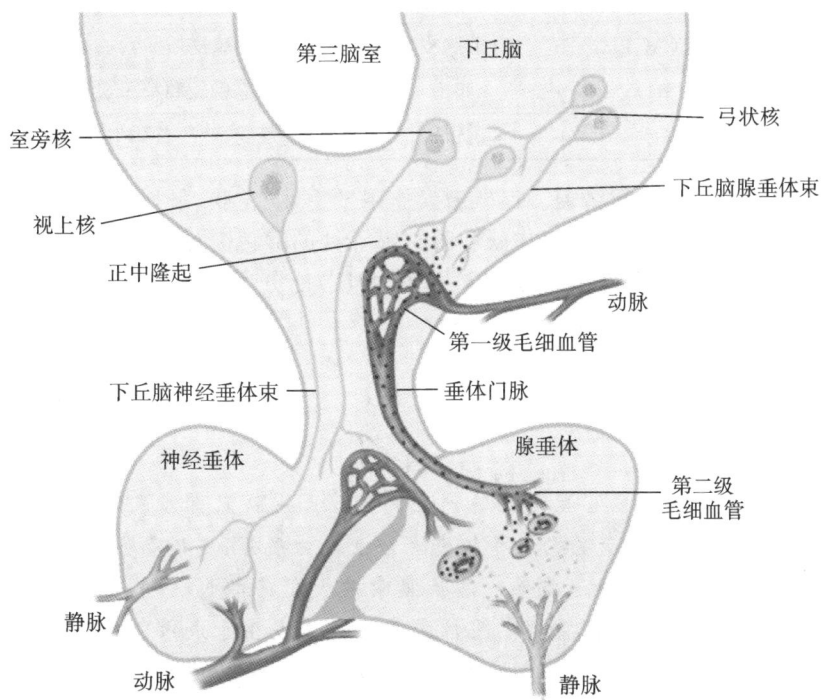

图 11-5　下丘脑与垂体间的联系

一、下丘脑-腺垂体系统

(一)下丘脑对腺垂体的调节作用

下丘脑肽能神经元分泌的激素统称为**下丘脑调节肽**(HRP),主要有9种,这些调节肽经**垂体门脉系统**运送至腺垂体,调节腺垂体的分泌功能(表11-2)。

表11-2 9种下丘脑调节肽对腺垂体的调节作用

下丘脑调节肽名称	靶器官	主要生理作用
促黑素细胞激素释放因子(MRF)	腺垂体	促进促黑素细胞激素(MSH)的分泌
促黑素细胞激素释放抑制因子(MIF)		抑制促黑素细胞激素(MSH)的分泌
生长激素释放激素(GHRH)		促进生长激素(GH)的分泌
生长激素释放抑制激素(GHRIH)		抑制生长激素(GH)的分泌
催乳素释放素(PRH)		促进催乳素(PRL)的分泌
催乳素释放抑制激素(PIH)		抑制催乳素(PRL)的分泌
促甲状腺激素释放激素(TRH)		促进促甲状腺激素(TSH)的分泌
促肾上腺皮质激素释放激素(CRH)		促进肾上腺皮质激素(ACTH)的分泌
促性腺激素释放激素(GnRH)		促进促性腺激素的分泌

(二)腺垂体的内分泌功能

腺垂体为下丘脑的靶器官。腺垂体能合成和分泌7种激素,是分泌激素种类最多、作用广泛且复杂的内分泌器官,主要调节机体的物质代谢、生长发育及器官的功能活动等(表11-3)。

表11-3 腺垂体分泌的激素及其对靶器官的主要生理作用

器官名称	激素名称	靶器官	主要生理作用
腺垂体	促黑素细胞激素(MSH)	皮肤黑素细胞	促进黑色素生成
	生长激素(GH)	骨、肌肉	促进蛋白质合成和全身大部分组织细胞生长
	催乳素(PRL)	乳房	促进女性乳房发育和泌乳
	促甲状腺激素(TSH)	甲状腺	促进甲状腺激素的合成、释放
	促肾上腺皮质激素(ACTH)	肾上腺皮质	促进肾上腺皮质激素的合成、释放
	卵泡刺激素(FSH)	卵泡	促进卵泡生长和精子成熟
	黄体生成素(LH)	黄体	促进睾酮合成、黄体生成和雌、孕激素分泌

1. 促黑素细胞激素 也称为**促黑激素**。促黑激素作用于毛发、皮肤、眼虹膜和视网膜等处的黑素细胞,促进黑素细胞合成黑色素,因此,能使毛发、皮肤和眼虹膜等处的颜色变深。下丘脑调节肽中的促黑素细胞激素释放因子(MRF)和促黑素细胞激素释放抑制因子(MIF)能分别促进和抑制腺垂体分泌促黑激素(表11-2),促黑激素对腺垂体的分泌也有反馈抑制作用。

🌾 **临床延伸**

恶性黑素瘤

恶性黑素瘤是由皮肤和其他器官黑素细胞产生的肿瘤。皮肤黑素瘤表现为色素性皮损在数月或数年中发生明显改变,而且与年龄有关。如年轻患者常表现为瘙痒、皮损颜色发生变化、皮损的界限扩大等,老年患者常表现为皮损并出现溃疡等。恶性黑素瘤虽发病率低,但其恶性程度高,转移发生早,死亡率高,因此早期诊断、早期治疗很重要。恶性黑素瘤大多发生于成人。对早期未转移的损害应手术切除,而已经发生广泛转移的患者可联合应用化疗和放疗。护理以术后伤口护理、清淡饮食等为主,并应加强心理疏导。

2. 生长激素 生长激素(GH)是腺垂体中分泌量最多、含量最大的激素,生长激素有明显的种属特异性,因此从其他动物垂体提取的生长激素(除猴外)对人是无效的。生长激素的主要生理作用是促进机体生长,调节物质代谢等。

(1)促进机体生长:生长激素的主要作用是促进人体生长发育,特别是对骨骼、肌肉和内脏器官的作用尤为显著,因此又称为躯体刺激素。机体的生长受多种因素的影响。生长激素对出生后婴幼儿至青春期这一阶段的发育至关重要。人幼年期生长激素分泌不足,则生长发育迟缓,甚至停滞,导致身材矮小,但智力正常,称为**侏儒症**;若生长激素分泌过多,则生长发育过度,身材高大,引起**巨人症**。成年后若生长激素分泌过多,由于骨骺已钙化融合,长骨不再生长,只能刺激肢端骨、面骨及其软组织异常增生,出现手足粗大、下颌突出和内脏(如肝、肾等)增大,形成**肢端肥大症**。

(2)调节物质代谢:①蛋白质代谢:生长激素能加速氨基酸进入细胞,促进细胞 DNA、RNA 和蛋白质的合成,并减少其分解。②糖类代谢:抑制组织细胞摄取和利用葡萄糖,减少葡萄糖的消耗,升高血糖。因此,生长激素分泌过多时,可引起血糖浓度升高,出现糖尿,称为**垂体性糖尿**。③脂肪代谢:促进脂肪分解,加速脂肪酸氧化,为机体提供能量。

(3)生长激素分泌的调节:人的生长激素分泌呈现明显的昼夜节律波动,生长激素夜间分泌量占全天分泌总量的 70%。儿童分泌量多,随年龄增长而减少。生长激素的分泌受下丘脑生长激素释放激素(GHRH)与生长激素释放抑制激素(GHRIH)的双重调节(表 11-2)。在整体条件下,GHRH 的作用占优势。血中生长激素对下丘脑和腺垂体的分泌具有负反馈调节作用。

3. 催乳素 催乳素(PRL)也称为生乳素,由腺垂体催乳素细胞合成和分泌。催乳素主要对乳腺和性腺起调节作用。

(1)对乳腺的作用:催乳素刺激妊娠期乳腺生长发育,促进乳汁合成、分泌并维持泌乳。

(2)对性腺的作用:催乳素可促进卵巢排卵、黄体生成并刺激孕激素和雌激素分泌。

(3)催乳素分泌的调节:催乳素的分泌受到催乳素释放素(PRH)和催乳素释放抑制激素(PIH)的双重调节(表 11-2)。

4. 促靶腺激素 由腺垂体分泌的具有促进其靶腺生长发育和分泌的激素,称为**促靶腺激素**,也称为促激素。包括促甲状腺激素、促肾上腺皮质激素、卵泡刺激素和黄体生成素。

(1)促甲状腺激素(TSH):作用于甲状腺,促进甲状腺滤泡上皮细胞增生,合成、分泌甲状腺激素。

(2)促肾上腺皮质激素(ACTH):作用于肾上腺皮质,促进肾上腺皮质细胞增生,合成、分泌糖皮质激素。

(3)促性腺激素:作用于女性的卵巢或男性的睾丸,包括卵泡刺激素(FSH)和黄体生成素(LH)。

(4)促靶腺激素分泌的调节:腺垂体分泌促靶腺激素的活动,既接受下丘脑的直接调节,也接受靶腺激素的反馈性调节,分别形成**下丘脑-腺垂体-甲状腺轴、下丘脑-腺垂体-肾上腺皮质轴和下丘脑-腺垂体-性腺轴**,维持靶腺激素分泌的相对稳定。

二、下丘脑-神经垂体系统

下丘脑视上核和室旁核内的神经内分泌细胞,能合成抗利尿激素(血管升压素)和缩宫素(催产素),并通过其神经纤维(下丘脑神经垂体束)运输至神经垂体储存,在适当的时间释放入血。神经垂体不含有腺细胞,不具有合成激素的功能,只能储存和释放抗利尿激素和缩宫素。

(一)抗利尿激素

生理分泌量的抗利尿激素在血浆中的浓度很低,为 $0.1 \sim 0.4$ ng/L。抗利尿激素(ADH)的主要生理作用是增加肾远曲小管和集合管对水的通透性,促进水的重吸收,使尿量减少。生理剂量的抗利尿激素缩血管作用微弱,几乎没有升高血压的作用,大剂量的抗利尿激素可使全身小动脉和微动脉强烈收缩,外周阻力增大,血压升高,所以又称为**血管升压素**。临床上常在内脏出血时用抗利尿激素止血,也是因为大剂量抗利尿激素有收缩血管的作用。某些原因导致抗利尿激素分泌障碍时可引起**尿崩症**,尿崩症时机体排出大量低渗尿,尿量可达 $5 \sim 10$ L/24 h。

(二)缩宫素

缩宫素又称为催产素。其化学结构与抗利尿激素极为相似,二者的作用具有一定程度的交叉性,但缩宫素的主要作用是促进乳腺排乳和刺激子宫收缩。

（1）对乳腺的作用：催产素能使乳腺肌上皮细胞收缩，将乳汁挤入乳腺导管，并维持乳腺排乳，防止萎缩。婴儿吸吮乳头的刺激能反射性引起缩宫素释放，促使乳汁排出，称为**射乳反射**。母亲看见婴儿、听见婴儿哭声或抚摸婴儿时，可反射性地引起射乳反射，惊恐、焦虑等则会抑制射乳反射。

（2）对子宫的作用：缩宫素对非孕子宫作用微弱，只有在分娩和哺乳时才发挥其对子宫的强烈收缩作用，在分娩过程中胎儿刺激宫颈可反射性引起缩宫素释放，促进子宫肌肉收缩，有助于胎儿娩出。临床上常使用缩宫素来诱导分娩及防治产后出血。

第三节 甲 状 腺

甲状腺位于颈部，是人体内最大的内分泌腺。甲状腺主要由甲状腺滤泡组成，滤泡壁为单层的滤泡上皮细胞，能合成甲状腺激素并分泌至滤泡腔储存，甲状腺激素是体内唯一能在细胞外大量储存的激素。甲状腺滤泡间的结缔组织内含有少量滤泡旁细胞（又称为甲状腺 C 细胞），其分泌的降钙素能调节钙磷代谢。

一、甲状腺激素的合成

甲状腺激素主要包括**三碘甲腺原氨酸**（T_3）以及**四碘甲腺原氨酸**（T_4），T_4 的分泌量约占总量的 90%，T_3 约占 9%，但 T_3 的生物活性约为 T_4 的 5 倍，因此 **T_3 是甲状腺激素发挥生理作用的主要形式**。

甲状腺激素的合成需要碘、甲状腺球蛋白（TG）和甲状腺过氧化物酶（TPO）等。碘主要来源于食物，而 TG 和 TPO 则由甲状腺滤泡上皮细胞合成。甲状腺激素的合成大致可分为 TG 合成和释放、滤泡聚碘、碘的活化、酪氨酸碘化、TG 胶质小滴吞饮入甲状腺滤泡上皮细胞内、T_3 和 T_4 分泌、释放入血和脱碘、碘回收等（图 11-6）。

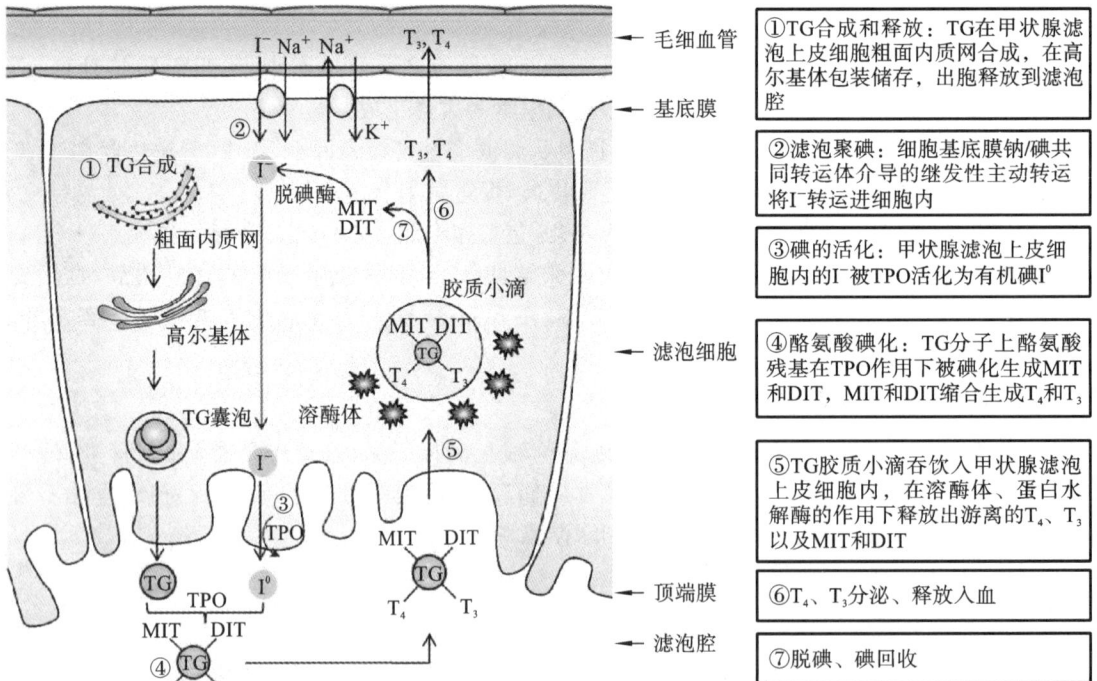

图 11-6 甲状腺激素合成过程

注：MIT，一碘酪氨酸残基；DIT，二碘酪氨酸残基。

二、甲状腺激素的生理作用

（一）对新陈代谢的影响

1.能量代谢 甲状腺激素最明显的作用就是能加速机体内物质的氧化，增加全身大多数组织的耗氧量和产热量(心、肝、肾和骨骼肌较为明显),使基础代谢率(BMR)升高。临床上甲状腺功能亢进(简称甲亢)的患者因产热量增多而喜凉怕热,容易出汗,基础代谢率往往比正常值高25%以上;甲状腺功能减退(简称甲减)的患者则相反。基础代谢率可作为衡量甲状腺功能的参考指标。

2. 物质代谢 甲状腺激素对三大营养物质代谢具有显著的调控作用,如果甲状腺激素分泌异常,则三大营养物质的代谢将受到极大的影响。

(1)糖类代谢:甲状腺激素能促进葡萄糖的吸收、肝糖原分解与糖异生,能加强肾上腺素、胰高血糖素、生长激素及糖皮质激素的升血糖作用,使血糖升高,同时也能促使胰岛素分泌而降低血糖,但综合效应是使**血糖升高**。甲亢时常出现高血糖,而甲减时则易出现低血糖。

(2)脂肪代谢:甲状腺激素一方面促进胆固醇和脂肪的合成,另一方面又能加速脂肪的分解和胆固醇降解,但总效应为**分解大于合成**。甲亢患者血胆固醇降低,而甲减患者血胆固醇升高,易发生动脉粥样硬化。

(3)蛋白质代谢:正常生理量的甲状腺激素能加速肌肉、骨骼、肝、肾等组织**蛋白质的合成**,有利于幼年时期机体的生长发育。如果甲状腺激素**分泌过多**,会加速组织蛋白质分解,特别是骨骼肌蛋白质的分解,故甲亢时可出现消瘦乏力,血钙升高,骨质疏松及生长发育停滞等表现。如果甲状腺激素**分泌不足**,组织细胞蛋白质合成不足,细胞间的黏蛋白积聚且结合大量阳离子和水分子,可引起黏液性水肿。

(二)对生长发育的影响

甲状腺激素主要通过促进神经系统和骨的发育来影响机体的生长发育,尤其对胎儿及婴幼儿神经系统的发育影响最为显著。因此,婴幼儿若由于各种因素出现甲状腺激素分泌不足,导致生长发育迟缓而出现身材矮小、智力低下,称为**克汀病**,也称为呆小症。

> **📖 知识拓展**
>
> **甲状腺激素对胎儿的作用**
>
> 甲状腺激素对胎儿骨发育的促进作用不明显,所以,各种原因造成甲状腺激素合成不足的胎儿,出生时身高可基本正常,但此时脑的发育已经受到了不同程度的损害,在出生后数周至3~4个月就会出现明显的智力低下和长骨生长停滞等。因此,在出生后3个月内早发现并及时补充甲状腺激素至关重要,过晚则很难达到理想效果。

(三)对器官系统的影响

1. 神经系统 甲状腺激素能提高已分化成熟的中枢神经系统兴奋性。因此,甲亢患者常表现为易激动、注意力不集中、烦躁焦虑、喜怒无常、失眠多梦等症状;而甲减患者则表现为表情淡漠、记忆力减退、言行迟钝及过度嗜睡等。

2. 心血管系统 甲状腺激素可促进心肌细胞肌质网释放Ca^{2+},使心率加快,心肌收缩力加强,心排血量增加,收缩压升高;同时能提高组织的产热量而引起外周血管舒张,外周阻力下降,舒张压降低,但以前者为主。因此,甲亢患者常表现为心动过速、心肌肥大,甚至因心肌过度劳损而导致心力衰竭。

3. 消化系统 甲状腺激素能促进消化腺分泌和胃肠道平滑肌收缩,并能提高小肠黏膜的吸收能力。

🩺 案例思考

王某,30岁,女性。因怕热多汗、烦躁易怒、食欲亢进、失眠、体重减轻到医院就诊。检查:皮肤潮湿,低热,表情焦虑,双眼球微突;心率82次/分,收缩压139 mmHg。为完善相关检查和明确诊断,门诊拟"甲状腺功能亢进"收住入院。请思考以下问题:

(1)甲状腺激素的生理作用有哪些?

(2)用所学理论知识解释患者的临床表现。

三、甲状腺激素分泌的调节

甲状腺激素分泌可进行自身调节,也可通过自主神经调节,但主要受下丘脑-腺垂体-甲状腺轴的调节。

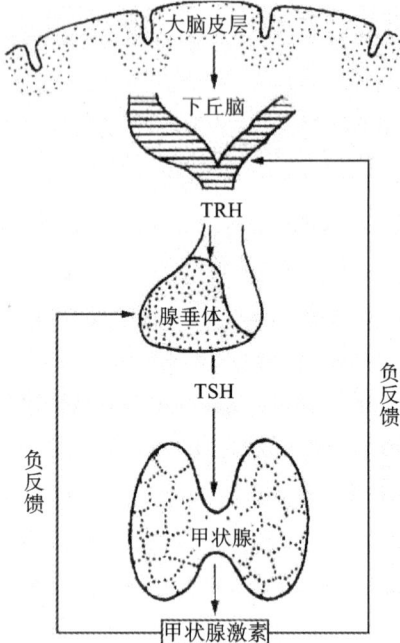

图 11-7 甲状腺激素调节示意图

1. 下丘脑-腺垂体-甲状腺轴 下丘脑、腺垂体和甲状腺共同组成下丘脑-腺垂体-甲状腺轴,对甲状腺的内分泌活动进行精密调控,使血中甲状腺激素水平维持相对稳定状态。下丘脑分泌的**促甲状腺激素释放激素**(TRH)能促进腺垂体中**促甲状腺激素**(TSH)的合成和释放,TSH 能刺激甲状腺滤泡上皮细胞增生,使甲状腺激素合成与分泌增加。当血中游离的 T_3 和 T_4 达到一定水平时,又能负反馈抑制 TSH 和 TRH 的分泌(图 11-7)。

2. 自主神经 甲状腺内有交感神经和副交感神经的末梢分布。交感神经兴奋性提高时,能促进甲状腺激素分泌;而副交感神经兴奋性提高时,则抑制甲状腺激素分泌。自主神经一般是在机体有特定需要时才发挥调节作用。

3. 自身调节 甲状腺还有根据血碘水平适应性地调节自身摄取碘及合成甲状腺激素的能力,称为**自身调节**。血碘水平降低时,甲状腺滤泡上皮细胞摄取碘的能力会增强,以维持甲状腺激素的正常合成。血碘水平在一定范围内升高时,甲状腺激素的合成增加,当血碘水平持续升高并超过一定限度后,则会抑制甲状腺激素的合成。临床上,可用大剂量碘产生的抗甲状腺效应来处理甲状腺危象。需注意的是,若持续大剂量加碘,其产生的抗甲状腺效应又会消失,反而导致激素的合成增加,即碘阻断脱逸现象。

第四节 肾 上 腺

肾上腺分别位于左、右肾的上方。肾上腺属于实质性器官,包括肾上腺皮质和肾上腺髓质两部分(均有内分泌功能)。

一、肾上腺皮质激素

肾上腺皮质位于肾上腺浅层,由外向内分为球状带、束状带和网状带。球状带分泌**盐皮质激素**,主要是醛固酮;束状带分泌**糖皮质激素**,主要是皮质醇;网状带分泌**性激素**,以雄激素为主,也含有少量雌激素。以下主要介绍糖皮质激素。

(一)糖皮质激素的生理作用

糖皮质激素最早被发现具有**升血糖**效应。糖皮质激素实际上作用广泛、机制复杂,是调节人体物质代谢的重要激素。

1. 对物质代谢的影响 糖皮质激素对糖类、蛋白质和脂肪的代谢都有重要的影响(图 11-8)。

(1)糖类代谢:糖皮质激素是调节糖类代谢的重要激素之一。糖皮质激素主要通过加速肝糖原异生,降低肌肉和脂肪组织等对胰岛素的敏感性,抑制外周组织(除心和脑以外)对糖类的摄取和利用,使**血糖升高**。糖皮质激素分泌过多时,可引起血糖升高,甚至出现糖尿;糖皮质激素分泌不足时,则相反。糖皮质激素有诱发或加重糖尿病的趋向。

(2)蛋白质代谢:糖皮质激素能促进肝外其他组织(特别是肌组织)蛋白质分解,抑制肝外组织对氨基酸的摄取利用,使**蛋白质合成减少**。因此,糖皮质激素分泌过多时常引起肌肉消瘦、皮肤变薄、骨质疏松、伤口难愈合、淋巴组织萎缩以致影响免疫功能等。

（3）脂肪代谢：糖皮质激素主要**促进脂肪分解**，使脂肪酸由脂肪组织向肝脏转移，有利于糖异生。体内糖皮质激素过多时，可使脂肪重新分布，表现为面部和躯干的脂肪合成增加，四肢脂肪分解加速。例如肾上腺皮质功能亢进或长期使用糖皮质激素治疗的患者，可出现脂肪组织由四肢向躯干重新分布，出现"水牛背"和"满月脸"的特殊体型，形成"向心性肥胖"，临床上称为**库欣综合征**。

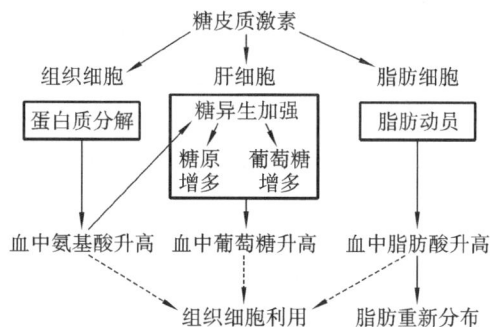

图 11-8　糖皮质激素对糖类、蛋白质和脂肪代谢的影响

2. 对水盐代谢的影响　糖皮质激素能降低肾小球入球血管阻力，增加肾小球血流量，使肾小球滤过率增加，同时也能减弱抗利尿激素的作用，故有利尿作用。因此，肾上腺皮质功能不足者，严重时可因排水障碍发生**"水中毒"**，此时补充糖皮质激素可好转，补充盐皮质激素则无效。糖皮质激素也有较弱的类醛固酮作用，即保钠排钾，但作用较弱。

3. 对各器官组织的影响　糖皮质激素对造血系统、神经系统、循环系统、消化系统以及运动系统等都有影响。

（1）对造血系统的影响：糖皮质激素能**增强骨髓造血功能**，使血中红细胞、血小板数量增多，故肾上腺皮质功能亢进者易出现红细胞增多症，而肾上腺皮质功能低下者会出现贫血。糖皮质激素能促使附着在血管边缘的中性粒细胞进入血液循环，使血液中的中性粒细胞增多；同时能抑制淋巴细胞分裂，增加嗜酸性粒细胞在肺和脾的潴留，使血液中的淋巴细胞和嗜酸性粒细胞减少。

（2）对神经系统的影响：糖皮质激素能**提高中枢神经系统的兴奋性**，小剂量可引起欣快感，大剂量（如肾上腺皮质功能亢进）时会导致失眠、烦躁不安及注意力不集中等。

（3）对循环系统的影响：①增强血管平滑肌对儿茶酚胺的敏感性（**允许作用**），从而加强儿茶酚胺收缩血管的效果。②降低毛细血管壁的通透性，抑制舒血管物质（如前列腺素）的合成，减少血浆滤出，有利于维持血容量。实验中，研究者发现糖皮质激素对离体心脏有一定的加强作用，但对在体心脏作用不明显。

（4）对消化系统的影响：糖皮质激素能加速胃黏膜细胞脱落，使**胃酸和胃蛋白酶原的分泌增多**，降低胃黏膜的自身保护和修复能力。因此，长期大量应用糖皮质激素可诱发或加剧消化性溃疡，消化性溃疡患者应慎用糖皮质激素。

（5）对运动系统的影响：糖皮质激素能促进外周组织蛋白质分解，使骨骼中的钙质流失，可引起**骨质疏松**、消瘦、皮肤及皮下组织变薄等变化。

4. 参与机体的应激反应　当人体遭遇各种有害刺激，如创伤、手术、疼痛、感染、饥饿、寒冷、焦虑或精神紧张等刺激时，血液中促肾上腺皮质激素和糖皮质激素增多，称为**应激反应**。应激反应是以促肾上腺皮质激素和糖皮质激素分泌增加为主体，多种激素（如生长激素、催乳素、抗利尿激素和阿片肽等）参与，共同提高机体对有害刺激耐受力的非特异性反应。实验中，被切除肾上腺皮质的动物，给予维持剂量的糖皮质激素时，该动物可以在安静条件下生存，但遇到上述有害刺激时则易死亡。

大剂量的糖皮质激素具有抗炎、抗过敏、抗休克和免疫抑制等作用。这是临床应用糖皮质激素治疗多种疾病的依据。

（二）糖皮质激素分泌的调节

1. 下丘脑-腺垂体-肾上腺皮质轴　下丘脑分泌的促肾上腺皮质激素释放激素（CRH），能增加腺垂体合

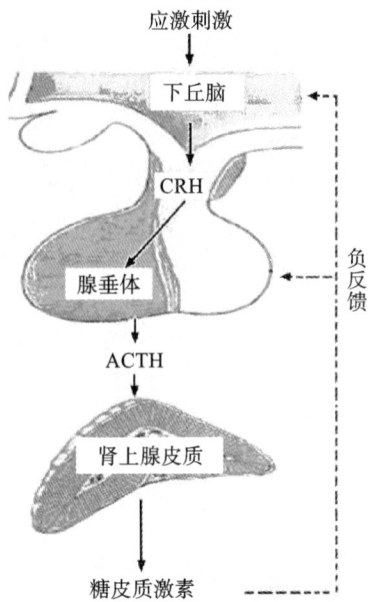

应激刺激

下丘脑

CRH

腺垂体

负反馈

ACTH

肾上腺皮质

糖皮质激素

图 11-9　糖皮质激素分泌调节示意图

成和分泌促肾上腺皮质激素（ACTH）的量，ACTH 作用于肾上腺皮质，使肾上腺皮质束状带合成并分泌糖皮质激素（图 11-9）。

2. 糖皮质激素的反馈调节　血液中的糖皮质激素达到一定水平时，可以反馈作用于下丘脑和腺垂体，以维持体内糖皮质激素的相对稳定。如体内大剂量的糖皮质激素，可使腺垂体 ACTH 和下丘脑 CRH 分泌减少，最终引起肾上腺皮质分泌功能减退或停止，此时若突然停药，体内糖皮质激素会突然减少而引起**肾上腺危象**。因此，临床上长期大剂量应用糖皮质激素的患者，停药时应先逐渐减量，让肾上腺皮质功能逐渐恢复，或用药期间间断给予 ACTH，以防肾上腺皮质萎缩。

应激状态下，ACTH 和糖皮质激素的分泌大大增加，可能是由于在应激状态下，下丘脑和腺垂体对反馈刺激的敏感性降低，负反馈抑制作用暂时失效。

二、肾上腺髓质激素

肾上腺髓质激素都属于儿茶酚胺类激素，由肾上腺髓质嗜铬细胞分泌，主要有**肾上腺素**（epinephrine，E）和**去甲肾上腺素**（norepinephrine，NE），以肾上腺素为主（占 80%）。

（一）肾上腺髓质激素的生理作用

1. 对器官及系统的作用　肾上腺素和去甲肾上腺素的生理作用既有相似之处，又不完全相同，二者的生理作用如下（表 11-4）。

表 11-4　肾上腺素和去甲肾上腺素的生理作用

作用的组织/器官	肾上腺素	去甲肾上腺素
心脏	心率加快，心肌收缩力增强，使心输出量增加	显著升高血压，引起减压反射而减慢心率
血管	皮肤、胃肠、唾液腺、外生殖器血管收缩，冠状动脉、骨骼肌血管舒张	除冠状动脉以外的全身动脉广泛收缩
血压	收缩压明显升高（心输出量增加）	舒张压明显升高（血管广泛收缩，外周阻力增大）
支气管平滑肌	舒张	稍舒张
瞳孔	扩大	稍扩大

2. 对代谢的作用　肾上腺素和去甲肾上腺素都能增加组织耗氧量和产热量，但后者作用稍弱。

3. 参与应急反应　当机体处于剧烈运动、紧张、恐惧、寒冷、创伤、失血等紧急状况时，交感神经-肾上腺髓质系统兴奋，肾上腺素和去甲肾上腺素分泌量迅速增加，可以迅速调动机体的潜能，使机体产生适应性反应，称为**应急反应**。"应急"反应与前面讲述的"应激"反应既有联系又有区别（表 11-5）。

表 11-5　"应急"反应与"应激"反应的区别

项　目	应急反应	应激反应
刺激程度	剧痛、恐惧、失血、窒息、情绪激动、剧烈运动、暴冷暴热等	中毒、感染、创伤、麻醉、手术、缺氧、疲劳、饥饿、精神紧张等
调节途径	交感神经-肾上腺髓质系统	下丘脑-腺垂体-肾上腺皮质轴
激素	肾上腺素和去甲肾上腺素	促肾上腺皮质激素和糖皮质激素
作用侧重点	增加中枢神经系统、循环系统、呼吸系统等的兴奋性，使机体保持觉醒和警觉状态，迅速做出逃避或应战反应	减少有害刺激（如缓激肽、前列腺素）等的产生，具有抗毒、抗炎、抗过敏、抗休克等作用

项　目	应　急　反　应	应　激　反　应
反应速度	"应急"是紧急动员,反应迅速	引发代谢改变等,反应较为缓慢
生理意义	激发机体的潜能,使机体产生适应性反应	提高机体对有害刺激的耐受力

(二)肾上腺髓质激素分泌的调节

1.交感神经的作用　交感神经节前纤维直接支配肾上腺髓质,兴奋时,释放乙酰胆碱,与肾上腺髓质嗜铬细胞上的 N 型胆碱受体结合,使肾上腺素和去甲肾上腺素分泌增加。

2.ACTH 的作用　ACTH 可直接刺激肾上腺髓质,使髓质嗜铬细胞合成与分泌增加,也可通过促进糖皮质激素释放,间接刺激肾上腺髓质,增加肾上腺髓质激素的合成与分泌。

3.自身调节　当血液中儿茶酚胺的浓度增加到一定量时,可抑制其自身合成的限速酶(酪氨酸羟化酶),使肾上腺髓质激素合成速度减慢,合成的量减少。

第五节　胰　　岛

胰腺兼具内分泌和外分泌功能,胰岛是分散于胰腺腺泡之间不规则的内分泌细胞团。人类胰岛细胞中主要有胰岛 A 细胞、胰岛 B 细胞、胰岛 D 细胞及胰岛 PP 细胞。胰岛 A 细胞约占 20%,分泌胰高血糖素;胰岛 B 细胞约占 75%,分泌胰岛素;胰岛 D 细胞约占 5%,分泌生长抑素;胰岛 PP 细胞数量很少,分泌胰多肽。本章主要介绍胰岛素和胰高血糖素。

一、胰岛素

体内所有细胞的细胞膜上几乎都存在胰岛素受体,不同组织细胞的受体数量存在显著差异,如肝细胞和脂肪细胞上的胰岛素受体数量多。胰岛素与胰岛素受体特异性结合,**主要生理作用是降低血糖**。

(一)胰岛素的生理作用

1.对糖类代谢的影响　胰岛素通过**增加糖类的去路,减少糖类的来源**,使血糖降低。主要作用机制:①促进全身组织对葡萄糖的摄取、氧化和利用。②加速肝糖原、肌糖原的合成,抑制糖原分解和糖异生。③促进葡萄糖转变为脂肪酸,并储存于脂肪组织。胰岛素是生理状态下唯一能降低血糖的激素,当胰岛素分泌不足时,最明显的表现就是血糖升高,当血糖浓度超过肾糖阈时,糖可随尿液排出,出现糖尿。

2.对脂肪代谢的影响　胰岛素**促进脂肪合成与储存,减少脂肪分解**,使血中游离脂肪酸浓度降低。主要作用机制:①胰岛素能促进葡萄糖转化成脂肪,并储存于脂肪细胞。②促进肝合成脂肪酸并转运至脂肪细胞储存。③抑制脂肪酶活性,减少脂肪分解。胰岛素分泌不足时,脂肪分解增加,使血脂升高,易引起动脉粥样硬化。当脂肪酸在肝内氧化生成大量酮体时,还可引起酮症酸中毒。

3.对蛋白质代谢的影响　胰岛素**促进蛋白质合成,减少蛋白质分解**。主要作用机制:①促进氨基酸进入细胞,促进 DNA、RNA 和蛋白质合成。②抑制蛋白质分解和糖异生,有利于组织生长和损伤的修复。胰岛素缺乏时,蛋白质合成减少而分解增加。因此,糖尿病患者伤口不易愈合,机体抵抗力降低。胰岛素对生长激素的促生长发育也有允许作用。

4.其他影响　胰岛素促进糖原合成时,使 K^+ 向细胞内转运,血钾浓度降低。

(二)胰岛素分泌的调节

1.血糖浓度　血糖浓度是胰岛素分泌反馈性调节的最重要因素。血糖浓度升高时,可直接刺激胰岛 B 细胞,使胰岛素分泌增多;血糖浓度降低时,胰岛素分泌减少。

2.神经调节　胰岛 B 细胞受迷走神经和交感神经支配。迷走神经兴奋能促进胰岛 B 细胞分泌胰岛素,交感神经则抑制胰岛 B 细胞分泌胰岛素。

3.激素作用　其他激素对胰岛素的分泌也有调节作用。如胰高血糖素一方面可直接刺激胰岛 B 细胞分泌,另一方面通过升高血糖间接刺激胰岛 B 细胞分泌;促胃液素、缩胆囊素、促胰液素和抑胃肽等胃肠激素都有一定的促胰岛 B 细胞分泌作用;生长激素、甲状腺激素、糖皮质激素和雌激素等,也可通过升高血糖间接刺激胰岛 B 细胞分泌。临床上,上述任何一种激素长期使用,都可能使胰岛 B 细胞衰竭而导致糖尿病。肾上腺素抑制胰岛 B 细胞分泌。

4. 其他　血中氨基酸、酮体和脂肪酸大量增加时,可刺激胰岛 B 细胞分泌胰岛素。

二、胰高血糖素

(一)胰高血糖素的生理作用

胰高血糖素的主要生理作用是**升高血糖**。

1. 对糖类代谢的影响　胰高血糖素有很强的促进肝糖原分解和糖异生的作用,因而使血糖明显升高。

2. 对蛋白质代谢的影响　胰高血糖素有促进蛋白质分解和抑制其合成的作用,同时能使氨基酸迅速进入肝细胞进行糖异生,使血糖升高。

3. 对脂肪代谢的影响　胰高血糖素通过活化脂肪组织中的脂肪酶,促进脂肪酸氧化和脂肪分解,血液中酮体浓度升高。

(二)胰高血糖素分泌的调节

1. 血糖浓度　血糖浓度是调节胰高血糖素分泌的最重要因素。血糖浓度降低时,可直接刺激胰岛 A 细胞分泌胰高血糖素;血糖浓度升高时,则抑制胰岛 A 细胞分泌。

2. 神经调节　胰岛 A 细胞受自主神经支配,交感神经兴奋促进胰岛 A 细胞分泌,迷走神经则相反。

3. 激素作用　胰岛素可通过降低血糖,间接刺激胰岛 A 细胞分泌,也可直接作用于胰岛 A 细胞,使其分泌胰高血糖素。

思政园地

(1)认识"中国临床内分泌学界的第一位院士"史轶蘩,以此引导学生培养医者仁心的精神,树立甘于奉献、严谨细致的精神,学习史轶蘩厚德载物、大爱无疆的品格。

(2)学习钮经义院士的先进事迹,以此培养学生的爱国主义精神,树立踏实做人、做事的实干精神,激发学生为实现目标而奋斗的动力。

(3)引入甲状腺功能亢进等临床案例,培养学生敬畏生命、医者仁心、严谨治学、执着追求的职业素养。

本章小结

内分泌是指腺细胞分泌的生物活性物质不经过导管直接进入血液或其他体液的过程。由内分泌腺或内分泌细胞分泌的生物活性物质,称为激素。激素通过远距分泌、旁分泌、自分泌等方式,选择性作用于靶器官、靶组织或靶细胞,发挥基础性、长期性调节作用。下丘脑能分泌 9 种调节肽。垂体包括腺垂体和神经垂体。腺垂体在 9 种下丘脑调节肽的作用下,能合成和分泌 7 种激素,是分泌激素种类最多,作用广泛且复杂的内分泌器官。神经垂体能储存下丘脑视上核和室旁核合成的抗利尿激素(血管升压素)和缩宫素(催产素)。生长激素的主要生理作用是促进机体生长、调节物质代谢等。甲状腺激素对婴幼儿神经系统和骨的发育影响最为显著。肾上腺皮质分泌的盐皮质激素有保钠排钾作用,糖皮质激素对物质代谢、水盐代谢及机体各器官组织都有调节作用,是参与应激反应、提高机体耐受力的重要激素。交感神经-肾上腺髓质系统能完成应急反应,使机体适应环境骤变。胰岛素是人体唯一降低血糖的激素,胰高血糖素的主要作用是升高血糖。

→ 习题检测

一、名词解释

1.激素

2.侏儒症

3.呆小症

4.巨人症

5.应激反应

二、问答题

1.简述激素在体内的作用特点。

2.简述下丘脑与腺垂体在结构和功能上的联系。

3.比较生长激素和甲状腺激素对机体生长发育的影响。

4.机体长期缺碘为什么会引起甲状腺肿大?

5.为什么长期大量使用糖皮质激素的患者停药时应逐渐减少。

(杨秀英)

生殖和衰老

学习要点引导

(1)理解生殖的概念及意义。

(2)概括睾丸的结构和生精功能;识记精子的形成过程;知道隐睾症、男性不育症。

(3)归纳雄激素的生理作用。

(4)概述睾丸功能的调节,理解下丘脑-腺垂体-性腺轴的负反馈调节。

(5)叙述卵巢的结构、卵子的成熟过程、原始卵泡的成熟特点、黄体的变化过程及一生中卵巢排卵的数量。

(6)归纳雌激素、孕激素的生理作用。

(7)识记月经周期、绝经的概念;识记月经周期的周期性变化;概括月经期、增生期及分泌期的概念。

(8)说出受精、妊娠的概念和妊娠期时间。

(9)概括分娩的概念和分娩的激素调节。

(10)知道衰老是人体不可抗拒的自然现象;概括世界卫生组织划分老人的标准和机体生理性老化和病理性老化的概念。

(11)归纳衰老的原因和生理变化;说出更年期的概念。

(12)概括延缓衰老的方法和延缓衰老的良好生活习惯。

生殖是生物体发育成熟后产生与自身相似个体的生理过程。它是生物体繁衍后代和延续种系的必要生命活动,也是区别于非生物的基本特征之一。人类的生殖是通过两性生殖器官活动实现的,包括生殖细胞(卵子和精子)的形成、结合与受精、受精卵的着床等重要环节。

两性从青春期开始所出现的一系列与性有关的特征称为第二性征(副性征)。男性表现为胡须生长、喉结突出、发音低沉、骨骼粗壮等;女性表现为乳腺发育、骨盆宽大、皮下脂肪丰满、音调较高等。

每个个体从出生到衰老直至死亡是循序渐进的生理过程,更是不可抗拒的自然规律。

第一节 男性生殖

男性的主性器官为睾丸,附性器官有附睾、输精管、精囊、射精管、前列腺、阴茎等。男性的生殖功能主要包括睾丸的生精功能和内分泌功能等。睾丸主要由生精小管和睾丸间质细胞组成。生精小管是精子的生成部位,睾丸间质细胞具有合成和分泌雄激素等功能。

一、睾丸的功能

(一)睾丸的生精功能

最原始的生精细胞为精原细胞。从青春期起,在腺垂体促性腺激素的作用下,精原细胞经逐级的分裂和发育形成精子。**精子生成过程**:精原细胞→初级精母细胞→次级精母细胞→精子细胞→精子,整个过程约需 2.5 个月。

精子形似蝌蚪,分头、体、尾三部分,头的前部覆盖顶体,顶体内含有的多种水解酶在受精中起着重要作用。尾细长,能使精子快速向前运动。虽然生精细胞增殖十分活跃,但易受放射线、酒精等理化因素的影响,导致精子畸形或功能障碍。精子的生成还需要适宜的温度。若睾丸未降入阴囊内而滞留在腹腔或腹股沟管内,称为隐睾症,将影响精子的生成,导致男性不育症。

正常男性每次射出精液 3~6 mL,每毫升精液含 3 亿~5 亿个精子,若少于 0.2 亿个精子,不易使卵子受精。

(二)睾丸的内分泌功能

1. 雄激素 睾丸的间质细胞能分泌雄激素,主要为睾酮,其主要生理作用如下。

(1)促进男性生殖器官的生长发育及副性征的出现。

(2)维持正常功能及性欲。

(3)维持生精作用。

(4)对代谢的作用:①促进蛋白质的合成,尤其是肌肉和骨骼以及生殖器官的蛋白质合成。②参与水、电解质代谢的调节,有利于水钠适度潴留,且有利于骨中钙、磷沉积增加。③增强骨髓造血功能,使红细胞增多。

2. 抑制素 睾丸的支持细胞能分泌抑制素,它能抑制腺垂体合成和分泌卵泡刺激素。

二、睾丸功能的调节

睾丸主要受**下丘脑-腺垂体-性腺轴**的调节(图 12-1)。从青春期开始,来自环境的刺激,下丘脑合成和分泌的促性腺激素释放激素(GnRH)作用于腺垂体,促进腺垂体分泌卵泡刺激素(FSH)和黄体生成素(LH)。FSH 作用于睾丸曲细精管,调节精子的生成;LH 作用于睾丸间质细胞,调节睾酮的分泌。同时,睾丸分泌的雄激素又可对下丘脑-腺垂体进行负反馈调节,当血中睾酮浓度升高时,可反射性地抑制下丘脑分泌 GnRH,进而抑制腺垂体分泌 LH,使血液中睾酮回降到正常水平。相反,当睾酮浓度降低时,睾酮的反馈抑制作用解除,LH 的分泌增多,血液中睾酮回升到正常水平。

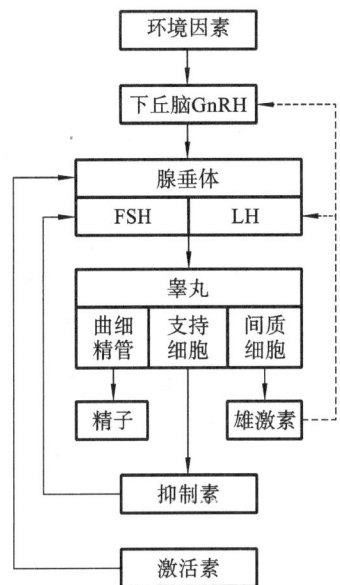

图 12-1 睾丸功能的调节

第二节 女 性 生 殖

女性的主性器官为卵巢。附性器官有输卵管、子宫、阴道、外阴等。女性生殖功能主要包括卵巢的生卵作用、内分泌功能、妊娠与分娩等。

一、卵巢的功能

卵巢由卵泡和结缔组织构成。每个卵泡由一个卵母细胞和卵泡细胞(颗粒细胞)所组成。卵母细胞是生殖细胞,最终发育成卵子。卵泡细胞具有内分泌功能(图 12-2)。

(一)卵巢的生卵功能

卵子由卵巢内的原始卵泡发育形成,新生儿卵巢内约有 30 万个未发育的原始卵泡。原始卵泡在腺垂体促性腺激素的作用下,自青春期开始生长发育。**原始卵泡生长过程**:原始卵泡→生长卵泡→成熟卵泡。育龄女性除妊娠期外卵巢内通常每月有 15~20 个原始卵泡开始生长发育,但往往只有一个发育为优势卵泡并成熟,其余的退化为闭锁卵泡。

成熟卵泡破裂,卵细胞排至腹腔的过程,称为**排卵**。排卵后,残余的卵泡壁塌陷,残留的卵泡细胞增大,形成**黄体**。黄体具有合成和分泌孕激素、雌激素的功能。若排出的卵细胞未受精,则黄体在排卵后第 9~10

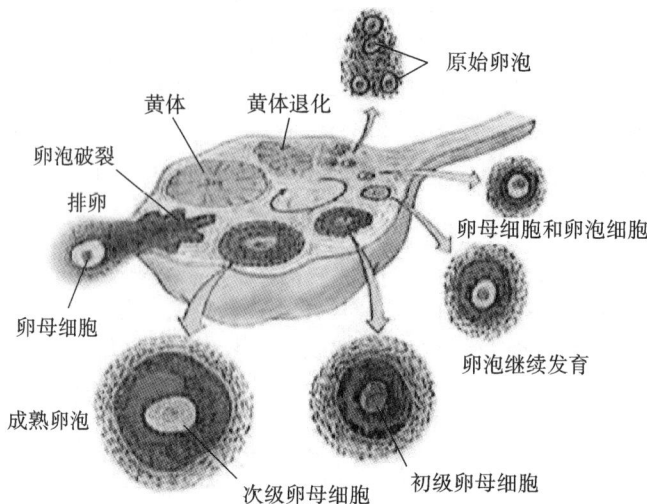

图 12-2　卵泡发育示意图

天开始萎缩,转变成为白体。若排出的卵子受精,则黄体继续发育并维持一定时间,称为**妊娠黄体**,以适应妊娠的需要。

卵巢平均约 28 天排卵一次,左、右卵巢一般交替排卵,每次只排出一个卵细胞,排出两个或多个的较少见。女性一生中,两侧卵巢共能排出 300～400 个卵细胞。

(二)卵巢的内分泌功能

卵巢主要分泌雌激素和孕激素。此外,卵巢还能分泌少量雄激素。

1. 雌激素的作用　雌激素的生理作用主要是促进女性生殖器官的生长发育和副性征的出现。具体作用:①使子宫内膜发生增生期变化,血管和腺体增生,但腺体不分泌。②增强输卵管的蠕动,有利于精子和卵子的运行。③刺激阴道上皮细胞分化、角化并合成大量糖原,使阴道分泌物呈酸性,可增强阴道抗菌能力。④刺激乳腺导管延长和结缔组织增生,乳晕出现,乳房增大等,促进乳腺发育。

2. 孕激素的作用　孕激素的生理作用是保证受精卵着床和维持妊娠。具体作用:①在雌激素作用的基础上,使子宫内膜进一步增生,并出现分泌期的改变,为受精卵着床做准备。②抑制子宫和输卵管运动,有利于着床和安胎。③促进乳腺腺泡发育,为产后泌乳做准备。④促进机体产热,使基础体温升高。

> **知识拓展**
>
> **实施"两癌"免费筛查,保障适龄妇女身体健康**
>
> 2024 年 2 月世界卫生组织国际癌症研究机构发布公告:2022 全年全球乳腺癌新发病例 230 万例,我国乳腺癌的发病率以每年 3‰～4‰ 的速度在不断递增。对此,国家卫生健康委为提倡"两癌筛查"(宫颈癌和乳腺癌)政策,实施了"两癌"免费筛查方案,让更多的适龄妇女参与尽早筛查,确保每一位符合条件的适龄妇女真正享受到国家妇幼公共卫生惠民政策。

二、月经周期及其形成机制

(一)月经周期

女性从青春期起,在整个生育期(除妊娠期和哺乳期外),每月子宫出现一次内膜剥脱出血,称为**月经**。月经周期是指月经形成的周期性变化过程,历时 20～40 天,平均 28 天。女性一般从 11～12 岁开始第一次月经,称为月经初潮。50 岁左右月经停止,称为绝经。根据卵巢激素的周期性分泌和子宫内膜的周期性变化,月经周期可分为三期:**月经期、增生期**和**分泌期**(图 12-3)。

1. 月经期　月经周期第 1～5 天,称为月经期。由于黄体萎缩,孕激素与雌激素分泌急剧减少,子宫内膜

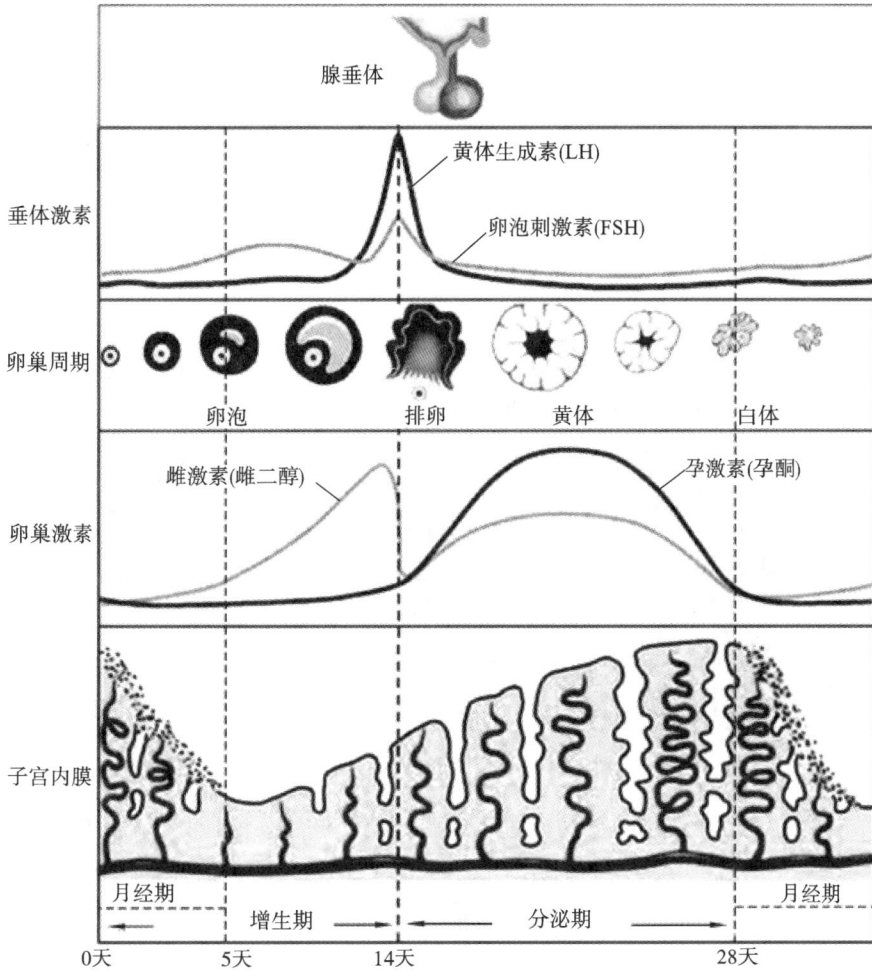

图 12-3 月经周期形成机制及原理

失去了这两种激素的支持而脱落、出血,称为月经。月经期内流出血量为 50~100 mL。因子宫内膜脱落形成的创面容易感染,故要注意经期卫生和避免剧烈运动。

如果排出的卵子受精,黄体则生长发育形成妊娠黄体,继续分泌孕激素和雌激素,子宫内膜不仅不脱落,反而继续增厚,故怀孕后不来月经。

2. 增生期 增生期又称为排卵前期或卵泡期,月经周期的第 6~14 天(一般以月经开始的第 1 天算)为增生期。卵巢中的卵泡生长发育成熟并分泌雌激素。在雌激素的作用下,子宫内膜增殖变厚,血管、腺体增生,但腺体不分泌。此期末卵巢内有一个卵泡发育成熟并排卵。

3. 分泌期 分泌期又称为排卵后期或黄体期。月经周期的第 15~28 天为分泌期。卵巢排卵后的残余卵泡形成黄体。黄体分泌大量孕激素和雌激素,使子宫内膜进一步增生变厚,血管扩张充血,腺体迂曲并分泌黏液,子宫内膜变得松软并富含营养物质,为受精卵的着床和发育做好准备。如果在此期内受孕,黄体发育成为妊娠黄体,继续分泌孕激素和雌激素;如果未受孕,黄体萎缩后进入月经期。

(二)月经周期形成的机制

月经周期的形成主要是**下丘脑-腺垂体-卵巢轴**作用的结果。

1. 增生期 此期内,血中雌激素、孕激素浓度较低,对下丘脑、腺垂体抑制作用解除,GnRH、FSH 和 LH 浓度开始上升,卵泡开始发育并分泌雌激素,子宫内膜呈增生期变化,排卵前雌激素分泌达高峰,正反馈作用使 GnRH、FSH 分泌增多,LH 明显增加,促进卵巢排卵。

2. 分泌期 此期在 LH 的作用下黄体生成,分泌大量的孕激素和雌激素,两者共同作用于子宫内膜,呈分泌期变化。此期血中高浓度的雌激素、孕激素对下丘脑、腺垂体起负反馈作用,使 GnRH、FSH 分泌减少。

3. 月经期 若卵细胞未受精,则黄体退化萎缩,孕激素、雌激素浓度迅速下降,子宫内膜脱落,形成月经。

总之,卵巢的周期性变化是月经周期形成的基础。这些变化是在下丘脑-腺垂体-卵巢轴的调控下完成的。任何环节发生病变,均可引起月经不调。

三、妊娠和分娩

(一)妊娠

妊娠是指子代新个体的产生和孕育的过程,包括受精、着床、妊娠的维持、胎儿生长等(图 12-4),从末次月经周期第 1 天算起约 280 d。

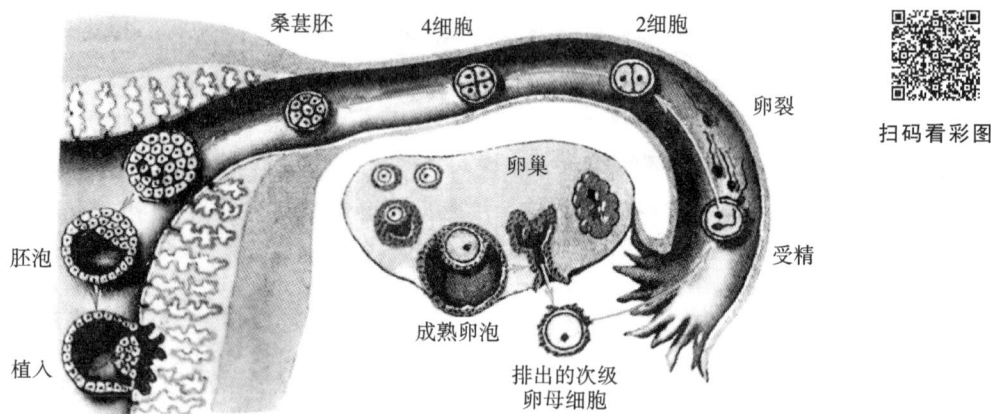

图 12-4 受精卵形成、运行和着床

扫码看彩图

精子和卵子结合的过程称为受精。受精卵进行细胞分裂形成的胚泡,在受精后第 6~7 天植入子宫内膜的过程称为着床。妊娠早期胎盘分泌人绒毛膜促性腺激素(HCG),HCG 刺激卵巢的月经黄体变成妊娠黄体以维持妊娠。妊娠 3 个月左右,妊娠黄体萎缩,胎盘接替妊娠黄体分泌孕激素和雌激素,维持妊娠过程。

(二)分娩

分娩是指胎儿及其附属物娩出母体的过程。分娩时,成熟胎儿对子宫刺激引起缩宫素的释放,使子宫产生节律性的收缩即宫缩。宫缩使胎儿压向宫颈,反射性引起缩宫素继续释放,缩宫素进一步加强宫缩。这种正反馈过程持续进行,直至胎儿娩出。

📖 **知识拓展**

生殖健康咨询师

生殖健康咨询师是在生殖健康领域为个人、家庭或群体提供计划生育、优生优育、母婴保健等方面信息,开展生殖健康教育,诊断生殖健康水平,帮助人们制订生殖保健促进计划并协助落实的人员。生殖健康咨询师共设五个等级,分别为生殖健康助理咨询员(国家职业资格五级)、生殖健康咨询员(国家职业资格四级)、生殖健康助理咨询师(国家职业资格三级)、生殖健康咨询师(国家职业资格二级)和生殖健康高级咨询师(国家职业资格一级)。

第三节　衰老与抗衰老

每个人从出生到衰老直至死亡是循序渐进的生理过程,更是不可抗拒的自然规律。根据世界卫生组织(WHO)划分老年人的标准,发达国家将 65 岁以上的人群称为老人,而发展中国家则将 60 岁以上的人群称为老人。一般将 60~74 岁者称为年轻老人,75~89 岁者称为老年人,90 岁及以上者称为长寿老人。

一、人体的衰老

(一)衰老的概念

衰老也称为老化,是指随着年龄增长,机体的组织器官逐渐发生的一系列结构老化和生理功能衰退的过程。衰老是每一个个体在生命后期逐渐缓慢发生、发展的退化过程。在生命进程中,机体表现出的正常老化称为生理性老化;而因营养、疾病或其他因素影响提前出现的和实际年龄不相符的老化,则称为病理性老化,也称为**早衰**。人体的衰老过程一般是这两种衰老的综合结果,衰老的结局是死亡。个体从出生到死亡的整个生存时间称为**寿命**。

衡量寿命长短的指标主要有平均期望寿命和最大年龄。平均期望寿命是指一个国家或地区人口的平均存活年龄;最大年龄又称为寿限,是指在不受干扰的前提下,人类可能存活的最大年龄。科学家推测,人的寿限可以达到 100 岁以上。事实上,百岁老人在全球并不罕见。

联合国最新的《世界人口展望》研究报告中指出:包括我国在内的多数国家和地区生育率下降和人口老龄化问题将日趋明显,世界人口的平均年龄也在增加,65 岁及以上人口数量预计将超过 18 岁以下的人口数量。老年人的健康和养老问题已经成为我国日益凸显的社会问题。

(二)衰老的生理变化

老年人的外貌和形体都会发生许多变化,表现为各系统的器官及其组织细胞结构和功能的衰退。结构改变以组织中水构成比逐渐减少,器官细胞萎缩为主;功能改变主要表现为脏器的功能储备和代偿能力减退,对环境变化的适应能力下降,抵抗力下降(图 12-5)。

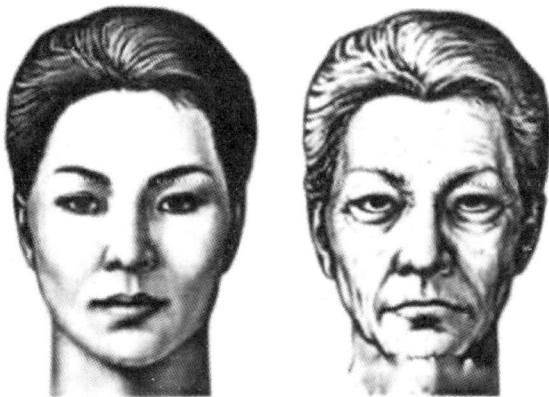

图 12-5 衰老

1.神经系统生理变化 人体在 40～50 岁以后,因脑细胞内营养物质含量和代谢水平均降低而出现脑细胞数量和脑重量逐渐减少;60 岁以后则因脑动脉发生硬化,脑血流减少,脑细胞内蛋白质含量降低、脂褐素增多而出现脑萎缩,随后神经传导减慢,出现感觉迟钝、反应迟钝、智力衰退等,严重者出现老年性痴呆。

2.运动系统生理变化 老年人骨骼肌细胞蛋白质和水含量减少,肌肉收缩力减弱,肌腱、韧带、关节软骨韧性降低、脆性增加而变得僵硬;椎间盘萎缩变薄,脊柱变短而弯曲,身高降低或驼背。骨质中胶原蛋白和黏蛋白含量减少,骨质疏松;钙盐流失,骨质变脆而易骨折。

3.感觉器官生理变化 老年人视觉、听觉、嗅觉、味觉及深浅感觉都会有不同程度的减退。晶状体弹性下降,睫状体调节能力下降而形成老视眼;晶状体和玻璃体内蛋白质因变性出现白内障和玻璃体浑浊,造成视力下降甚至失明。老年人鼓膜增厚、弹性下降及听神经衰老变性,致使听力下降,即"耳聋眼花"。老年人因浅感觉不敏感,易被烫伤和遭受磕碰伤等。

4.心血管系统生理变化 老年人由于动脉硬化,血管壁弹性降低,管腔狭窄,动脉血压升高,心、肾、脑和视网膜等重要脏器供血量减少,发生高血压性心脏病,致使心脏肥大;心肌因缺血而萎缩,心肌间质结缔组织增生纤维化,致使心肌收缩力减弱,心排血量减少,心力储备下降。因此老年人不宜做剧烈运动。

5. 呼吸系统生理变化　老年人因鼻黏膜萎缩,易发生出血和嗅觉减退;咽淋巴环退行性病变使呼吸道免疫力下降;腺体黏液化,导致呼吸道分泌物不易咳出,易引起呼吸道感染。因呼吸肌逐渐萎缩、肋软骨钙化、胸廓僵硬而受限,肺活量和肺通气量下降;肺组织纤维化,使肺顺应性下降,肺泡壁毛细血管数量减少,使呼吸膜面积下降,气体交换障碍,动脉血氧饱和度下降,易引起气喘、脑缺氧甚至晕厥。

6. 消化系统生理变化　老年人口腔黏膜、牙龈萎缩,味觉退化,牙齿松动、脱落,咀嚼困难。胃肠蠕动缓慢、无力,消化液分泌减少,易出现消化不良、腹胀、便秘等。胃肠黏膜因血管硬化而萎缩变薄,消化和吸收能力均下降。

7. 泌尿系统生理变化　老年人肾皮质萎缩,肾小球数量减少,但因肾代偿能力强大,一般不易发生肾功能不全。尿浓缩功能变差,膀胱逼尿肌萎缩、膀胱容量减小,引起尿频和夜尿增多;尿道括约肌萎缩而引起尿失禁。男性老年人因前列腺增生而排尿不畅。

8. 内分泌系统和生殖系统生理变化　老年人下丘脑和垂体老化,甲状腺、肾上腺皮质、性腺等有不同程度的萎缩和功能退化,因而老年人代谢率、耐受力和生殖能力下降。老年人体内细胞对胰岛素的敏感性下降,易患糖尿病。

老年人睾丸和卵巢萎缩,内分泌功能减退,导致性激素水平下降,附性器官退化,副性征退化。男性精子生成数量减少且活力下降,出现阳痿;女性卵巢停止排卵,出现月经不调直至闭经,失去生育能力。

步入老年期前的一段过渡时期称为"**更年期**",女性在40～50岁开始出现,并且表现明显,主要症状有频繁的潮热多汗、盗汗、焦虑、心悸、失眠、容易激动、爱发脾气、记忆力减退等。

🌾 知识拓展

男性更年期

"更年期"不是女性的专利,男性也有更年期!

男性一般在50岁以后,雄激素的功能逐渐衰退,特别是睾酮的分泌量会减少。体内雄激素分泌的变化会引发一系列身心障碍,通常表现为肌肤老化、心血管系统功能减退、消化系统功能减退、泌尿系统功能减退、生殖系统功能减退、性功能减退、神经系统功能减退和骨骼老化等。

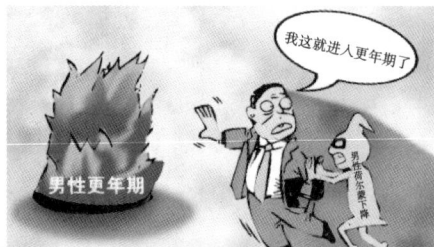

(三)衰老的原因

衰老的原因复杂多样,可以分为遗传性因素和非遗传性因素。

1. 遗传性因素　遗传学家认为人的寿命由遗传基因决定,一般长寿既有家族性,也有性别差异,女性的平均寿命平均长于男性2～6岁。这些均与遗传有关。人的染色体DNA链上有"衰老基因",是衰老发生的遗传物质基础。衰老也有可能是基因表达出现了差错,合成了有缺陷的蛋白质,这种差错日积月累,有缺陷的蛋白质积累的最终结果就是衰老和死亡。

2. 非遗传性因素　引起衰老的非遗传因素主要包括:①生理性因素:随着年龄的自然增长,人体各系统的器官相继发生退行性变化,导致人体的整体功能下降,最终导致衰老和死亡。②致病性因素:许多疾病是导致人体死亡的直接因素。引起老年人死亡的主要疾病是循环系统疾病、肿瘤和呼吸系统疾病。这些疾病的致死率在60岁以后明显升高。③心理性因素:不良心理刺激会使大脑皮质过度兴奋,使神经调节功能失常,加速大脑皮质萎缩,导致疾病发生,加速衰老,甚至引起死亡。酗酒、吸烟、疲劳过度、饮食无节和生活极不规律等不良的生活习惯和行为,会导致代谢紊乱,加速衰老。④社会性因素:一个国家或地区的政治经济制度、战争、文化、宗教、职业、经济状况等因素,对个体的健康和衰老过程甚至生命都会产生直接或间接的影响。此外,环境因素也会对人体的生活状况和衰老过程产生影响。

二、延缓衰老

(一)健康的心理素质

在经过了大半生后,老年人已经对生活、人生有了充分的认识,曾经对理想、名利和财富的追求,渐渐变得更为理性,对自身健康逐渐加强了关注。俗话说得好:"笑一笑,十年少;愁一愁,白了头。"因此,老年人更要保持积极健康的心态、愉快的精神情绪,正确分析和顺应环境和事物的变化,处理好周围的人际关系,加强自我调节和排忧解难的能力。良好的心理状态能使大脑皮质兴奋和抑制活动协调,使自主神经和内分泌系统功能正常,能增强人体的免疫力,有助于抵御疾病,增进健康,延年益寿。

(二)良好的生活环境

人类的生活环境包括自然环境和社会环境。良好的自然环境为人的生存提供清新的空气、充足的阳光、洁净的水源、适宜的温度和安静的住所,会延长人的寿命。社会环境无疑对人类的寿命也在产生越来越大的影响。总体而言,社会制度越优越,人民的生活越安定;经济与科技越发展,公共卫生和医疗设施越完善,危及人类健康的流行病和传染病就越能得到有效控制,都有利于从整体水平上提高人的寿命。

(三)良好的生活习惯

1. 规律的作息习惯 老年人应该养成和保持良好的生活习惯,尽可能消除不利于自身健康的因素,做到按时起床、按时就寝;按时就餐,适量饮水,戒除不良嗜好,如吸烟、酗酒等。良好的生活习惯有益于长寿与延缓衰老过程。

2. 合理的饮食习惯 ①三餐分配合理适量:老年人三餐分配要合理,定时定量,适可而止,不可暴饮暴食;饭后避免过早活动,以免加重心脏及胃肠负担。②食物选择丰富多样:老年人的食物种类选择应丰富多样,以保证各种营养素全面均衡的摄入。多食蔬菜和水果,多食五谷杂粮;注意荤素搭配、粗细搭配、菜果搭配。③营养成分三多三少:老年人宜少食糖类、脂肪和食盐,增加蛋白质、维生素和纤维素的摄入,因此可以选择牛奶、鱼肉和蛋清类、豆类等蛋白质丰富的食物和新鲜的蔬菜水果。

3. 适当的劳动锻炼 老年人运动要注意动静结合、劳逸结合;可通过"静"来修养心神,通过"动"来活动身体;动静之比以四六分制(四分动,六分静)为宜。根据自己的体力和爱好选择适宜的运动方式,注意循序渐进,持之以恒,注意安全。坚持活到老、学到老、多动手、多动脑,保持一颗积极、上进的心,预防和延缓衰老。

🖋 **思政园地**

(1)关爱父母,陪伴父母顺利度过"更年期"。

(2)关心老年健康,滋养幸福晚年。

(3)关注生殖健康,让青春绽放光彩。

(4)通过理论联系临床实践,重温医学生誓言,弘扬关爱生命、无私奉献的南丁格尔精神。

➡ **本章小结**

男性产生生殖细胞的器官是睾丸。睾丸具有产生精子和分泌雄激素的作用,雄激素可促进男性附性器官的发育、男性副性征的出现、维持蛋白质的合成和正常的性欲。女性产生生殖细胞的器官是卵巢。卵巢可产生卵细胞,分泌雌激素、孕激素和少量的雄激素。其中雌激素可促进女性附性器官的发育和女性副性征的出现和维持;孕激素可在雌激素作用的基础上发挥保证着床和维持妊娠的作用。女性月经周期分为三期,分别是增生期、分泌期和月经期,其中月经的产生是由女性体内雌激素、孕激素浓度迅速下降所引起的子宫内膜剥脱性出血。

老年期是生命的最后阶段,衰老是机体随着年龄增长逐渐发生的一系列器官结构老化和生理功能衰退的过程。老年人的生理功能和心理都会发生衰老的变化,老年人可以通过培养健康的心理素质、建设良好的生活环境及培养良好的生活习惯等来延缓衰老。

习题检测

一、名词解释

1. 月经周期
2. 受精
3. 衰老

二、简答题

1. 简述雄激素的生理作用。
2. 简述雌激素和孕激素的生理作用。
3. 简述衰老的原因。

(张晓玲)

实践项目

实践项目一　ABO 血型鉴定

【实验目的】

(1)学会鉴定 ABO 血型的基本方法。

(2)观察红细胞的凝集现象。

(3)通过实验认识血型鉴定在输血中的重要性。

【实验原理】

根据凝集反应原理,用 A、B 标准血清,测定受试者红细胞膜上未知的抗原,依据是否发生凝集反应来确定血型。

【实验准备】

(一)用品

受试者血液、A 标准血清、B 标准血清、一次性采血针、一次性滴管、双凹载玻片、试管、消毒牙签、75％酒精、消毒棉球、污物缸。

(二)实验对象

人。

【实验步骤】

(一)制备红细胞混悬液

用 75％酒精棉球消毒受试者左手无名指指腹或者耳垂,用一次性采血针刺破消毒处皮肤,待血液自然流出。用一次性滴管采一滴血,加入 1 mL 生理盐水中混匀,即得约 5％红细胞混悬液。

(二)操作过程

(1)取干净双凹载玻片一张,用记号笔在玻片两端分别标明 A、B 字样。

(2)在玻片 A、B 两端分别滴加 A 标准血清和 B 标准血清各一滴,注意切不可混淆。

(3)将制备的红细胞混悬液分别滴入玻片的两端,与 A、B 标准血清混匀。

(4)用消毒牙签的两头分别混合,搅匀。

(5)放置 10～15 min 后用肉眼观察有无凝集反应。如果发生凝集反应,可见红细胞集聚成大小不等的团块,摇动玻片或搅拌均不能使细胞分散,其余液体无色透明。如果无凝集反应,则液体呈均匀粉红色。

(6)判断血型:根据受试者红细胞是否被 A 标准血清、B 标准血清所凝集,判断其血型。

【注意事项】

(1)实验前对所用标准血清进行校准,合格者可用。

(2)一次性采血针与皮肤均必须严格消毒,以防感染。

(3)制备红细胞悬液时,不可用力摇晃,以防止红细胞溶血。

(4)消毒牙签要分别专用,不能 A、B 端共用。

【结果、分析及评价】

(一)结果

根据双侧是否有凝集反应的发生,可鉴别受试者的血型(附表 A-1)。

附表 A-1 实验情况

项 目	A 标准血清	B 标准血清	结 果
人血凝集情况	不凝集	凝集	B 型
	凝集	不凝集	A 型
	凝集	凝集	AB 型
	不凝集	不凝集	O 型

(二)分析及评价

(1)若玻片上红细胞在 A、B 两种标准血清中都不发生凝集,说明红细胞膜上 A、B 两种抗原都没有,则血型为 O 型。

(2)若玻片上红细胞在 B 标准血清中不凝集,在 A 标准血清中发生凝集,说明红细胞膜上只有 A 抗原,则血型为 A 型。

(3)若玻片上红细胞在 A 标准血清中不凝集,在 B 标准血清中发生凝集,说明红细胞膜上只有 B 抗原,则血型为 B 型。

(4)若玻片上红细胞在 A、B 两种标准血清中都发生凝集,说明红细胞膜上 A、B 两种抗原都有,则血型为 AB 型(附表 A-2)。

附表 A-2 ABO 血型中的抗原和抗体

血 型	红细胞膜上所含的抗原 (A 抗原和 B 抗原)	血清中所含的抗体 (A 抗体和 B 抗体)
O 型	无	A 抗体和 B 抗体
A 型	A 抗原	B 抗体
B 型	B 抗原	A 抗体
AB 型	A 抗原和 B 抗原	无

(罗恒丽)

实践项目二 血液凝固现象分析实验

【实验目的】

(1)观察血液凝固现象,理解血液凝固的过程。

(2)观察影响血液凝固的因素有哪些及其如何影响。

【实验原理】

血液凝固过程有多种凝血因子的参与,根据启动因子的不同可分为内源性凝血与外源性凝血两条途径。两条途径中参与血液凝固的凝血因子的种类与数量不同,凝固速度不同。

【实验准备】

(一)用品

试管、试管架、滴管、吸管、烧杯、研磨组织液(兔脑浸出液)、用草酸盐制备的抗凝血液、血浆、血清、3%CaCl₂溶液、0.9%NaCl溶液、3%NaCl溶液、恒温水浴箱、哺乳动物手术器械、兔手术台等。

(二)实验对象

家兔。

【实验步骤】

(1)准备抗凝血液和血浆;准备研磨组织液。

(2)取试管 4 支,标明编号,放在试管架上,按附表 A-3 加入各种液体。每次添加液体后混匀,并记录时间。

(3)每 20 s 倾斜试管一次,观察是否凝固,若液面不再倾斜,表明已经凝固,此时记录凝固时间。

附表 A-3 观察影响血液凝固的因素

试 管 编 号	1	2	3	4
血浆/mL	0.5	0.5	0.5	—
血清/mL	—	—	—	0.5
3% NaCl 溶液	2 滴	—	—	—
0.9% NaCl 溶液	2 滴	2 滴	—	—
兔脑浸出液	—	—	2 滴	2 滴
3% CaCl₂ 溶液	—	2 滴	2 滴	2 滴
凝固时间				

【注意事项】

(1)试管口径大小应一致,编号切勿混乱,加入物品时要对号进行,确保准确无误。

(2)倾斜试管看结果时不能太快,以免影响结果的准确性。

【结果、分析及评价】

准确观察实验结果并填入附表 A-4,并进行分析。

附表 A-4 观察项目及结果

试管编号	实验条件	凝血时间	分 析
1	血浆、3% NaCl 溶液、0.9% NaCl 溶液		
2	血浆、0.9% NaCl 溶液、3% CaCl₂ 溶液		
3	血浆、兔脑浸出液、3% CaCl₂ 溶液		
4	血清、兔脑浸出液、3% CaCl₂ 溶液		

(1)血清为什么不凝固?血清与血浆的区别是什么?

(2)血液凝固的本质是什么?

(罗恒丽)

实践项目三　人体心音的听诊

【实验目的】

学习心音的听取方法,了解正常心音的特点。

【实验原理】

心音是由心肌收缩、瓣膜关闭、血流变化等多种因素引起的各种振动所产生的声音,用听诊器可在胸前壁对应部位听到。将听诊器胸件置于受试者心前区的胸壁上,即可听取心音。

【实验准备】

(一)用品

听诊器。

(二)实验对象

人。

【实验步骤】

(一)确定听诊部位

(1)受试者解开上衣,面向亮处,静坐。检查者坐在对面。

(2)观察(或用手触诊)受试者心尖搏动的位置和范围。

(3)对照附图 A-1 确定心音听诊的各个部位。

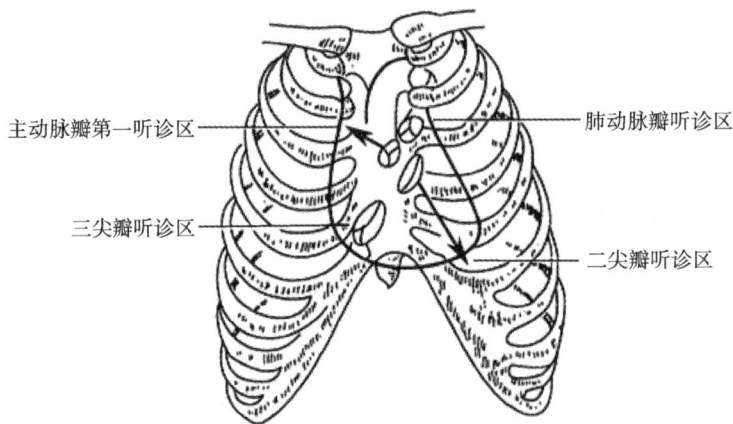

附图 A-1　各瓣膜心音听诊区

①二尖瓣听诊区:左侧第 5 肋间锁骨中线稍内侧(心尖搏动处)。

②三尖瓣听诊区:胸骨右缘第 4 肋间或剑突下。

③主动脉瓣第一听诊区:胸骨右缘第 2 肋间。

④肺动脉瓣听诊区:胸骨左缘第 2 肋间。

(二)听心音

(1)检查者戴好听诊器,用右手的拇指、食指和中指轻持听诊器的胸件,紧贴受试者胸壁,以与胸壁不产生摩擦为度。按照上述听诊顺序依次进行听诊。

(2)注意区分两个心音,比较在不同部位听诊时两个心音的强弱。

(3)听诊内容:心率、心律,区分收缩期和舒张期。

【注意事项】

(1)室内保持安静。

(2)听诊器耳件弯曲方向要与外耳道一致。

(3)听诊时听诊器胸件按压要适度,橡皮管不要触及其他物品,以免相互摩擦产生杂音,影响听诊。

【结果、分析及评价】

(一)结果

将听诊结果填入附表 A-5。

附表 A-5　听诊结果

检 查 项 目	第 一 心 音	第 二 心 音
心音的特点 最佳听诊的部位 有无杂音		

(二)分析及评价

(1)请分析第一心音、第二心音产生的原因。

(2)听诊过程中如何体现对患者的人文关怀?

(罗恒丽)

实践项目四　人体心电图的描记

【实验目的】

(1)熟悉心电图的基本原理。

(2)熟悉心电图机的构造,熟悉心电图描记操作流程。

(3)掌握正常心电图波形及意义,了解各波形的正常值范围。

(4)通过描记的心电图计算心率。

【实验原理】

心脏活动时的心肌电位变化经周围组织和体液传导至体表,利用心电图机在体表进行记录,所得的图形即为心电图。

【实验准备】

(一)用品

心电图机、电极膏、75%酒精棉球、分规等。

(二)实验对象

人。

【实验步骤】

(一)实验对象准备

受试者实验前避免剧烈运动,静卧,肌肉放松。

(二)仪器准备

接好心电图机电源、地线和导联线,打开电源开关预热 5 min 左右。

(三)安放电极、调试仪器

用75%酒精棉球擦拭受试者需要放置引导电极的部位,然后在需要放置引导电极的部位涂抹适量电极膏以保证良好的导电性。导联线的连接方法见附表A-6。

附表 A-6　心电图导联线的连接

导联线	红色	黄色	黑色	绿色	白色
部位	右手	左手	右足	左足	心前区导线

调整心电图机的放大部位,使1 mV标准电压推动描笔向上移动10 mm(走纸速度为25 mm/s)。调试完毕后,分别记录Ⅰ、Ⅱ、Ⅲ标准肢体导联,aVR、aVL、aVF加压肢体导联以及V1~V6胸导联。记录完成后,关闭仪器开关,将电极擦干净,取出记录纸,对受试者的心电图进行分析。

【注意事项】

(1)受试者在测试前避免剧烈运动,描记心电图时应全身肌肉放松,以避免肌肉活动对心电图描记的结果产生影响。

(2)引导电极与皮肤应紧密接触,以得到准确结果。

(3)测量时,对于基线以上的波形应从基线上缘至波峰顶进行测量,对于基线以下的波形应从基线下缘至波的谷底进行测量。

【结果、分析及评价】

在心电图记录纸上,纵坐标为电压(每小格为0.1 mV)、横坐标为时间(每小格为0.04 s)。根据所学理论知识,在一个心动周期中依次辨认P波、QRS波群、T波,确定P-R间期、Q-T间期和ST段。

(一)结果

测量和记录各波形的时间和电压以及P-P间期、P-R间期、R-R间期和Q-T间期的时间,填于附表A-7。

附表 A-7　时间和电压记录表

项　目	P波	QRS波群	T波	P-P间期	P-R间期	R-R间期	Q-T间期
时间/s							
电压/mV							

(二)分析及评价

1.计算心率　依据所测P-P间期时间或R-R间期时间计算受试者的心率,判断是否在正常范围。心率(HR)计算公式如下:

$$心率(次/分) = \frac{60(s)}{P\text{-}P\,间期时间或\,R\text{-}R\,间期时间}$$

2.判断心律　在教师指导下,判断受试者是否为窦性心律,节律是否整齐,是否存在期前收缩等情况(窦性心律的判断标准:P波在Ⅱ导联中直立,在aVR导联中倒置,P-R间期在0.12 s以上)。

(周建文)

实践项目五　人体动脉血压的测量

【实验目的】

(1)学习间接测量人体动脉血压的方法。

(2)会正确使用血压计测量出人体肱动脉的收缩压与舒张压。

【实验原理】

施加外部压力于动脉直到完全阻断血流,此过程中所需的最小压力即该动脉的血压值。通过用血压计的袖带在动脉外加压,同时用听诊器的远端听取血管音的变化进行测量。人体动脉血压测量示意图见附图A-2。

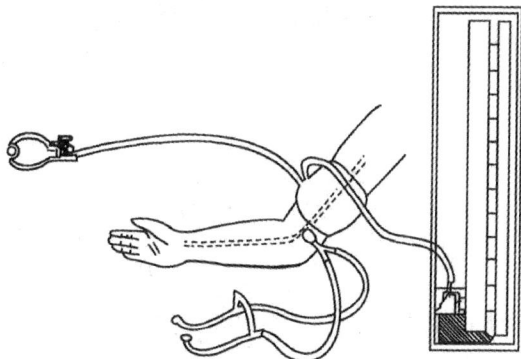

附图 A-2　人体动脉血压测量示意图

【实验准备】

(一)用品

血压计、听诊器。

(二)实验对象

人。

【实验步骤】

(一)熟悉血压计的结构

血压计由检压计、袖带和气球三部分组成。检压计是一根标有刻度的玻璃管,上端与大气相通,下端与水银槽相通。袖带是长方形橡皮袋,外包一布袋,借助两根橡皮管分别与检压计的水银槽及气球相连。气球是一个带有螺丝帽的球状橡皮囊,供充气和放气用。

(二)测量动脉血压前的准备

(1)受试者挽起一侧衣袖,静坐 5 min。

(2)将检压计与水银槽之间的旋钮旋至开的位置。松开血压计橡皮球的螺丝帽,排尽袖带内的气体后再旋紧螺丝帽。

(3)受试者前臂平放在桌上,掌心向上,使前臂与心脏处于同一水平。用袖带缠绕上臂,其下缘在肘横纹上 2 cm 处为宜。

(4)在肘窝内侧扪到肱动脉搏动后,左手持听诊器,将其胸件膜部置于肱动脉搏动处并适度按压。

(三)测量收缩压和舒张压

(1)测量收缩压:用打气球将空气打入袖带内,使检压计上的水银柱上升到 21.3 kPa(160 mmHg)左右,或使水银柱上升到听诊器听不见血管音后再继续打气,使水银柱再上升 2.7 kPa(20 mmHg)为止,随即松开螺丝帽(不可松开过多),慢慢放气,逐渐降低袖带内压力,使水银柱缓慢下降,同时仔细听诊,当听见"崩崩"样第一声动脉音时,检压计上所示水银柱的刻度即为收缩压。

(2)测量舒张压:继续缓慢放气,这时"崩崩"样声音先由低而高,然后由高突然变低,随后完全消失。在声音由强突然变弱或消失这一瞬间,检压计上水银柱的刻度即代表舒张压。

(3)使用完毕后须将血压计向右倾斜 45°,水银柱完全收进槽内方可关上水银阀。

【注意事项】

(1)室内必须保持安静,以利于听诊。

（2）受试者上臂位置应与心脏在同一水平上。

（3）听诊器的胸件放在肱动脉搏动处,不可用力压迫动脉,也不可放于袖带下面。

（4）如果一次测量不准确,需重复测量时,压力必须降低到 0 mmHg,让受试者上臂血液流通,间隔数分钟后再测量。

（5）测量血压前受试者要保持安静,排除精神紧张等因素的影响。

【结果、分析及评价】

（一）结果

将实验结果做如下记录:

受试者姓名 _____,性别 _____,年龄（岁）_____,动脉血压值（收缩压/舒张压）_____ mmHg(kPa)。

（二）分析及评价

（1）针对全组或全班同学安静时的血压值,按性别和年龄段进行统计分析。

（2）简述影响动脉血压的因素。

（张晓玲）

实践项目六　人体肺通气功能的测定

【实验目的】

（1）学会人体肺活量的测量方法。

（2）了解测定肺活量的意义及肺活量的大小与体育锻炼的关系。

【实验原理】

肺的主要功能是进行气体交换,以维持正常的新陈代谢。可通过测定进出肺的气体量来了解肺的通气功能。

【实验准备】

（一）用品

肺量计、橡皮口瓣、鼻夹。

（二）实验对象

人。

【实验步骤】

（一）熟悉肺量计的基本结构

肺量计外筒和浮筒之间盛水以形成容积可变的密闭系统。浮筒可随其中充气量的改变而升降,同时与此相关的描笔会将呼吸曲线描记在相应的记录纸上。鼓风机使肺量计管道气流保持单向流动,既减少气管阻力,又能增加气流中 CO_2 的吸收率。

（二）肺量计的准备和检查

（1）打开活门,将肺量计的浮筒提高,使筒内充满空气 4～5 L,然后关闭两侧活门,同时使墨水笔尖与描记鼓面接触。

（2）加水到水平面指示刻度,以保持肺量计无效腔的恒定。

（3）检查肺量计有无漏气:将浮筒提起,使肺量计充气至半满,转动三通开关,关闭肺量计,使其与大气压隔绝,在浮筒上放置约 250 g 重物,开动记纹鼓,记录水平线。半小时后若水平线位置固定不动,表示肺量计密闭不漏。

(三)测量

(1)受试者背向肺量计闭目静坐,口中衔好用酒精消毒过的橡皮口瓣,用鼻做平静呼吸。用鼻夹夹住受试者鼻子,用口呼吸。待受试者习惯用口呼吸后,旋转三通开关,使橡皮口瓣与肺量计导气管相通,即可进行描记。

(2)潮气量、补吸气量、补呼气量、肺活量的测定:

①以 0.83 mm/s 的速度记录(走纸速度为 25 mm/s(纵坐标))。

②平静呼吸三四次,描记出曲线的幅度即为潮气量(每小格为 100 mL(横坐标))。

③平静吸气末,令受试者再尽力吸气,平静吸气末以后曲线的延长部分为补吸气量。

④平静呼气末,令受试者再尽力呼气,平静呼气末以后曲线的延长部分为补呼气量。

⑤让受试者做一次最大限度的吸气,继之再尽力呼气,整个曲线的变化幅度即为肺活量。

(3)用力呼气量(时间肺活量)的测定:

①令受试者做最大限度的吸气,在吸气末屏气 1～2 s。

②走纸速度立即置于 25 mm/s 挡,同时令受试者以最快的速度用力呼气,直到不能再呼出为止。关上记录开关。

③从记录纸上读出第 1 s 末、第 2 s 末和第 3 s 末呼出的气体量,并计算出它们占全部呼出气体量的百分率。

(4)最大随意通气量的测定:走纸速度置于 1.67 mm/s 挡。受试者按测量口令在 15 s 内尽力做最深且最快的呼吸,根据曲线高度计算 15 s 内呼出气(或吸入气)的总量,然后乘以 4,即为每分钟最大通气量。

【注意事项】

(1)实验时应注意避免从鼻孔或口角漏气。

(2)注意对橡皮口瓣的消毒。

(3)测定前,让受试者练习各种形式的呼吸,以掌握实验要求的呼吸方法。

【结果、分析及评价】

(一)结果

测定项目填报见附表 A-8。

附表 A-8　肺通气功能测定结果记录表

受试者姓名		性别		年龄	
潮气量/mL					
补吸气量/mL					
补呼气量/mL					
肺活量/mL					
时间肺活量/mL					
最大随意通气量/mL					

(二)分析及评价

(1)肺活量与用力呼气量的生理意义有何区别?

(2)肺活量和用力呼气量比较,哪个更能准确反映肺通气功能?

(张钿钿)

实践项目七　动物胃肠运动的观察

【实验目的】

(1)观察哺乳动物胃肠道的各种运动形式,以及神经体液因素和药物对胃肠运动的影响。

(2)理解并掌握胃肠运动的神经支配和体液调节的机制。

【实验原理】

消化道平滑肌具有自动节律性,可以形成多种运动形式,主要有紧张性收缩、蠕动、分节运动。在整体情况下,消化道平滑肌的运动受到神经和体液的调节,因此改变神经和体液因素可使胃肠运动发生相应改变。

【实验准备】

(一)用品

家兔、20％氨基甲酸乙酯溶液、阿托品注射液、蒂罗德溶液、新斯的明注射液、1∶10000乙酰胆碱溶液、1∶10000肾上腺素溶液、生理盐水、哺乳动物手术器械、兔手术台、张力换能器、电刺激器、保护电极、注射器等。

(二)实验对象

家兔。

【实验方法】

(一)动物手术

1.麻醉与固定　家兔称重,按1 g/kg的剂量抽取20％氨基甲酸乙酯溶液,由耳缘静脉缓慢注射进行麻醉。麻醉后将家兔以仰卧位固定于兔手术台上,先用粗剪刀剪掉颈部的毛,再用手术刀在甲状软骨下方沿颈部正中线切开皮肤,分离出气管,插入气管插管,并用温热生理盐水纱布覆盖切口处。

2.暴露胃和肠　将腹部的毛剪掉,自剑突到耻骨联合沿正中线切开腹壁,打开腹腔,暴露胃和肠,在膈下食管的末端找出迷走神经的前支,再在左侧腹后壁肾上腺的上方找出内脏大神经。分别将两根神经套以保护电极备用。

(二)观察项目

(1)观察胃和小肠在正常情况下的运动形式。

(2)用中等强度和频率的电刺激分别连续刺激膈下迷走神经和左侧内脏大神经,观察胃肠运动的变化。

(3)取1∶10000乙酰胆碱溶液,直接滴加5～10滴于胃肠表面,观察胃肠运动的变化。

(4)取1∶10000肾上腺素溶液,直接滴加5～10滴于胃肠表面,观察胃肠运动的变化。

(5)经耳缘静脉注射新斯的明注射液0.2～0.3 mg,观察胃肠运动的变化。

(6)在新斯的明注射液作用的基础上,经耳缘静脉注射阿托品0.5 mg,观察胃肠运动的变化。

【注意事项】

胃肠在空气中暴露时间过长时,会导致腹腔温度下降。为了避免胃肠表面干燥,应随时用蒂罗德溶液或温生理盐水湿润胃肠,防止降温和干燥。实验前2～3 h将兔喂饱,实验结果较好。

【结果、分析及评价】

(一)结果

将各项实验结果填入附表A-9,并进行分析。

附表 A-9　观察项目及结果分析

观察项目	胃肠运动变化	分析
正常胃肠运动		
刺激膈下迷走神经		
刺激左侧内脏大神经		
滴加 1∶10000 乙酰胆碱溶液		
滴加 1∶10000 肾上腺素溶液		
注射新斯的明		
注射阿托品		

（二）分析及评价

(1)简述胃和小肠的运动形式及各自作用。

(2)分析自主神经系统对胃肠运动的支配作用。

（何永芳）

实践项目八　人体体温的测量

【实验目的】

(1)学会测量人体体温的方法。

(2)加深对体温影响因素的理解。

【实验原理】

生理学上的体温指的是机体深部的平均体温,临床上通常用腋窝、口腔、直肠的温度来代表体温。因腋温测量法操作方便,故临床最为常用。

【实验准备】

（一）用品

水银体温计、消毒纱布、酒精棉球。

（二）实验对象

人。

【实验步骤】

（一）熟悉水银体温计的结构

水银体温计由一根有刻度的真空毛细玻璃管构成。它的一端是盛有水银的储液槽,当水银受热后,水银沿着毛细管上升,可通过刻度来读取测量的体温值。体温计的毛细管下端与水银槽之间有一狭窄处,防止水银柱遇冷下降,方便测出正确的体温。体温计的量程为 35～42 ℃。

（二）实验准备

取出浸泡于消毒液内的体温计,用酒精棉球擦拭,并将水银柱甩至 35 ℃以下。

（三）测量体温

(1)腋窝温度测量法:将受试者腋窝内的汗液擦干,将体温计的水银端置于腋窝深处,紧贴皮肤,屈臂夹紧体温计,10 min 后取出,读数并记录。

(2)口腔温度测量法:用纱布擦干体温计,斜放于受试者舌下,紧闭口唇,勿用牙咬,放置 3 min 后取出,读数并记录。

（3）比较运动前后体温的变化：令受试者以 30 次/分的速度连续下蹲 3～5 min，运动后立即按上述方法测量并记录。

【注意事项】

（1）甩体温计时，勿触及其他物品，防止撞碎。

（2）测量腋窝温度时，一定保证时间足够。

（3）每进行一次测量，要对体温计进行清洗和消毒。切勿把体温计放在热水中清洗，防止破裂。

【结果、分析及评价】

（一）结果

把实验结果填入附表 A-10：

附表 A-10　体温测量结果

受试者姓名	运动前体温	运动后体温
	腋窝：_____	腋窝：_____
	口腔：_____	口腔：_____

（二）分析及评价

（1）临床上常用测量体温的部位有哪些？其正常值分别是多少？

（2）如果测量腋窝温度前未擦拭腋窝内的汗液，测得的体温值将有何变化，为什么？

（3）生理情况下影响体温的因素有哪些？

（张晓玲）

实践项目九　影响尿液生成的因素

【实验目的】

（1）观察影响尿液生成的若干因素。

（2）分析影响尿液生成的若干因素的作用机制。

【实验原理】

尿液生成的过程包括肾小球滤过、肾小管和集合管的重吸收及分泌。凡能影响上述过程的任何因素，均可影响尿液的生成并可引起尿量及尿液的性质、成分的改变。本实验以家兔为实验对象，采用膀胱插管术（或输尿管插管术）、颈总动脉插管、股动脉插管收集并记录尿量，主要观察不同因素或药物对尿量的影响。

【实验准备】

（一）用品

生理盐水、肝素、20％利多卡因、20％葡萄糖溶液、1∶10000 去甲肾上腺素、抗利尿激素、呋塞米、班氏试剂、计算机生物信号采集系统、血压换能器、记滴器、烧杯、保护电极、铁支架、双凹夹、哺乳类动物手术器械、酒精灯、注射器（1 mL、5 mL、10 mL、20 mL）、针头、三通开关、导尿管、试管、试管夹、加热器等。

（二）实验对象

家兔。

【实验步骤】

（一）家兔手术

1. 麻醉、固定动物 家兔称重后,经耳缘静脉缓慢注入 20% 利多卡因(5 mL/kg),待动物麻醉后将其仰卧固定于兔手术台上。

2. 颈部手术 剪去兔颈部的毛,沿颈部正中切开皮肤,分离气管并插入气管插管,结扎固定。分离右侧迷走神经,穿线备用。分离左侧颈总动脉,远心端结扎,用动脉夹夹闭近心端。在结扎处的稍下方剪一小斜口,插入动脉插管,结扎固定。松开动脉夹,观察血压。

3. 尿液收集 可采用膀胱插管法(若为雄性家兔,可不做膀胱插管,而直接插导尿管),即在耻骨联合前方,沿正中线做长 2～3 cm 的皮肤切口,沿腹白线剪开腹腔,将膀胱移出体外。在膀胱顶部中心做一小切口,插入导尿管,用粗线结扎固定以关闭其切口,导尿管的另一端通过橡皮管与记滴器相连,使尿滴垂直落在受滴器两电极上。

（二）观察记录

(1)描记一段正常血压曲线,和尿液滴数作为对照。

(2)经耳缘静脉以中等速度注射 38 ℃生理盐水 20 mL,观察尿量和血压有何变化。

(3)调节电刺激参数至适当,刺激方式为连续单刺激:频率为 20～50 次/秒,波宽为 0.3～0.5 ms,强度为 7～10 V。在右侧迷走神经的头端结扎,在结扎点的头端剪断,用保护电极电刺激迷走神经近心端,使血压维持在 6.5 kPa(48.8 mmHg)约 20 s,观察尿量有何变化。

(4)取尿液数滴,加到装有 1 mL 班氏试剂的试管中做尿糖定性试验,将试管在酒精灯上加热煮沸,冷却后观察溶液和沉淀物的颜色改变。蓝色为阴性,颜色变为绿色、黄色或砖红色则为阳性,且含糖量依次升高。

(5)在尿糖定性试验完成后,经耳缘静脉注入 20% 葡萄糖溶液 5 mL,观察尿量和血压的变化。待尿量发生明显变化后,取 2 滴尿液再做尿糖定性试验。

(6)经耳缘静脉注射 1∶10000 去甲肾上腺素 0.3 mL,观察尿量和血压的变化。

(7)经耳缘静脉注射呋塞米 5 mg/kg,观察尿量和血压的变化。

(8)经耳缘静脉缓慢注射抗利尿激素 0.5 mL(6 U/mL),观察尿量和血压的变化。

(9)整理实验结果,关闭所用仪器的电源。

【注意事项】

(1)本实验项目多、损伤大,故须选用体质强壮的家兔。实验前给家兔多喂新鲜蔬菜,以保证实验中有足够的尿量。

(2)手术操作应轻柔,避免出现损伤性尿闭。剪开腹膜时避免损伤内脏。输尿管一定要插入管腔内,不要误入管壁的肌层与黏膜间。

(3)本实验有多次静脉注射,应注意保护耳缘静脉。静脉穿刺从耳尖开始,逐步移向耳根。

(4)在进行每一项实验前,均应等待血压和尿量基本恢复到对照值。

(5)注意术后止血、保温和观察一般情况,以防家兔意外死亡。

【结果、分析及评价】

（一）结果

将各项实验结果填入附表 A-11,并加以分析解释。

附表 A-11　观察项目及分析结果

观 察 项 目	结　　果			
	尿量 (增多或减少)	血压 (升高或减低)	尿液 颜色	葡萄糖 (＋)/(－)
经耳缘静脉以中等速度注射 38 ℃生理盐水 20 mL				
电刺激迷走神经近心端				
取尿液数滴,加到装有 1 mL 班氏试剂的试管中做尿糖定性试验				
经耳缘静脉注入 20％葡萄糖溶液 5 mL				
经耳缘静脉注射 1∶10000 去甲肾上腺素 0.3 mL				
经耳缘静脉注射呋塞米 5 mg/kg				
经耳缘静脉缓慢注射抗利尿激素 0.5 mL(6 U/mL)				

(二)分析及评价

(1)结合所学理论知识,分析和解释各项实验结果。

(2)结合实验结果,对个人和小组在本次实践中的学习过程进行评价和总结。

(杨成竹)

实践项目十　视力测定

【实验目的】

(1)学会视力的测定方法。

(2)掌握视力测定的原理。

【实验原理】

视力又称为视敏度,通常以能分辨两点间的最小视角为衡量标准,视角为 1 分角时的视力为正常视力。目前我国规定视力测定采用标准对数视力表,视力表每行旁边的数字表示在 5 m 远处能辨认该行字的视力。

【实验准备】

(一)用品

标准对数视力表(5 m 距离两用式)、遮光板、指示棒及米尺。

(二)实验对象

人。

【实验步骤】

(1)将视力表平坦地挂在光度适当、照明均匀的墙上。表上第 10 行字母与受试者眼睛在同一高度。

(2)受试者在距离视力表 5 m 远处面向视力表而立,用遮光板遮住一眼,另一眼看视力表,分别测试两眼。

(3)检查者用指示棒从上往下逐行指示表上的字母,每指一字母,令受试者说出或以手指表示字母缺口的方向,直至看不清为止,受试者看清的最后一行字母所对应的数字即其视力值。

【注意事项】

(1)视力表应挂在光线充足的地方。

(2)检查过程中应用遮光板遮住一侧眼,不宜用手遮眼。遮眼时不能用力按压眼睛。

【结果、分析及评价】

(一)结果

将视力测定结果填入附表 A-12。

附表 A-12　视力测定结果

受试者姓名	右眼视力	左眼视力	分　　析

(二)分析及讨论

(1)根据结果分析受试者的视力是否正常。裸眼视力 1.0 或者是 5.0 及以上为正常,低于 1.0 或者 5.0 说明屈光不正。

(2)结合生活实际,说出常见的屈光不正类型,分析造成屈光不正的原因及如何矫正,并讨论保护视力的措施。

(杨秀英)

实践项目十一　瞳孔对光反射

【实验目的】

(1)学会瞳孔对光反射的检查方法。

(2)加深了解瞳孔对光反射的生理意义。

【实验原理】

强光照射眼时,瞳孔缩小;强光离开眼后,瞳孔会散大。瞳孔这种随光线强弱而改变大小的反应称为瞳孔对光反射。瞳孔对光反射是双侧性的,中枢在中脑,临床上常将此作为判断中枢神经系统病变部位、病情危重程度的重要指标。

【实验准备】

(一)用品

手电筒、遮光板。

(二)实验对象

人。

【实验步骤】

(1)直接对光反射:受试者注视远方,检查者先观察其瞳孔大小,然后用手电筒照射受试者一侧眼,可见被照眼的瞳孔缩小;停止照射后瞳孔恢复原状。

(2)间接对光反射:用遮光板将受试者两眼视野分开,检查者用手电筒照射其中一眼,同时观察另一眼瞳孔,可见另一未照射眼的瞳孔也缩小,也称为互感性对光反射。

【注意事项】

(1)检查光线不要太强烈。

（2）受试者应背光注视 5 m 以外处,不可注视灯光,避免影响检查结果。

（3）瞳孔大小可参考下列数值:正常瞳孔的平均直径在 1.5~8 mm 之间,小于 2 mm 为瞳孔缩小,大于 5 mm 为瞳孔扩大。

【结果、分析及评价】

（一）结果

把实验结果填入附表 A-13:

附表 A-13　瞳孔对光反射检查结果

左/右眼	直接对光反射	间接对光反射
左眼	——	——
右眼	——	——

（二）分析及评价

（1）为什么瞳孔对光反射是双侧性的?

（2）瞳孔对光反射有何意义?

（邹小娟）

实验项目十二　色觉功能检查

【实验目的】

（1）检查眼的辨色能力。

（2）学会使用色盲检查图检查色觉异常的方法。

【实验原理】

色觉是视锥细胞的功能,可用色盲检查图检查色觉是否正常。

【实验准备】

（一）用品

色盲检查图。

（二）实验对象

人。

【实验步骤】

（一）色盲检查图

色盲检查图根据各种类型的色盲患者不能分辨某些颜色的色调却能分辨其明亮度的特点设计而成。图中色调不同而明亮度相同或色调相同而明亮度不同的色点组成数字或图形,使色盲者难以辨别,从而有助于诊断色盲的类型。

（二）检查过程

在明亮、均匀的自然光线下,检查者向受试者逐页展示色盲检查图,让受试者尽快回答其所见的数字或图形,注意受试者回答是否正确、时间是否超过 30 s。若有错误,可查阅色盲检查图中说明,确定受试者属于哪类色盲。

【注意事项】

（1）检查应在明亮、均匀的自然光线下进行,检查时不能佩戴有色眼镜。

(2)色盲检查图与受试者眼睛的距离以 30 cm 左右为宜。

(3)读图速度越快越好,速度太慢则影响检查结果,以致对色弱者不易检出。一般 3 s 左右可得出答案,最长不超过 10 s。

【结果、分析及评价】

（一）结果

受试者姓名_____,性别_____,有无色盲_____,色盲类型_____。

（二）分析及评价

色盲检查有何临床意义?

（邹小娟）

实践项目十三　声波传导途径

【实验目的】

(1)比较声波传导的两种方式和途径。

(2)初步学会鉴别听力障碍的方法。

【实验原理】

声波的传导途径包括气传导和骨传导。正常人气传导的效率超过骨传导,但气传导发生障碍时,骨传导仍可进行,甚至加强。借此来鉴别听力障碍。

【实验准备】

（一）用品

音叉(频率 256 Hz 或 512 Hz)、橡皮锤、秒表、棉球。

（二）实验对象

人。

【实验步骤】

（一）同侧耳气传导、骨传导比较试验（林纳试验）

(1)室内安静,受试者端坐,检查者用橡皮锤叩击音叉,立即将振动的音叉柄置于受试者一侧颞骨乳突部。此时受试者可听到音叉响声,以后声音逐渐减弱。当受试者听不到声音时,立即将音叉移至同侧外耳道口外侧 1 cm 处,则受试者又可重新听到声音,直到听不到为止。记下骨传导与气传导的时间。检查者敲响音叉后,立即先置音叉于一侧外耳道口外侧 1 cm 处,当听不到响声时再移音叉至同侧颞骨乳突部,此时受试者也听不到声音。

正常人气传导时间比骨传导时间长(约长 2 倍),即气传导、骨传导比较试验阳性(林纳试验阳性)。

(2)用棉球塞住受试者一侧外耳道(模拟气传导障碍),重复上述实验,如气传导时间等于或小于骨传导时间,则气传导、骨传导比较试验阴性(林纳试验阴性)。

（二）骨传导偏向试验（韦伯试验）

将振动的音叉柄置于受试者前额正中发际处,询问此时受试者两耳所听到的声音强度是否相同。正常人两耳所听到的声音强度相同,感觉声音位于正中。

模拟气传导障碍实验:用棉球塞住受试者一侧外耳道,重复上述实验,询问受试者哪一侧听到的声音较响。传导性耳聋者患侧较响,神经性耳聋者健侧较响。

【注意事项】

（1）保持室内环境安静。

（2）敲击音叉时不可用力过猛，不能用坚硬物体敲击，以防损伤音叉。

（3）将音叉放置于外耳道口外侧约 1 cm，使音叉振动的方向正对外耳道口。不要碰及耳廓、皮肤及毛发。

【结果、分析及评价】

（一）结果

（1）将振动的音叉柄置于一侧颞骨乳突部，可在该侧听到声音，当其声音渐弱直至消失后，立即将音叉移至同侧外耳道口，还可听到声音，且骨传导时间比气传导时间短，说明正常情况下，气传导是声音的主要传导途径。

（2）若用棉球塞住一侧外耳道，骨传导检测无声后，再进行气传导检测，预期结果为骨传导时间较长，因为气传导阻断时骨传导会成为主要传导通路。

（3）将振动的音叉柄置于正常人前额正中发际处，两耳听到的声音强度一致，这是通过气传导途径听到的。若用棉球塞住一侧外耳道，再重复上述实验步骤，堵塞一侧声音较强，这是因为该侧气传导被阻，骨传导代偿性加强。

（二）分析及评价

（1）鉴别传导性耳聋与神经性耳聋（附表 A-14）：

附表 A-14　传导性耳聋与神经性耳聋的鉴别

项　　目	正常耳	传导性耳聋	神经性耳聋
气传导、骨传导比较试验	气传导时间_____ 骨传导时间 （_____性）	气传导时间_____ 骨传导时间 （_____性）	均缩短，但气传导时间大于骨传导时间 （弱阳性）
骨传导偏向试验	正中位	偏向_____	偏向_____

（2）简述对气传导和骨传导的理解。

（邹小娟）

课程目标

一、课程性质和任务

生理学是研究正常人体生命活动现象及其规律的科学,是生命科学的重要组成部分,也是医学类专业教学中一门重要的医学基础课程。"生理学基础"是针对中等卫生职业教育的培养目标和学生学习特点,在不同医学专业开设的生理学课程。其总任务是使中职医学类专业学生认识和掌握生理学的基本理论知识和实验研究方法,认识生理学与其他医学课程的联系,积累一定的临床知识和技能,了解学科的发展及前沿动态,为后续学习基础医学课程及临床课程打下坚实的理论基础和实践基础。

二、课程目标

通过对"生理学基础"课程的学习,学生能够较好地认识和掌握人体各系统的功能活动规律及调控机制,并具备一定的生物机能实验操作能力。

(一)思政目标

(1)引导学生树立正确的世界观、人生观和价值观,培养学生忠于人民、无私奉献、国家至上的家国情怀。

(2)培养学生恪守医德、救死扶伤、刻苦钻研、精益求精、执着追求的职业素养和严谨治学、敢于创新、勇攀高峰的职业精神。

(3)培养学生的集体荣誉感和团结协作精神。

(二)知识目标

(1)掌握生理学中的基本概念和基本理论,能够运用所学理论知识解决实际问题。

(2)熟悉机体各系统的活动规律,掌握其功能活动的调控机制,能够将所学知识紧密地与生产生活和临床相联系。

(3)了解学科前沿动态和科研方法,培养创造性思维和创新意识。

(三)技能目标

(1)熟悉生理机能实验室的各项规章制度和操作流程;能够辨识实验室常用器械物品,规范地进行操作。

(2)学会观察和记录各项实验过程和结果,能够运用所学理论知识进行分析和解释,规范地书写实验报告。

(3)树立学以致用的思想观念,坚持实事求是的作风,具备独立思考问题和解决问题的能力,不断提高实践能力和水平。

三、学时分配参考

学时分配参考见附表 B-1。

附表 B-1　学时分配参考

教学内容	学　时*		
	理　论	实　践*	合　计
一、绪论	2		2
二、细胞的基本功能	4		4

续表

教 学 内 容	学　时*		
	理　论	实　践*	合　计
三、血液	4	4	8
四、血液循环	10	4	14
五、呼吸	5	2	7
六、消化和吸收	5	2	7
七、能量代谢和体温	2	1	3
八、尿液的生成和排出	5	2	7
九、感觉器官的功能	3	1	4
十、神经系统的功能	10		10
十一、内分泌	4		4
十二、生殖和衰老	2		2
合　　计	56	16	72

* 表中总学时(合计72学时)是以周学时(4学时)和开展18个正常教学周计算。

* 学时的具体分配可依据学校课程设置和教学安排灵活调整。

* 实践学时和实践项目可根据学校实验室条件和教学安排灵活调整。

四、教学内容和要求

教学内容和要求见附表 B-2。

附表 B-2　教学内容和要求

单　元	教 学 内 容	教学目标		教学活动参考	参考学时	
		知识目标	技能目标		理论	实践
一、绪论	(一)生理学的任务和研究方法 1.生理学的概念及任务 2.生理学的研究方法 (二)生命活动的基本特征 1.新陈代谢 2.兴奋性 3.适应性 4.生殖 (三)人体与环境 1.人体与外环境 2.内环境与稳态 (四)人体功能活动的调节 1.人体功能活动调节的方式 2.人体功能活动调节的反馈作用	了解 了解 熟悉 掌握 了解 了解 了解 掌握 掌握 掌握		理论讲授 案例教学 讨论教学 启发教学	2	

续表

单 元	教 学 内 容	教 学 目 标		教学活动参考	参 考 学 时	
		知识目标	技能目标		理论	实践
二、细胞的基本功能	(一)细胞膜的物质转运功能			理论讲授 案例教学 情境教学 讨论教学 启发教学	4	
	1.单纯扩散	熟悉				
	2.易化扩散	熟悉				
	3.主动转运	掌握				
	4.入胞作用和出胞作用	熟悉				
	(二)细胞的生物电现象					
	1.静息电位及产生机制					
	(1)静息电位的概念	掌握				
	(2)静息电位的产生机制	熟悉				
	2.动作电位及产生机制					
	(1)动作电位的概念和特点	掌握				
	(2)动作电位的产生机制	熟悉				
	(3)动作电位的产生条件和传导	了解				
	(三)肌细胞的收缩					
	1.骨骼肌细胞的微细结构					
	(1)肌原纤维和肌节	熟悉				
	(2)肌丝的分子组成	熟悉				
	(3)肌管系统	熟悉				
	2.骨骼肌细胞的收缩机制	了解				
	3.骨骼肌细胞的兴奋-收缩耦联	熟悉				
	4.骨骼肌收缩的影响因素					
	(1)前负荷	熟悉				
	(2)后负荷	熟悉				
	(3)肌肉的收缩力	了解				

续表

单　元	教学内容	教学目标		教学活动参考	参考学时	
		知识目标	技能目标		理论	实践
三、血液	(一)血液的组成及理化特性			理论讲授 临床联系 案例导入 分组讨论 任务驱动 参观见习 习题巩固 教学视频	4	4
	1.血液的组成	熟悉				
	2.血量	熟悉				
	3.血液的理化特性	掌握				
	(二)血细胞					
	1.红细胞					
	(1)红细胞的形态、数量与生理功能	熟悉				
	(2)红细胞的生理特性	熟悉				
	(3)红细胞的生成与破坏	熟悉				
	2.白细胞					
	(1)白细胞的分类与正常值	熟悉				
	(2)白细胞的生理功能	熟悉				
	3.血小板					
	(1)血小板的数量和形态	熟悉				
	(2)血小板的生理特性	熟悉				
	(3)血小板的生理功能	熟悉				
	(三)血液凝固与纤维蛋白溶解					
	1.血液凝固					
	(1)凝血因子	熟悉				
	(2)血液凝固的过程	熟悉				
	(3)抗凝因素	了解				
	(4)影响血液凝固的因素	了解				
	2.纤维蛋白溶解					
	(1)纤溶酶原的激活	了解				
	(2)纤维蛋白的降解	了解				
	(3)纤溶抑制物及其作用	了解				
	(四)血型与输血					
	1.血型					
	(1)ABO血型系统	掌握				
	(2)Rh血型系统	熟悉				
	2.输血					
	(1)血型鉴定	掌握				
	(2)交叉配血试验	掌握				

单 元	教 学 内 容	教学目标		教学活动参考	参 考 学 时	
		知识目标	技能目标		理论	实践
四、血液循环	(一)心脏的泵血功能 1.心脏的泵血过程和机制 (1)心动周期 (2)心脏的泵血过程 2.心脏泵血功能的评价 3.影响心输出量的因素 4.心音 (二)心肌细胞的生物电 1.心肌细胞的分类 2.心肌细胞的生物电 (1)心室肌细胞的生物电 (2)自律细胞的生物电 3.心电图 4.心肌的生理特性 (三)血管生理 1.血流量、血流阻力和血压 (1)血流量和血流速度 (2)血流阻力 (3)血压 2.动脉血压与脉搏 (1)动脉血压的概念及正常值 (2)动脉血压的形成 (3)影响动脉血压的因素 (4)动脉脉搏 3.静脉血压和静脉血流 (1)静脉血压 ①中心静脉压 ②外周静脉压 (2)影响静脉回心血量的因素 4.微循环 (1)微循环的组成和血流通路 (2)微循环血流量的调节 5.组织液与淋巴液的生成和回流 (1)组织液的生成和回流 (2)影响组织液生成和回流的因素 (3)淋巴循环 (四)心血管活动的调节 1.神经调节 (1)心脏的神经支配 (2)血管的神经支配	熟悉 熟悉 熟悉 熟悉 熟悉 熟悉 熟悉 了解 熟悉 掌握 了解 了解 了解 掌握 掌握 熟悉 熟悉 掌握 了解 熟悉 熟悉 了解 熟悉 熟悉 了解 熟悉 熟悉		理论讲授 临床联系 案例导入 分组讨论 任务驱动 参观见习 习题巩固 教学视频	10	4

单 元	教 学 内 容	教 学 目 标		教学活动	参 考 学 时	
		知识目标	技能目标	参考	理论	实践
四、血液循环	(3)心血管中枢 (4)心血管活动的反射性调节 ①颈动脉窦和主动脉弓压力感受性反射 ②颈动脉体和主动脉体化学感受器反射 2.体液调节 (1)全身性体液调节 ①肾上腺素和去甲肾上腺素 ②肾素-血管紧张素系统 ③血管升压素 (2)局部性体液调节 (五)器官循环 1.冠状动脉的血液循环 2.肺的血液循环 3.脑的血液循环	熟悉 掌握 了解 掌握 熟悉 了解 了解 了解 了解 了解		理论讲授 临床联系 案例导入 分组讨论 任务驱动 参观见习 习题巩固 教学视频	10	4
五、呼吸	(一)肺通气 1.肺通气的原理 (1)肺通气的动力 (2)肺通气的阻力 2.肺通气功能的评价指标 (1)肺容量 (2)肺通气量 (二)气体交换与运输 1.气体交换 (1)气体交换的原理 (2)气体交换过程 (3)影响气体交换的因素 2.气体在血液中的运输 (1)O_2的运输 (2)CO_2的运输 (三)呼吸运动的调节 1.呼吸中枢 2.呼吸运动的反射性调节 (1)化学感受性呼吸反射 (2)肺牵张反射 (3)防御性呼吸反射 3.运动时的呼吸运动及调节	 熟悉 熟悉 熟悉 熟悉 熟悉 熟悉 掌握 熟悉 熟悉 熟悉 熟悉 熟悉 了解		理论讲授 临床联系 案例导入 分组讨论 任务驱动 参观见习 习题巩固 教学视频	5	2

续表

单 元	教 学 内 容	教 学 目 标		教学活动参考	参 考 学 时	
		知识目标	技能目标		理论	实践
六、消化和吸收	（一）消化 1.口腔内消化 （1）唾液及其作用 （2）咀嚼与吞咽 2.胃内消化 （1）胃液及其作用 （2）胃的运动 3.小肠内消化 （1）胰液及其作用 （2）胆汁及其作用 （3）小肠液及其作用 （4）小肠的运动 4.大肠的功能 （1）大肠液及大肠内细菌的作用 （2）大肠的运动形式 （3）排便 （二）吸收 1.吸收的部位 2.营养物质的吸收 （三）消化器官功能活动的调节 1.胃肠的神经支配 2.胃肠激素	 熟悉 熟悉 掌握 熟悉 掌握 熟悉 熟悉 熟悉 熟悉 了解 熟悉 熟悉 了解 了解 熟悉		理论讲授 临床联系 案例导入 分组讨论 任务驱动 参观见习 习题巩固 教学视频	5	2
七、能量代谢与体温	（一）能量代谢 1.机体能量的来源和利用 2.影响能量代谢的因素 3.基础代谢率 （二）体温 1.人体正常体温及其生理波动 2.人体的产热与散热 3.体温调节	 了解 熟悉 熟悉 掌握 掌握 了解		理论讲授 临床联系 案例导入 分组讨论 任务驱动 习题巩固 教学视频	2	1

续表

单　元	教学内容	教学目标		教学活动参考	参考学时	
		知识目标	技能目标		理论	实践
八、尿液的生成和排出	(一)尿液的生成 1.尿量及尿液的理化性质 2.尿液生成的过程 (1)肾小球的滤过 ①滤过的结构基础——滤过膜 ②肾小球有效滤过压 ③肾小球滤过率 ④影响肾小球滤过的因素 (2)肾小管和集合管的重吸收 ①重吸收的部位 ②重吸收的特点 ③几种主要物质的重吸收 (3)肾小管和集合管的分泌 ①H^+的分泌 ②NH_3的分泌 ③K^+的分泌 (二)尿液生成的调节 1.神经调节 2.自身调节 (1)肾血流量的自身调节 (2)小管液溶质浓度 (3)球-管平衡 3.体液调节 (1)抗利尿激素 ①抗利尿激素的作用 ②抗利尿激素分泌的调节 (2)醛固酮 ①醛固酮的作用 ②醛固酮分泌的调节 (三)尿液的排出 1.膀胱和尿道的神经支配 2.排尿反射 3.排尿异常	了解 熟悉 掌握 熟悉 熟悉 掌握 熟悉 熟悉 熟悉 熟悉 熟悉 了解 熟悉 掌握 熟悉 掌握 熟悉 熟悉 熟悉 了解 熟悉 熟悉		理论讲授 临床联系 案例导入 分组讨论 任务驱动 参观见习 习题巩固 教学视频	5	2

单 元	教学内容	教学目标		教学活动参考	参考学时	
		知识目标	技能目标		理论	实践
九、感觉器官的功能	(一)感受器和感觉器官 1.感受器和感觉器官的概念 2.感受器的一般生理特性 (二)视觉器官 1.眼的折光功能及其调节 2.眼的感光功能 (三)听觉器官 1.外耳和中耳的传音功能 2.内耳的感音功能 (四)前庭器官 1.前庭器官的平衡觉功能 2.前庭反应	熟悉 熟悉 掌握 熟悉 熟悉 了解 熟悉 了解		理论讲授 临床联系 案例导入 分组讨论 任务驱动 参观见习 习题巩固 教学视频	3	1
十、神经系统的功能	(一)神经系统功能活动的基本规律 1.神经元和神经纤维 2.神经元之间的信息传递 3.神经递质和受体 4.反射活动的一般规律 (二)神经系统的感觉功能 1.脊髓和脑干的感觉传导功能 2.丘脑的感觉投射系统 3.大脑皮层的感觉分析功能 4.痛觉 (三)神经系统对躯体运动的调节功能 1.脊髓对躯体运动的调节功能 2.脑干对躯体运动的调节功能 3.小脑对躯体运动的调节功能 4.基底神经节对躯体运动的调节功能 5.大脑皮层对躯体运动的调节功能 (四)神经系统对内脏功能的调节 1.自主神经系统的结构和功能 2.中枢对内脏活动的调节 (五)脑的高级功能 1.学习和记忆 2.大脑皮层的语言中枢和优势半球 3.条件反射的信号系统 4.脑电活动	了解 掌握 掌握 熟悉 了解 熟悉 熟悉 熟悉 熟悉 熟悉 熟悉 熟悉 熟悉 掌握 了解 了解 了解 了解 熟悉		理论讲授 临床联系 案例导入 分组讨论 任务驱动 参观见习 习题巩固 教学视频	10	

单　元	教　学　内　容	教　学　目　标		教学活动参考	参　考　学　时	
		知识目标	技能目标		理论	实践
十一、内分泌	（一）概述			理论讲授 临床联系 案例导入 分组讨论 任务驱动 参观见习 习题巩固 教学视频	4	
	1.激素的分类及作用特征	熟悉				
	2.激素的作用机制	了解				
	（二）下丘脑与垂体					
	1.下丘脑-腺垂体系统					
	（1）下丘脑对腺垂体的调节作用	了解				
	（2）腺垂体的内分泌功能	掌握				
	2.下丘脑-神经垂体系统					
	（1）抗利尿激素	熟悉				
	（2）缩宫素	熟悉				
	（三）甲状腺					
	1.甲状腺激素的合成	熟悉				
	2.甲状腺激素的生理作用	掌握				
	3.甲状腺激素分泌的调节	了解				
	（四）肾上腺					
	1.肾上腺皮质激素					
	（1）糖皮质激素的生理作用	掌握				
	（2）糖皮质激素分泌的调节	了解				
	2.肾上腺髓质激素					
	（1）肾上腺髓质激素的生理作用	掌握				
	（2）肾上腺髓质激素分泌的调节	了解				
	（五）胰岛					
	1.胰岛素					
	（1）胰岛素的生理作用	掌握				
	（2）胰岛素分泌的调节	了解				
	2.胰高血糖素					
	（1）胰高血糖素的生理作用	掌握				
	（2）胰高血糖素分泌的调节	了解				
十二、生殖和衰老	（一）男性生殖			理论讲授 分组讨论 任务驱动 习题巩固 教学视频	2	
	1.睾丸的功能	掌握				
	2.睾丸功能的调节	了解				
	（二）女性生殖					
	1.卵巢的功能	掌握				
	2.月经周期及其形成机制	熟悉				
	3.妊娠和分娩	了解				
	（三）衰老与抗衰老					
	1.人体的衰老	了解				
	2.延缓衰老	了解				

参 考 文 献

［1］ 王庭槐.生理学［M］.9 版.北京：人民卫生出版社,2018.

［2］ 胡文茜,高福元.生理学基础［M］.武汉：华中科技大学出版社,2017.

［3］ 彭波.生理学［M］.北京：人民卫生出版社,2014.

［4］ 钱斐,张红爱.生理学基础［M］.北京：人民卫生出版社,2018.

［5］ 白波,王福青.生理学［M］.7 版.北京：人民卫生出版社,2014.

［6］ 涂开峰.生理学基础［M］.4 版.北京：人民卫生出版社,2023.

［7］ 肖中举,杜友爱.生理学［M］.4 版.北京：人民卫生出版社,2018.